新编普通外科疾病诊治与微创手术学

Xinbian Putong Waike Jibing Zhenzhi yu Weichuang Shoushuxue

■ 主编 李炳强 王国锋 王旭禛

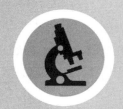

CS K 湖南科学技术出版社·长沙

国家一级出版社 全国百佳图书出版单位

《新编普通外科疾病诊治与微创手术学》编审委员会

主　　编　　李炳强　王国锋　王旭禛

副 主 编　　武卫鹏　杨　银　余江涛　王甜甜　樊　奇

编写秘书　　花亚军　徐龙帅　高志洋　王小东　阿思根

编　　委（按姓氏笔画排序）

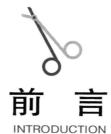

前　言

INTRODUCTION

　　普通外科学是临床医学中与各科联系最密切的一个学科，涉及面广，医学整体知识性强，是临床各科的基础。随着医学科学和医学教育事业的发展，有关普通外科学方面的诊治方法和手术水平有了很大提高，新概念、新理论、新观点、新药物、新技术、新疗法不断涌现，循证医学也在不断地把最新证据推向临床。

　　本书详细介绍了心胸外科、乳腺外科、胃肠外科、肝胆外科、血管外科等普外科常见疾病的诊疗方法和策略等内容，针对普外科疾病的微创治疗也做了相关介绍，内容全面、取材新颖，具有科学性、广泛性、多样性等特点，适用于广大医护工作者及医学教研者参考。

　　在编写过程中，我们虽力求做到写作方式和文笔风格的一致，但由于参编人数较多，加上编者时间和精力有限，书中难免有一些疏漏和错误，恳请广大读者提出宝贵意见和建议，以便再版时修订。

编　者

目 录
contents

1

Chapter One ● 第一章

普通外科常用诊疗技术

● 第一节　淋巴结活检术

一、概述

淋巴结活检是临床上最常见的诊断疾病和判断病情的重要方法，最常见的淋巴结活检部位包括颈部、腋窝和腹股沟淋巴结等，具体部位需根据淋巴结肿大情况和具体病情决定。本节以颈部斜方肌旁淋巴结活检为例进行介绍。

二、适应证

1. 性质不明的淋巴结肿大，经抗感染和抗结核治疗效果不明显者。
2. 可疑的淋巴结转移癌，需做病理组织学检查以明确诊断者。
3. 拟诊淋巴瘤或未明确分型者。

三、禁忌证

1. 淋巴结肿大并伴感染、脓肿形成或破溃者。
2. 严重凝血功能者。

四、操作方法

1. 体位　仰卧位，上半身稍高，背部垫枕，颈部过伸，头上仰并转向健侧。严格消毒、铺巾。采用利多卡因局部浸润麻醉。

2. 切口　根据病变部位选择。原则上切口方向应与皮纹、神经、大血管走行相一致，以减少损伤及瘢痕挛缩。前斜方肌旁淋巴结切除时采用锁骨上切口。在锁骨上一横指，以胸锁乳突肌外缘为中点，做一长 2 cm 左右的切口。

3. 切除淋巴结　切开皮肤、皮下组织和颈阔肌，向中线拉开（或部分切断）胸锁乳突肌，辨认肩胛舌骨肌，可牵开或切断以暴露肿大的淋巴结。于锁骨上区内将颈横动、静脉分支结扎，钝性分离位于斜方肌及臂丛神经前面的淋巴结，结扎、切断出入淋巴结的小血管后，将淋巴结切除。如淋巴结已融合成团，或与周围及外缘组织粘连紧密时，可切除融合淋巴结中一个或部分淋巴结，以做病理检查。创面仔细止血，并注意有无淋巴瘘，如有淋巴液溢出，应注意结扎淋巴管，必要时切口内放置引流片。如切断肌肉，应对端缝合肌肉断端。缝合切口。

五、并发症

淋巴结活检的可能并发症包括：①创面出血；②切口感染；③淋巴瘘；④损伤局部神经等。

六、注意事项

1. 颈部淋巴结周围多为神经、血管等重要组织，术中应做细致的钝性分离，以免损伤。

2. 锁骨上淋巴结切除时，应注意勿损伤臂丛神经和锁骨下静脉。还要避免损伤胸导管或右淋巴导管，以免形成乳糜漏。

3. 淋巴结结核常有多个淋巴结累及或融合成团，周围多有粘连。若与重要组织粘连，分离困难时，可将粘连部包膜保留，尽量切除腺体。对有窦道形成者；则应梭形切开皮肤，然后将淋巴结及其窦道全部切除。不能切除者，应尽量刮净病灶，开放伤口，换药处理。若疑为淋巴结结核，术前术后应用抗结核药物治疗。

4. 病理检查确诊后，应根据病情及时做进一步治疗（如根治性手术等）。

●第二节 体表肿块穿刺活检术

一、概述

体表肿块穿刺活检术因其操作简便、并发症低、准确率高，已成为表浅肿瘤获取组织病理诊断的重要方法。然而，目前部分学者认为，对于恶性肿瘤，穿刺活检有时因穿刺部位的原因，容易出现假阴性结果，而且存在针道转移的危险。因此，对于能够完整切除的体表肿块，多数建议行肿块的完全切除，只在肿块无法完整切除或有切除禁忌证时才采用穿刺活检的方法。对于肿块的穿刺方式，目前有细针穿刺和粗针穿刺两种：前者对周围结构损伤小，但穿刺组织较少；后者虽然可取得较多的组织，但对周围损伤较大。

二、适应证

体表可扪及的任何异常肿块，都可穿刺活检，例如乳腺肿块、淋巴结等均可穿刺。

三、禁忌证

1. 凝血机制障碍。

2. 非炎性肿块局部有感染。

3. 穿刺有可能损伤重要结构。

四、操作方法

1. 粗针穿刺　①患者取合适的体位，消毒穿刺局部皮肤及术者左手拇指和示指，检查穿刺针；②穿刺点用 20％利多卡因做局部浸润麻醉；③术者左手拇指和示指固定肿块，右手持尖刀做皮肤戳孔；④穿刺针从戳孔刺入肿块表面，将切割针芯刺入肿块 1.5～2 cm，然后推进套管针使之达到或超过切割针尖端，两针一起反复旋转后拔出；⑤除去套管针，将切割针前端叶片间或取物槽内的肿块组织取出，用 10％甲醛溶液固定，送组织学检查；⑥术后穿刺部位盖无菌纱布，用胶布固定。

2. 细针穿刺　①患者选择合适体位，消毒穿刺局部皮肤及术者左手拇指和示指，检查穿刺针；②术者左手拇指与示指固定肿块，将穿刺针刺入肿块表面；③连接 20～30 ml 注射器，用力持续抽吸形成负压后刺入肿块，并快速进退（约 1 cm 范围）数次，直至见到有吸出物为止；④负压下拔针，将穿刺物推注于玻片上，不待干燥，立即用 95％乙醇固定 5～10 min，送细胞病理学检查。囊性病变则将抽出液置试管离心后，取沉渣检查；⑤术后穿刺部位盖无菌纱布，用胶布固定。

五、并发症

体表肿块穿刺活检的可能并发症包括：①出血；②感染；③肿瘤种植转移等。

六、注意事项

1. 不能切除的恶性肿瘤应在放疗或化疗前穿刺，以明确病理诊断。

2. 可切除的恶性肿瘤，宜在术前 7 天以内穿刺，以免引起种植转移。

3. 穿刺通道应在手术中与病灶一同切除。

4. 穿刺应避开恶性肿瘤已经破溃或即将破溃的部位。

5. 疑为结核性肿块时，应采用潜行性穿刺法，穿刺物为脓液或干酪样物，则可注入异烟肼或链霉素，避免其他细菌感染，术后立即抗结核治疗。

● 第三节 腹腔灌洗引流术

一、概述

腹腔灌洗引流术又称治疗性持续性腹腔灌洗引流术，它在医学上并不是一项新的治疗方法，但近年来重新得到重视，并逐渐加以改进。从单纯的生理盐水灌洗发展到目前的灌洗液中配以抗生素、微量肝素、糜蛋白酶等。

二、适应证

1. 诊断性腹腔灌洗术 ①用一般诊断方法及腹腔穿刺诊断仍未明确的疑难急腹症；②症状和体征不甚明显的腹部创伤病例，临床仍疑有内脏损伤，或经短期观察症状和体征仍持续存在者，特别是神志不清或陷于昏迷的腹部创伤者。

2. 治疗性腹腔灌洗术 用抗生素-肝素溶液持续腹腔灌洗治疗就诊晚、污染严重的弥漫性腹膜炎，以预防腹腔脓肿形成。

三、禁忌证

1. 明显出血者。
2. 结核性腹膜炎等有粘连性包块者。
3. 肝性脑病或脑病先兆。
4. 棘球蚴病性囊性包块。
5. 巨大卵巢囊肿者。
6. 严重肠胀气。
7. 躁动不能合作者。

四、操作方法

1. 排空膀胱，患者取仰卧位，无菌条件下于脐周戳孔，插入套管针。导管置入后即进行抽吸。若有不凝血 10 ml 以上或有胆汁样液、含食物残渣的胃肠内容物抽出时，无灌洗之必要，立即改行剖腹探查。反之则经导管以输液的方法向腹腔快速（5~6 min）注入等渗晶体液 1000 ml（10~20 ml/kg），协助患者转动体位或按摩腹部，使灌洗液到达腹腔各处。随后，将灌洗液空瓶置于低位，借虹吸作用使腹腔内液体回流。一般能回收 500 ml 左右。取三管标本，每管 10 ml 左右，分别送红细胞与白细胞计数、淀粉酶测定及沉渣涂片镜检和细菌学检查。必要时可做血细胞压积，氨、尿素及其他有关酶类的测定。一次灌洗阴性时，视需要可将导管留置腹腔，短时观察后重复灌洗。

2. 结果判定回流液阳性指标

（1）肉眼观察为血性（25 ml 全血可染红 1000 ml 灌洗液）。

（2）混浊，含消化液或食物残渣。

（3）红细胞计数大于 0.1×10^{12}/L 或血细胞比容大于 0.01。

（4）白细胞计数大于 0.5×10^{9}/L。但此项需注意排除盆腔妇科感染性疾病。

（5）胰淀粉酶测定大于 100 U/L（苏氏法）判定为阳性。

（6）镜检发现食物残渣或大量细菌。

（7）第二次灌洗某项指标较第一次明显升高。

凡具以上 1 项阳性者即有临床诊断价值。

五、并发症

可能发生的并发症有：①出血；②腹腔脏器损伤；③心脑血管意外。

六、注意事项

1. 腹腔灌洗对腹内出血的诊断准确率可达 95％以上。积血 30～50 ml 即可获阳性结果。假阳性及假阴性率均低于 2％。

2. 腹腔灌洗必须在必要的 B 超、CT 等影像学检查之后进行，以免残留灌洗液混淆腹腔积血、积液。

3. 有腹部手术史尤其是多次手术者忌做腹腔灌洗。一是穿刺易误伤粘连于腹壁的肠管；二是粘连间隔影响灌洗液的扩散与回流。妊娠和极度肥胖者亦应禁用。

4. 判断灌洗结果时需结合临床其他资料综合分析。灌洗过程中要动态观察，必要时留置导管，反复灌洗及检验对比。

5. 单凭腹腔灌洗的阳性结果做出剖腹探查的决定，可能带来过高的阴性剖腹探查率。

●第四节　痔切除术

一、概述

痔是最常见的肛肠疾病，任何年龄都可发病，但随年龄增长，发病率增高。内痔是肛垫的支持结构、静脉丛及动静脉吻合支发生病理性改变或移位。外痔是齿状线远侧皮下静脉丛的病理性扩张或血栓形成。内痔通过丰富的静脉丛吻合支和相应部位的外痔相互融合为混合痔。治疗应遵循三个原则：①无症状的痔无需治疗；②有症状的痔重在减轻或消除症状，而非根治；③以保守治疗为主。

二、适应证

1. 花圈状内痔或内痔数目超过 4 个者。
2. 脱垂内痔须手法复位者或经常脱出肛门外的内痔。
3. 混合痔和血栓性外痔。
4. 内痔兼有息肉、肛乳头肥大或肛瘘时。
5. 经其他非手术疗法治疗后疗效不满意的痔。

三、禁忌证

1. 内痔伴有急性感染、溃疡、坏死或栓塞等并发症，手术暂缓进行。
2. 继发性内痔，如门静脉高压、心力衰竭所致者，需治疗原发病因，不宜做此手术。
3. 精神疾病、妊娠、月经期不宜做此手术。

四、操作方法

1. 麻醉　用 1% 利多卡因行肛周局部浸润麻醉、骶管麻醉或蛛网膜下腔阻滞麻醉。
2. 体位　患者取右侧卧位、截石位或俯卧位。
3. 扩张肛管　消毒后术者以双手示指、中指涂液状石蜡，先伸一个示指入肛管，再将另一个示指背对背地伸入，逐渐分开左右两指扩张肛管，再依次放入中指扩张数分钟，使括约肌充分松弛。
4. 局部检查　检查痔核数目、大小、部位及有无动脉搏动。
5. 显露痔核　用组织钳夹住痔核下端皮肤向外牵拉，使齿线充分显露。
6. 钳夹切除　在痔块基底部两侧皮肤上做 V 形切口，分离曲张静脉团，直至显露肛管外括约肌。U 形缝扎痔核上端血管，用止血钳于底部钳夹，贯穿缝扎后，切除结扎线远端痔核。齿状线以上黏膜用可吸收线予以缝合。齿状线以下的皮肤切口不予缝合，修剪皮缘，创面用凡士林油纱布填塞。嵌顿痔也可用同样方法急诊切除。

五、并发症

可能发生的并发症有：①肛门剧痛、狭窄；②出血；③排尿、排便困难。

六、注意事项

1. 手术当日进低渣饮食，次日即可改为普通饮食。

2. 如有疼痛，可服用或注射止痛药物。

3. 术后常有排尿困难，多系局部刺激或肛门括约肌反射所致，可皮下注射新斯的明 0.5～1.0 mg，并在膀胱区放热水袋。如术后 12 小时仍不能排出，应予导尿。

4. 术后 2 天要控制大便，以后可口服液状石蜡使大便变软，减少排便时疼痛。

5. 大便后用 1∶5000 高锰酸钾热水坐浴，换凡士林纱布及干纱布。

6. 创面 12～14 天可以愈合。如切除较多，有造成狭窄的可能时，应每周扩肛 1 次，3～4 次即可。

7. 大便后用 1∶5000 高锰酸钾热水坐浴，换凡士林纱布及干纱布。

● 第五节　浅表脓肿切除术

一、概述

脓肿是急性感染过程中，组织、器官或体腔内，因病变组织坏死、液化而出现的局限性脓液积聚，四周有完整的脓壁。常见的致病菌为金黄色葡萄球菌。脓肿可原发于急性化脓性感染，或由远处原发感染源的致病菌经血流、淋巴管转移而来。往往是由于炎症组织在细菌产生的毒素或酶的作用下，发生坏死、溶解，形成脓腔，腔内的渗出物、坏死组织、脓细胞和细菌等共同组成脓液。由于脓液中的纤维蛋白形成网状支架才使得病变限制于局部，令脓腔周围充血水肿和白细胞浸润，最终形成以肉芽组织增生为主的脓腔壁。脓肿由于其位置不同，可出现不同的临床表现。本病往往可以通过对病史的了解、临床体检和必要的辅助检查确诊。治疗以引流为主。表浅脓肿略高出体表，有红、肿、热、痛及波动感。小脓肿，位置深，腔壁厚时，波动感可不明显。深部脓肿一般无波动感，但脓肿表面组织常有水肿和明显的局部压痛，伴有全身中毒症状。治疗原则：①及时切开引流，切口应选在波动明显处并与皮纹平行，切口应够长，并选择低位，以利引流。深部脓肿，应先行穿刺定位，然后逐层切开。②术后及时更换敷料。③全身应选用抗菌消炎药物治疗。伤口长期不愈者，应查明原因。

二、适应证

表浅脓肿形成，查有波动者，或穿刺可抽及脓液者，应切开引流。

三、禁忌证

心力衰竭、严重凝血功能障碍者。

四、操作方法

1. 麻醉　局部麻醉。小儿可用氯胺酮分离麻醉或辅加硫喷妥钠肌内注射作为基础麻醉。

2. 简要步骤　在表浅脓肿隆起外用1%普鲁卡因或利多卡因做皮肤浸润麻醉。用尖刃刀先将脓肿切开一小口，再把刀翻转，使刀刃朝上，由里向外挑开脓肿壁，排出脓液。随后用手指或止血钳伸入脓腔，探查脓腔大小，并分开脓腔间隔。根据脓肿大小，在止血钳引导下，向两端延长切口，达到脓腔连边缘，把脓肿完全切开。如脓肿较大，或因局部解剖关系，不宜做大切口者，可以做对口引流，使引流通畅。最后，用止血钳把凡士林纱布条一直送到脓腔底部，另一端留在脓腔外，垫放干纱布包扎。

五、并发症

可能发生的并发症有：①切口延迟愈合，甚至不愈合；②形成窦道、瘘管。

六、注意事项

1. 完善结核病相关检查，排除结核源性脓肿可能。表浅脓肿切开后常有渗血，若无活动性出血，一般用凡士林纱布条填塞脓腔压迫即可止血，不要用止血钳钳夹，以免损伤组织。

2. 放置引流时，应把凡士林纱布的一端一直放到脓腔底，不要放在脓腔口阻塞脓腔，影响通畅引流。引流条的外段应予摊开，使切口两侧边缘全部隔开，不要只注意隔开切口的中央部分，以免切口两端过早愈合，使引流口缩小，影响引流。

●第六节　清创缝合术

一、概述

清创缝合术，是用外科手术的方法，清除开放伤口内的异物，切除坏死、失活或严重污染的组织、缝合伤口，使之尽量减少污染，甚至变成清洁伤口，达到一期愈合，有利受伤部位的功能和形态的恢复。

二、适应证

8 小时以内的开放性伤口应行清创术；8 小时以上且无明显感染的伤口，如伤员一般情况好，亦应行清创术。

三、禁忌证

污染严重或已化脓感染的伤口不宜一期缝合，仅将伤口周围皮肤擦净，消毒周围皮肤后，敞开引流。

四、操作方法

（一）清洗去污

分清洗皮肤和清洗伤口两步。

1. 清洗皮肤　用无菌纱布覆盖伤口，再用汽油或乙醚擦去伤口周围皮肤的油污。术者按常规方法洗手、戴手套，更换覆盖伤口的纱布，用软毛刷蘸消毒皂水刷洗皮肤，并用冷开水冲净。然后换另一支毛刷再刷洗一遍，用消毒纱布擦干皮肤。两遍刷洗共约 10 min。

2. 清洗伤口　去掉覆盖伤口的纱布，以生理盐水冲洗伤口，用消毒镊子或小纱布球轻轻除去伤口内的污物、血凝块和异物。

（二）清理伤口

施行麻醉，擦干皮肤，用碘酊、乙醇消毒皮肤，铺盖消毒手术巾准备手术。术者重新用乙醇或苯扎氯铵溶液泡手，穿手术衣，戴手套后即可清理伤口。

1. 对浅层伤口，可将伤口周围不完整皮肤边缘切除 0.2～0.5 cm，切面止血，消除血凝块和异物，切除失活组织和明显挫伤的创缘组织（包括皮肤和皮下组织等），并随时用无菌盐水冲洗。

2. 对深层伤口，应彻底切除失活的筋膜和肌肉（肌肉切面不出血，或用镊子夹镊不收缩者，表示已坏死），但不应将有活力的肌肉切除，以免切除过多影响功能。为了处理较深部伤口，有时可适当扩大伤口和切开筋膜，清理伤口，直至比较清洁和显露血循环较好的组织。

3. 如同时有粉碎性骨折，应尽量保留骨折片。已与骨膜游离的小骨片则应予消除。

4. 浅部贯通伤的出入口较接近者，可将伤道间的组织桥切开，变两个伤口为一个。如伤道过深，不应从入口处清理深部，而应从侧面切开处清理伤道。

5. 伤口如有活动性出血，在清创前可先用止血钳钳夹，或临时结扎止血。待清理伤口时重新结扎，除去污染线头。渗血可用温盐水纱布压迫止血，或用凝血酶等局部止血剂止血。

（三）修复伤口

清创后再次用生理盐水清洗伤口，再根据污染程度、伤口大小和深度等具体情况，决定伤口是开放还是缝合，是一期还是延期缝合。未超过 12 小时的清洁伤口可一期缝合。大而深的伤口，在一期缝合时应放置引流条。污染严重的或特殊部位不能彻底清创的伤口，应延期缝合，即在清创后先于伤口内放置凡士林纱布条引流，待 4～7 天后，如伤口组织红润、无感染或水肿时，再做缝合。头、面部血运丰富，愈合力强，损伤时间虽长，只要无明显感染，仍应争取一期缝合。缝合伤口时，不应留有无效腔，张力不能太大。对重要的血管损伤应修补或吻合。对断裂的肌腱和神经干应修整缝合。显露的神经和肌腱应以皮肤覆盖。开放性关节腔损伤应彻底清洗后缝合。胸腹腔的开放性损伤应彻底清创后，放置引流管或引流条。

五、并发症

清创术术后并发症主要是伤口感染、组织缺损。

六、注意事项

1. 伤口清洗是清创术的重要步骤，必须反复用大量生理盐水冲洗，务必使伤口清洁后再做清创术。选用局部麻醉者，只能在清洗伤口后麻醉。

2. 清创时既要彻底切除已失去活力的组织，又要尽量爱护和保留存活的组织，这样才能避免伤口感染，促进愈合，保存功能。

3. 组织缝合必须避免张力太大，以免造成缺血或坏死。

● 第七节　肝穿刺术

一、概述

肝穿刺术是采取肝组织标本的一种简易手段。由穿刺所得组织块进行组织学检查或制成涂片做细胞学检查，以判明原因未明的肝大和某些血液系统疾病。

二、适应证

1. 凡肝脏疾患通过临床、实验或其他辅助检查无法明确诊断者；肝功能检查异常，性质不明者；肝功能检查正常，但症状、体征明显者。

2. 不明原因的肝大、门静脉高压或黄疸。

3. 对病毒性肝炎的病因、类型、诊断、病情追踪、效果考核及预后的判断。

4. 肝内胆汁淤积的鉴别诊断。

5. 慢性肝炎的分级。

6. 慢性肝病的鉴别诊断。

7. 肝内肿瘤的细胞学检查及进行药物治疗。

8. 对不明原因的发热进行鉴别诊断。

9. 肉芽肿病、结核、布鲁杆菌病、组织胞浆菌病、球孢子菌病、梅毒等疾病的诊断。

三、禁忌证

临床检查方法已可达到目的者。

1. 有出血倾向的患者　如血友病、海绵状肝血管瘤、凝血时间延长、血小板减少达 $80 \times 10^9/L$ 以下者。

2. 大量腹腔积液或重度黄疸者。

3. 严重出血或一般情况差者。

4. 肝性脑病者。

5. 严重肝外阻塞性黄疸伴胆囊肿大者。

6. 肝缩小或肝浊音界叩不清。

7. 疑为肝棘球蚴病或肝血管瘤者。

8. 严重心、肺、肾疾病或其功能衰竭者。

9. 右侧脓胸、膈下脓肿、胸腔积液或其他脏器有急性疾病患者，穿刺处局部感染者。

10. 严重高血压（收缩压＞24 kPa）者。

11. 儿童、老年人与不能合作的患者。

四、操作方法

1. 患者取仰卧位，身体右侧靠床沿，并将右手置于枕后。

2. 穿刺点一般取右侧腹中线第 8、9 肋间，肝实音处穿刺。疑诊肝癌者，宜选较突出的结节处穿刺。

3. 常规消毒局部皮肤，用 2‰利多卡因由皮肤至肝被膜进行局部麻醉。

4. 备好快速穿刺套针，以橡皮管将穿刺针连接于 10 ml 注射器，吸入无菌生理盐水 3～5 ml。

5. 先用穿刺锥在穿刺点皮肤上刺孔，由此孔将穿刺针沿肋骨上缘与胸壁垂直方向刺入 0.5~1.0 cm，然后将注射器内生理盐水推出 0.5~1.0 ml，冲出针内可能存留的皮肤与皮下组织，以防针头堵塞。

6. 将注射器抽成负压并予保持，同时嘱患者先吸气，然后于深呼气末屏息呼吸（术前应让患者练习），继而术者将穿刺针迅速刺入肝内并立即抽出，深度不超过 6.0 cm。

7. 拔针后立即以无菌纱布按压创面 5~10 min，再以胶布固定，并以多头腹带扎紧。用生理盐水从针内冲出肝组织条于弯盘中，挑出，以 95％乙醇或 10％甲醛固定送检。

五、并发症

并发症有活检部位不适、放射至右肩的疼痛和短暂的上腹痛等，还可发生气胸、胸膜性休克或胆汁性腹膜炎及出血等并发症。

六、注意事项

1. 术前应检查血小板数、出血时间、凝血时间、凝血酶原时间，如有异常，应肌内注射维生素 K_1 10 mg，每天 1 次，3 天后复查，如仍不正常，不应强行穿刺。

2. 穿刺前应测血压、脉搏，并进行胸部透视，观察有无肺气肿、胸膜肥厚。验血型，以备必要时输血。术前 1 小时服安定 10 mg。

3. 术后应卧床 24 小时，在 4 小时内每隔 15~30 min 测脉搏、血压一次，如有脉搏增快细弱、血压下降、烦躁不安、面色苍白、出冷汗等内出血现象，应紧急处理。

4. 穿刺后如局部疼痛，应仔细查找原因，若为一般组织创伤性疼痛，可给止痛剂。若发生气胸、胸膜性休克或胆汁性腹膜炎，应及时处理。

● 第八节　经皮肝穿刺胆管造影及引流术

一、经皮肝穿刺胆管造影（PTC）

（一）概述

经皮肝穿刺胆管造影是在 X 线电视或超声监视下，经皮肝穿刺入肝内胆管，直接注入造影剂而使肝内外胆管迅速显影，可显示肝内外胆管病变的部位、范围、程度和性质，有助于胆管疾病，特别是梗阻性黄疸的诊断和鉴别诊断。经皮肝穿刺胆管造影的造影剂分布广泛，影像清晰，诊断正确率高，且不受肝功障碍、黄疸及特殊设备的限制，本方法安全易行，尤其是利用细针穿刺以来，危险性已大为减少，在胆管增粗者，成功率达 95% 以上，胆管不粗者，成功率亦达 70%。但作为一种有创性检查，目前随着磁共振胆胰管成像（MRCP）和内镜逆行胰胆管造影（ERCP）技术的普及，其应用较以前已经明显减少。

（二）适应证

主要用于梗阻性黄疸患者，而不适合行 MRCP 和 ERCP 检查者，以便了解胆管梗阻部位、范围和原因。

（三）禁忌证

1. 凝血机制有严重障碍。

2. 严重的急性化脓性梗阻性胆管炎。

3. 肝、肾功能很差。

4. 患者年龄过大，全身条件差者应慎重。

（四）操作步骤

1. 经腋路肋间穿刺法

（1）穿刺进路，一般采用右腋中线 8～9 肋间隙或 9～10 肋间隙，在影像学监视下，直接观察肝脏的变异，调整穿刺点的高低、方向及进针深度。

（2）消毒，铺巾，穿刺点局部麻醉。

（3）按上述选定的穿刺点进针，水平方向，针尖指向剑突尖。

（4）一般进针 8～13 cm，穿及的胆管较粗。当穿刺针刺入胆管时，可有突破感。此时，拔出针芯，换上注射器，一面徐徐退针，一面抽吸，抽得胆汁即停止外退，表明针尖已在胆管内。如未抽出胆汁，退针至 1/2 的针道时，为穿刺失败，应退针至皮下，稍改变方向再行穿刺。继续 4～5 次，仍未抽得胆汁者应停止操作，以免损伤过多肝组织。

（5）也可进针至适当深度时，先注入少量造影剂，在 X 线荧光屏显示下判断针头的位置。如针头误入血管内，造影剂将被稀释而迅速流走。如针头在肝实质内，造影剂将停留不动。如造影剂进入肝胆管内，则可见造影剂缓慢流向肝门。

（6）穿刺成功后，固定针头，接上带有塑料管的注射器，抽出部分胆汁，送细菌培养。再徐徐注入温热的 30%～50% 泛影葡胺 20 ml。患者感觉肝区微胀时，即应停止注射，进行摄片。如胆管高度扩张，可适当增加造影剂剂量。

（7）摄片后，尽量吸出混有造影剂的胆汁，以免漏胆。如摄片满意，即可结束检查。如不满意，可再次注入造影剂进行摄片。

2. 经腹部穿刺法　穿刺部位选在右侧肋缘下，穿刺点在剑突下 2 cm，腹中线向右 2 cm 处，穿刺点与台面成 40°角，直刺向肝脏。应用的穿刺针以 12 cm 长为宜。本法适用于肝脏肿大的患者。

3. 经腹膜外穿刺法　本法是经肝脏后面裸区进行穿刺。由于该裸区即使在肝脏肿大时仍恒定不变，并且经此穿刺不致损伤重要脏器，亦不致发生胆汁性腹膜炎或腹腔内出血。造影前先行右侧膈神经阻滞术。方法为在右锁骨上 2～3 cm 胸锁乳突肌前缘，用 2％升高，活动度减低，表明膈神经阻滞有效。随后患者取俯卧，于右 11 肋骨上缘距后正中线 6～7 cm 处行常规局部麻醉后，用 15 cm 长的穿刺针穿刺肝脏，针头微指向上内，待刺入 10～12 cm 时，用前述方法退针，抽出胆汁表示穿刺成功，注射造影剂及摄片步骤同前。此进路远不及经腋路穿刺成功率高。

（五）并发症

1. 穿刺针道出血、胆管出血或肝内血肿形成。

2. 胆漏形成的胆汁性腹膜炎，胸膜炎或胆汁胸腔瘘。

3. 胆管感染。

（六）注意事项

1. 造影前一晚清洁灌肠，并给予镇静药。做碘过敏试验。造影前 1 小时给镇静剂，但禁用吗啡，以免引起 Oddi 括约肌痉挛而混淆诊断。

2. 造影前腹部透视，观察肝下有无充气肠管，以免穿刺时误伤。

3. 避免注入造影剂时造成胆管高压。因可造成造影剂和胆汁沿针头周围漏入腹腔，造成局部胆汁性腹膜炎。故当穿刺针进入胆管抽得胆汁，应尽量抽取胆汁以达减压。若有测压设备，注入造影剂不应超过抽取的胆汁量，并先抽出胆汁在注射器中混匀再极缓注入，造影后也应尽量抽出胆汁，即使有胆血瘘，胆汁入血也较少。

4. 针道胆血瘘的防治　穿刺进入较大管腔时，常有明显的空虚感，应及时抽吸，易吸出血液者证明针尖在血管中，应即退针，针已穿过血管再入胆管时，不应从原针道做 PTCD，应另行穿刺。

5. 避免黏稠胆汁对造影的影响　胆管梗阻和感染时，胆汁黏度增加，不易与造影剂混匀。为避免黏稠胆汁造成误诊，可用少量生理盐水缓缓注入以稀释，再予抽吸、稀释，多次反复，至胆汁颜色变淡后，换注造影剂造影。若不能抽出胆汁，或不能稀释，则不宜即时造影，可插入引流管 3～5 天后，胆汁稀释时再造影。

6. 注意造影剂在胆汁中的浓度及均匀度　造影剂过浓，可掩盖小结石。过淡时，显示不清，均可误诊。

二、经皮肝穿刺胆管引流（PTCD）

（一）概述

经皮肝穿刺胆管引流术是缓解恶性梗阻性黄疸的一种较常用的方法，可用于恶性肿瘤的姑息性治疗、重症梗阻性黄疸手术前准备、重症急性胆管感染的急诊非手术治疗，是当前胆管外科的一项重要治疗技术，已在临床广泛应用。近年来，PTCD 在技术上和器械上都有很大改善和发展。它已成为当前胆管姑息治疗的一种常用方法。

（二）适应证

1. 晚期肿瘤引起的恶性胆管梗阻，行姑息性胆管引流。

2. 深度黄疸患者的术前准备（包括良性和恶性病变）。

3. 急性胆管感染，如急性梗阻性化脓性胆管炎，行急症胆管减压引流，使急诊手术转为择期手术。

4. 良性胆管狭窄、经多次胆管修补、胆管重建及胆肠吻合口狭窄等。

5. 通过引流管行化疗、放疗、溶石、细胞学检查及经皮行纤维胆管镜取石等。

（三）禁忌证

1. 与 PTC 相同，对碘过敏，有严重凝血功能障碍，严重心、肝、肾衰竭和大量腹腔积液者。

2. 肝内胆管被肿瘤分隔成多腔，不能引流整个胆管系统者。

3. 超声检查证实肝内有大液平面，卡索尼试验阳性，疑为肝棘球蚴病者。

（四）操作方法

1. 术前准备及穿刺方法及 PTC。

2. 先用 22 号细针做 PTC 造影，以确定病变部位和性质。

3. 根据造影结果，选择一较粗、直、水平方向的胆管，备做内引流插管用。

4. 另从右侧腋中线第 8 肋间做穿刺点，局部麻醉后用尖刀在皮肤上戳一小口。嘱患者暂停呼吸，在电视监视下将粗针迅速刺入预先选好的胆管，有进入胆管的突破感后，拔出针芯，待胆汁顺利流出后插入导丝，不断旋转和变换方向，使导丝通过梗阻端或狭窄段进入远端胆管或十二指肠，退出穿刺针，用扩张管扩张通道后，将多侧孔导管随导丝通过梗阻端或狭窄段，使导管的侧孔位于梗阻端或狭窄段之上、下方，固定导管，胆汁从导管内顺利流出后，注入造影剂拍片。

5. 引流一周后，再造影，以观察导管位置和引流效果。

（五）并发症

1. 穿刺针道出血、胆管出血或肝内血肿形成。

2. 胆漏形成的胆汁性腹膜炎、胸膜炎或胆汁胸腔瘘。

3. 胆管感染。

4. 引流管脱落。

（六）注意事项

1. 为确保插管成功，可将穿刺针的针尾向头侧倾斜 $10°～15°$，使针尖进入胆管后略向下倾斜，便于导丝沿胆管顺利向下，进入狭窄的远端或十二指肠，如平行进入或针尖向上，导丝易碰到对侧管壁而卷曲或导丝向上并可进入左侧肝。

2. 虽然 PTC 显示胆管梗阻，但有时导丝仍可通过梗阻端进入十二指肠，如导管不能通过梗阻时，可先行近端引流 5～7 天，使胆管内感染引起的炎性水肿消退后再插入导丝和导管到梗阻远端。

3. 应防止引流导管脱落和阻塞，每天用 5～10 ml 生理盐水冲洗 1～2 次，每 3 天更换导管一次。长期置管有发热时，表示导管有淤塞或移位，需更换导管。一般经引流 10～14 天后，肝实质内已形成一大于导管的肉芽通道，如导管脱落，可通过导丝引导在 24 小时内再插入导管。

4. 脱管有四种情况

（1）术后因膈肌和肝脏随呼吸上下移动，使引流管不能完全留于管腔内，表现为通而不畅。

（2）管脱入肝实质。

（3）管脱入腹腔。

（4）固定不牢，或被患者误拔。为预防脱管，可在置管时设法将套管深入胆管内 3～4 cm，在没有导丝穿入胆管时，不急于将套管直插胆管。因此时胆管结石阻塞或角度较小，套管可能顺原针道进入肝实质，需注入造影剂后，胆管较穿刺前扩张、增粗、结石松动、角度增大，再缓慢插入套管，方易深入胆管腔。

2

Chapter Two ● 第二章

外科感梁

● 第一节 概 述

外科感染（surgical infection）是指需要外科治疗的感染，包括创伤、手术、烧伤等并发的感染。感染是由病原体的入侵、滞留和繁殖所引起的炎症反应，病原体包括病毒、细菌、真菌和寄生虫等。

一、分类

（一）按致病菌种类和病变性质分类

1. 非特异性感染 亦称化脓性或一般性感染，常见如疖、痈、急性淋巴结炎、急性阑尾炎等。手术后感染也多属于此类。通常先有急性炎症反应，表现为红、肿、热、痛，继而进展为局限化脓。常见致病菌有金黄色葡萄球菌、溶血性链球菌、大肠埃希菌、变形杆菌、铜绿假单胞菌等。感染可由单一病原体所致，也可由多种病原体所致形成混合感染，非特异性感染占外科感染的大多数。

2. 特异性感染 如结核、破伤风、气性坏疽、炭疽、念珠菌病等。其致病菌如结核分枝杆菌、破伤风梭菌、产气荚膜梭菌、炭疽杆菌、白念珠菌等各有不同于一般性感染的致病作用，可引起较为独特的病变。

（二）按病程区分

1. 急性感染 病变以急性炎症为主，进展较快，一般发病在 3 周以内。大多数非特异性感染属于此类。

2. 慢性感染 病变持续达 2 个月或更久的感染。部分急性感染迁延日久可转为慢性感染，但在某种条件下又可急性发作。

3. 亚急性感染 病程介于急性与慢性感染之间。一部分由急性感染迁延形成；另一部分是由于致病菌的毒力虽稍弱，但有相当的耐药性，或宿主的抵抗力较低所致。

（三）按病原体的来源与侵入时间区分

伤口直接污染造成的称原发性感染；在愈合过程中出现新的病原体感染称继发感染。病原体由体表或外环境侵入造成的为外源性感染；由原存体内的病原体，经空腔脏器如肠道、胆管、肺或阑尾造成的感染为内源性感染。感染亦可按发生条件归类，如条件性（机会性）感染、二重感染（菌群交替症）、医院内感染等。

二、病原体致病因素与宿主防御机制

（一）病原体的致病因素

外科感染的发生，取决于病原体的致病能力与宿主防御能力的相互作用。一旦有大量毒力较强的病原体侵入组织内繁殖，或者宿主防御能力受到破坏、抗感染能力低下，就都会发生感染。病原体的致病能力指病原体的数量和毒力。所谓毒力是指病原体侵入机体、穿透、繁殖和产生毒素或胞外酶的能力。

1. 病原体可产生黏附因子，能附着于人体组织细胞以利入侵；许多细菌有荚膜或微荚膜，能抗拒吞噬细胞的吞噬或杀菌作用而在组织内生存繁殖；或在吞噬后抵御杀灭仍能在细胞内繁殖，导致组织细胞损伤、病变。

2. 侵入组织的病原体数量与繁殖速率也是导致感染发生的重要因素之一。在健康个体，伤口污染的细菌数超过 10^5 个，常可引起感染，低于此数量则较少发生感染。

3. 病原体的作用更与其胞外酶、外毒素、内毒素等有关

（1）胞外酶：病菌所释出的蛋白酶类、磷脂酶、胶原酶等，可侵蚀组织细胞；玻璃质酸酶可分解组织内玻璃质酸，使感染容易扩散。此外，某些致病菌产生的酶可以使创面分泌物（脓液）具有某些特殊性状，如臭味、脓栓等。

（2）外毒素：在菌体内产生后释出的毒素或菌体崩解后游离出的毒素。其毒性各不相同，如多种致病菌的溶血素可破坏血细胞，肠毒素可损害肠黏膜；破伤风痉挛毒素作用于神经引起肌痉挛。

（3）内毒素：病菌细胞壁的脂多糖成分，在菌体崩解后作用于机体可引起发热、白细胞增多或减少、休克等全身反应。

（二）宿主的抗感染免疫

机体抗感染的防御机制由先天性免疫与获得性免疫共同参与。机体对于不同类型的病原体产生的免疫应答不尽相同，感染所引起的损伤不仅来自病原体本身，还来自机体的免疫应答失当。

1. 先天性免疫

（1）宿主屏障：完整的皮肤和黏膜及其分泌的多种有抑菌作用的物质构成体表抵御病原体入侵的物理与化学屏障。寄居口腔、肠道等处的正常菌群，能够阻止病原体在上皮表面的黏附和生长，发挥细菌屏障作用。

（2）吞噬细胞与自然杀伤（NK）细胞：吞噬细胞与 NK 细胞能够识别多种病原体的共

同成分，吞噬、杀伤病原体或受病原体感染的细胞。

（3）补体：病原体进入机体首先遇到体液中补体的攻击。在抗体未形成的感染早期，补体通过替代途径激活，形成膜攻击复合物，发挥溶细胞作用。补体激活时生成的活性片段可趋化吸引吞噬细胞，并通过调理作用提高吞噬细胞的杀菌能力。一旦抗体形成后补体可增强抗体溶解靶细胞的作用。

（4）细胞因子：病原体入侵促使免疫细胞活化，产生大量细胞因子，如白细胞介素（IL）、肿瘤坏死因子（TNF）、干扰素（IFN）等，这些细胞因子有利于抑制或清除细菌。

2. 获得性免疫　感染早期如病原体未被消灭，炎症促使淋巴细胞聚集，启动特异性免疫反应。巨噬细胞吞噬病原体后，病原体被水解成抗原分子。抗原分子释出细胞外，直接活化 B 细胞；或经抗原递呈细胞（APC）传递给 T 细胞，使 T 细胞活化。经过特异性克隆增殖，分化为效应细胞发挥作用。

（1）B 细胞免疫应答：B 细胞表面受体可直接识别抗原并与之结合，B 细胞活化后，经克隆扩增转变为浆细胞，分泌抗体与细胞因子。抗体能中和抗原使之失去毒性；抗体与抗原结合形成抗原-抗体复合物，使补体活化杀伤病原体，或发挥调理作用，使病原体易被吞噬清除；黏膜下浆细胞分泌的分泌型 IgA 可阻止病原体在黏膜表面黏附与入侵，防止呼吸道与消化道发生感染。

（2）T 细胞免疫应答：T 细胞只能识别与 MHC 分子结合在一起的抗原肽，经由 APC 和 T 细胞表面分子结合提供刺激信号，使 T 细胞激活。在细胞因子的作用下成熟为细胞毒性 T 细胞、Th1、Th2 等效应 T 细胞。细胞毒性 T 细胞对病原体感染细胞具有杀伤作用。Th1 诱发以单核-巨噬细胞浸润为主的局部炎症，介导抗病毒和抗胞内菌感染的细胞免疫。Th2 的功能是促进抗体形成，介导以体液免疫为主的抗胞外菌和抗寄生虫免疫。

（3）免疫记忆：获得性免疫产生的记忆性 T、B 细胞可发挥远期保护作用，当相同病原体再次入侵时，免疫应答比初次感染更快捷、强烈和持久。促进 T、B 细胞增殖和分泌抗体类型的转换，使细胞、体液免疫功能得到进一步提高。

（三）人体易感染的因素

1. 局部情况

（1）皮肤或黏膜的病变或缺损，如开放性创伤、烧伤、手术、穿刺等使宿主屏障破坏，病菌易于入侵。

（2）管道阻塞使内容物淤积，使其中细菌繁殖侵袭组织，如乳腺导管阻塞、乳汁淤积后发生急性乳腺炎；阑尾有粪石后发生急性阑尾炎。

（3）局部组织血流障碍或缺血，丧失抗菌和修复组织的能力，如褥疮、闭塞性脉管炎发生趾坏死、下肢静脉曲张发生溃疡，均可继发感染。

（4）留置血管或体腔内的导管处理不当为病菌入侵提供了开放的通道。

（5）异物与坏死组织的存在使得吞噬细胞不能有效发挥作用。

2. 全身性抗感染能力降低

（1）严重的损伤或休克、糖尿病、尿毒症、肝功能不良等。

（2）使用免疫抑制剂、多量肾上腺皮质激素、接受抗癌药物或放射治疗。

（3）严重的营养不良、低蛋白血症、白血病或白细胞过少、贫血等。

（4）先天性或获得性免疫缺陷（艾滋病）因免疫障碍更易发生各种感染。

（5）高龄老人与婴幼儿抵抗力差，属易感人群。

3. 条件性或机会性感染　在人体局部或全身的抗感染能力降低的条件下，本来栖居于人体但未致病的菌群可以成为致病微生物，所引起的感染称为条件性或机会性感染。如正常时在肠道内的大肠埃希菌、拟杆菌等，可污染到伤口、腹腔、泌尿道等，造成感染。另外，条件性感染称为二重感染或菌群交替症，它除了与人体抵抗力低下有关外，还与病菌的抗（耐）药相关。在应用广谱抗生素或联合使用抗菌药物治疗感染过程中，原来的病菌被抑制，但耐药的细菌如金黄色葡萄球菌或白色念珠菌等大量繁殖，引发新的感染，使病情加重。

三、预防

（一）防止病原体侵入

1. 加强卫生宣教，注意个人清洁和公共卫生，减少体表、体内病原体滞留。

2. 及时正确处理各种新鲜的伤口创面，清除污染的细菌和异物，去除血块与无活力组织，避免过多使用电灼等以减少组织创伤，正确使用引流有助于防止与减少创口感染。

（二）增强机体的抗感染能力

1. 改善患者的营养状态，纠正贫血与低蛋白血症等。

2. 积极治疗糖尿病、尿毒症等降低抗感染能力的病症。使用皮质激素类应严格掌握指征，尽量缩短疗程，必要时加用抗菌药物或改用其他药物。在恶性肿瘤的化疗、放疗期间，辅用免疫增强剂，并注意白细胞数过少时暂停化疗、放疗。

3. 及时使用有效的特异性免疫疗法，例如，防破伤风可用类毒素和抗毒素，防狂犬病可接种疫苗和免疫球蛋白。

（三）切断病原菌传播环节

这对预防医院内感染尤为重要。医院内感染包括医院内患者之间的交叉感染，以及诊疗工作不当所造成的医源性感染，其病菌一般比医院外的同类菌有较强的毒力和耐药性。

1. 认真实施医院卫生管理，包括环境卫生、房舍和空间清洁、污物处理、饮食和用水卫生以及人员安全防护。

2. 对诊疗器械、用品、药物等严格进行消毒灭菌，杜绝微生物沾染。

3. 贯彻无菌原则，在诊疗工作中，特别是施行手术、注射和其他介入性操作时，防止病菌进入患者的体内。

四、病理

（一）非特异性感染

此类感染实质上是致病菌入侵而引起的急性炎症反应。致病菌侵入组织并繁殖，产生多种酶与毒素，可以激活凝血、补体、激肽系统，以及血小板和巨噬细胞等，导致炎症介质诸如补体活化成分、缓激肽、肿瘤坏死因子（TNF-α）、白细胞介素-1、血小板活化因子（PAF）、血栓素（TXA$_2$）等的生成，引起血管通透性增加及血管扩张，病变区域的血流增加，白细胞和吞噬细胞进入感染部位，中性粒细胞主要发挥吞噬作用，单核-巨噬细胞通过释放促炎细胞因子协助炎症及吞噬过程。上述局部炎症反应的作用是使入侵致病菌局限化并最终被清除，同时引发相应的效应症状，出现炎症的特征性表现：红、肿、热、痛等。部分炎症介质、细胞因子和病菌毒素等进入血流，引起全身性反应。

病变的演变取决于致病菌的毒力、机体的抵抗力、感染的部位及治疗措施是否得当，可能有下列结果：①炎症好转：经有效药物的治疗，吞噬细胞和免疫成分能较快地制止致病菌，清除组织细胞崩解产物，炎症消退，感染治愈；②局部化脓：致病菌繁殖较多，炎症反应较重，组织细胞崩解产物和渗液可形成脓性物质，出现在创面或积聚于组织间，或形成脓肿。在有效的治疗下，致病菌被消灭、脓液被吸收或引流后感染好转，肉芽组织生长，形成瘢痕愈合；③炎症扩展：致病菌毒性大、数量多或宿主抵抗力明显不足，感染迅速扩展。致病菌可定植于血液中成为菌血症；还可引起全身炎症反应综合征（SIRS）成为脓毒症，对宿主有很大的危害性；④转为慢性炎症：致病菌大部分被消灭，但尚有少量残存。组织炎症持续存在，变为慢性炎症。在机体抵抗力降低时，致病菌可再次繁殖，感染可重新急性发作。

（二）特异性感染

此类感染的病原体各有特别的致病作用，其病理变化亦各有其特点。

1. 结核病的局部病变，由于致病因素是菌体的磷脂、糖脂、结核菌素等，不激发急性炎症而形成比较独特的浸润、结节、肉芽肿、干酪样坏死等。结核菌素可诱发变态反应。部分病变液化后形成无局部疼痛、发热表现的冷脓肿；当有化脓性感染病菌混合感染时，则可呈一般性脓肿的表现。

2. 破伤风和气性坏疽都呈急性过程，但两者的病变完全不同。破伤风梭菌的致病因素主要是痉挛毒素，引起肌强直痉挛。此病菌不造成明显的局部炎症，甚至可能不影响伤口愈合。气性坏疽的产气荚膜杆菌则释出多种毒素，可使血细胞、肌细胞等迅速崩解，组织水肿并有气泡，病变迅速扩展，全身中毒严重。

3. 外科的真菌感染　一般发生在患者的抵抗力低下时，常为二重感染，真菌侵及黏膜和深部组织。它有局部炎症，可形成肉芽肿、溃疡、脓肿或空洞。在严重时病变分布较广，并有全身性反应。

五、诊断

（一）临床表现

1. 局部表现　急性炎症有红、肿、热、痛和功能障碍的典型表现。体表与浅处的化脓性感染均有局部疼痛和触痛，皮肤肿胀、色红、温度增高，还可以发现肿块或硬结；慢性炎症感染也有局部肿胀或硬结肿块，但疼痛大多不明显；体表脓肿形成时，触诊可有波动感。如病变的位置深，则局部症状不明显。

2. 全身状态　感染较轻时可无全身症状，感染重时常有发热、呼吸心跳加快、头痛乏力、全身不适、食欲减退等表现。严重脓毒症时可有尿少、神志不清、乳酸血症等器官灌注不足的表现，甚至出现休克和多器官功能障碍。

3. 器官-系统功能障碍　感染侵及某一器官时，该器官或系统可出现功能异常，例如，腹内器官急性感染时常有恶心、呕吐等；泌尿系统发生感染时常有尿频、尿急等；严重脓毒症可出现肺、肾、脑、心等的功能障碍。

4. 特异性表现　某些感染可有特殊的临床表现，例如，破伤风表现随意肌强直痉挛；气性坏疽和其他产气菌蜂窝织炎可出现皮下捻发音（气泡）；皮肤炭疽有发痒性黑色脓疱等。

（二）实验室检查

最常用的检测是白细胞计数及分类，总数大于 $12 \times 10^9/L$ 或小于 $4 \times 10^9/L$，或发现未成熟白细胞，提示重症感染。其他化验项目如血常规、血浆蛋白、肝功能等，可根据初诊结果选择；泌尿系感染者需检查尿常规、肌酐、尿素氮等；疑有免疫功能缺陷者需检查淋巴细胞、免疫球蛋白等。

病原体的鉴定：①脓液或病灶渗液涂片染色后，在显微镜下观察，可以分辨致病菌的革兰染色性和菌体形态；②脓液、血、尿或痰进行细菌培养和药物敏感试验，必要时重复培养；③采用其他特殊检测手段明确病因，如结核、棘球蚴病、巨细胞病毒感染等。

（三）影像学检查

影像学检查有超声检查、X 线透视、造影或摄片，必要时行 CT、MRI 等检查。影像学检查主要用于内在感染的诊断。

六、治疗

治疗应局部治疗与全身性治疗并重。总的治疗目标是制止致病菌生长，促使机体的组织修复。

（一）局部处理

1. 保护感染部位，适当制动或固定，避免再损伤或感染扩展。

2. 浅部的急性病变，未成脓阶段可选用湿敷、热敷、药物贴敷、超短波或红外线辐射、封闭疗法等，促使病变消退或局限化。已成脓后应及时引流。感染的伤口创面及时换药。

3. 深在的病变，应视其所在的组织器官以及进展程度，参考全身情况，决定是否手术处理。手术处理包括切除或切开病变、留置引流物，或在超声、X线、CT等引导下穿刺引流。非手术疗法包括抗菌药物应用、补充体液和营养，并密切观察病情变化，一旦有感染扩展、出现手术指征者，即行手术。

（二）抗菌药物的应用

较轻或局限的感染可不用或口服抗菌药物，范围较大或有扩展趋势的感染，需全身用药。应根据细菌培养与药敏试验选用有效药物，在培养与药敏尚无明确结果时，可根据感染部位、临床表现、脓液性状等估计病原菌种类，选用适当抗菌药物（有抗生素类、合成抗菌药物类以及其他灭菌药）。外用的灭菌药、抗感染的中药等亦可与手术疗法配合使用。

（三）对症和支持治疗

目的是改善患者的全身状况。

1. 体温过高时物理降温，必要时适当使用解热药。体温过低时需保暖。

2. 维持体液平衡和营养代谢，纠正脱水、电解质、酸碱平衡紊乱，补充体内消耗过多的蛋白质与能量。

3. 严重的贫血、低蛋白血症或白细胞减少者，需适当输血或补充血液成分。

4. 积极治疗各种易于诱发感染的病症，如调控糖尿病患者的血糖和纠正酮症。

5. 按中医辨证施治原则选用方剂，以减轻症状、增加抵抗力和改善生活质量。

6. 并发感染性休克或多器官功能不全综合征（MODS）时，更应加强监护治疗，改善组织灌注与器官功能。

● 第二节　浅部组织的化脓性感染

一、疖

（一）病因和病理

疖是单个毛囊及其周围组织的急性化脓性感染。病原菌以金黄色葡萄球菌为主，偶可由表皮葡萄球菌或其他病菌致病。感染发生与皮肤不洁、擦伤、环境温度较高或机体抗感染能力较低相关。因金黄色葡萄球菌的毒素含凝固酶，脓栓形成是其感染的一个特征。

（二）临床表现

局部皮肤红、肿、痛，直径不超过 2 cm。化脓后其中心处呈白色，触之稍有波动；继而破溃流脓，并出现黄白色的脓栓。脓栓脱落、脓液流尽后，即可愈合，有的疖无脓栓（所谓无头疖），自溃稍迟，需设法促使其脓液排出。面疖常较严重，特别是鼻、上唇及周围（称"危险三角区"）的疖，病变加重或被挤碰时，病菌可经内眦静脉、眼静脉进入颅内，引起颅内化脓性感染，可有发热、头痛、呕吐、意识障碍等。不同部位同时发生几处疖，或者在一段时间内反复发生疖，称为疖病。疖病可能与患者的抗感染能力较低（如有糖尿病）或皮肤不洁且常受擦伤相关。

（三）诊断

本病的表现明显，易于诊断。如有发热等全身反应，应行白细胞或血常规检查；对疖病还应检查血糖和尿糖，行脓液或血的细菌培养及药物敏感试验；并注意与痤疮伴有轻度感染、皮脂囊肿（俗称粉瘤）并发感染、痈等相鉴别。

（四）预防

经常保持皮肤清洁，暑天和其他炎热环境中生活工作时，应避免汗渍过多、及时更换内衣，避免表皮受伤。

（五）治疗

1. 早期促使炎症消退　红肿阶段可选用热敷或透热、超短波、红外线等理疗，也可敷贴中药金黄散（加油类调成糊状）、玉露散（芙蓉叶碎末加油成糊状）或西药鱼石脂软膏。

2. 局部化脓时及早排脓　见脓点或有波动感时用苯酚点涂脓点或用针头、刀尖将脓栓剔除。出脓后敷以呋喃西林、依沙吖啶（利凡诺）湿纱条或玉红膏、黄连膏等化腐生肌的中药膏，直至病变消退。禁忌挤压。

3. 抗菌治疗　若有如恶寒、发热、头痛、全身不适等，可选用青霉素等抗菌药治疗，或用中药仙方活命饮、普济消毒饮等。

4. 疖病　除上述处理外，在疖消隐期间，可用中药防风通圣散或三黄丸。有糖尿病者更需相应的治疗。

二、痈

（一）病因和病理

痈指邻近的多个毛囊及其周围组织的急性化脓性感染，也可由多个疖融合而成。其病因与疖相似。病原菌以金黄色葡萄球菌为主。感染与皮肤不洁、擦伤、机体抵抗力不足有关。由于有多个毛囊同时发生感染，痈的急性炎症浸润范围大，病变可累及深层皮下结缔组织，使其表面皮肤血运障碍甚至坏死；自行破溃常较慢，致炎症沿皮下组织向外周扩展（不容易局限），全身反应较重。随着时间迁延，还可能有其他病菌进入病灶形成混合感染，甚至发展为全身感染、脓毒症。

（二）临床表现和诊断

患者年龄一般在中年以上，老年患者居多；一部分患者原有糖尿病。常发生在皮肤较厚的部位，如项部和背部（俗称"对口疮"和"搭背"）。初起，有一小片皮肤肿硬、色暗红，其中有几个突出点或脓点，疼痛常较轻（与项背部皮肤的感觉能力有关），但有畏寒、发热和全身不适。继而，皮肤肿硬范围增大，脓点增大且增多，中心处可破溃出脓、坏死脱落，使疮口呈蜂窝状；其间皮肤可因组织坏死呈紫褐色。但少见有肉芽增生，难以自行愈合。病变继续扩大加重，出现严重的全身反应。本病诊断一般不难。化验检查应测血常规和尿常规；为选择抗菌药物可行脓、血的细菌培养与药物敏感试验。注意患者有无糖尿病、心脑血管病、低蛋白血症等全身性病症。

（三）预防

预防应注意个人卫生，保持皮肤清洁；及时治疗，以防扩散；及时治疗糖尿病。

（四）治疗

治疗要及早应用抗菌药物，可先选用青霉素或复方新诺明，以后根据细菌培养和药物敏感试验结果选药，或者连用5～7天后更换品种。中药应辨证处方，选用清热解毒方剂及其他对症药物。有糖尿病者，可给予胰岛素及控制饮食。

局部处理：初期仅有红肿时，可用鱼石脂软膏、金黄散等敷贴，或涂抹聚维酮碘（原液稀释10倍），每天3～4次。同时全身用药，争取缩小病变范围。已出现多个脓点、表面紫褐色或已破溃流脓，必须及时在静脉麻醉下行"＋"或"＋＋"形切口切开引流，切口线应超出病变边缘皮肤，尽量清除已化脓与尚未成脓却已失活的组织；然后填塞生理盐水纱条，外加干纱布绷带包扎。术后注意创面渗出和出血情况，必要时更新包扎。术后24小时更换敷料，改呋喃西林、依沙吖啶或玉红膏的纱条贴于创面，促使肉芽组织生长。以后每天更换敷料，促进创面收缩、瘢痕愈合。较大的创面需行植皮术修复。

三、皮下急性蜂窝织炎

（一）病因和病理

急性蜂窝织炎是指疏松结缔组织的急性感染，可发生在皮下、筋膜下、肌肉间隙或是深层疏松结缔组织，多与皮肤、黏膜受伤或有其他病变有关。致病菌多为溶血性链球菌、金黄色葡萄球菌及大肠埃希菌或其他型链球菌等。因病菌释放毒性强的溶血素、透明质酸酶、链激酶等，加之受侵组织质地较疏松，故病变扩展较快。病变附近的淋巴结常受侵及，常有明显的毒血症。

（二）临床表现

由于患者机体条件、感染原因、部位和致病菌毒力的差异，临床上可分为以下几种类型：

1. 一般性皮下蜂窝织炎　致病菌以溶血性链球菌、金黄色葡萄球菌为主。患者可先有皮肤损伤或手、足等的化脓性感染。发病时患处肿胀、疼痛，表皮发红，指压后可稍褪色，红肿边缘界限不清楚。病变部位近侧的淋巴结常有肿痛。病变加重扩大时，皮肤可起水疱，一部分变成褐色或破溃出脓。常有恶寒、发热和全身不适；严重时患者体温增高或过低，甚至有意识改变等表现。

2. 新生儿皮下坏疽　新生儿的皮肤柔嫩，护理疏忽致皮肤沾污、擦伤，病菌侵入皮下组织致病。病变多在背、臀部等经常受压处。初起时皮肤发红、质地稍变硬。继而，病变范围扩大，中心部分变暗变软，触之有浮动感，有的可起水疱；皮肤坏死时呈灰褐色或黑色，并可破溃。患儿发热、不进乳、不安或昏睡，全身情况不良。

3. 老年人皮下坏疽　以男性居多。长时间热水浸浴擦身后易发。背部或侧卧时肢体着床部分有大片皮肤红、肿、疼痛。继而，皮肤变为暗灰色，知觉迟钝，触之有波动感，穿刺可吸出脓性物。患者寒战、发热、全身乏力不适。严重者可有气急、心悸、头痛、烦躁、谵妄、昏睡等。

4. 颌下急性蜂窝织炎　感染可起源于口腔或面部。口腔起病者多为小儿，因迅速波及咽喉而阻碍通气（类似急性咽喉炎），甚为危急。患儿有高热，不能正常进食，呼吸急迫；颌下肿胀明显，表皮仅有轻度红、热，口底肿胀。起源于面部者，局部表现红、肿、痛、热，常向下方蔓延，全身反应较重；感染累及颈阔肌肉结缔组织后，也可阻碍通气和吞咽。

5. 产气性皮下蜂窝织炎　致病菌是厌氧菌，如肠球菌、兼性大肠埃希菌、拟杆菌、兼性变形杆菌或产气荚膜梭菌。炎症主要在皮下结缔组织，未侵及肌肉层，不同于气性坏疽（产气荚膜梭菌肌炎为主）。初期表现类似一般性蜂窝织炎，特点是扩展快且可触知皮下捻发音，破溃后可有臭味，全身状态较快恶化。

（三）诊断

根据病史、体征，诊断多不困难。血常规检查白细胞计数增多。有脓性物时涂片检查细菌类型。病情较重时，应取血和脓性细菌培养和药物敏感试验。

（四）鉴别诊断

1. 新生儿皮下坏疽　有皮肤质地变硬时，应与硬皮病区别，后者皮肤不发红，体温不增高。

2. 小儿颌下蜂窝织炎　引起呼吸急促、不能进食时，应与急性咽喉炎区别，后者的颌下肿胀稍轻，而口咽内红肿明显。

3. 产气性皮下蜂窝织炎　应与气性坏疽区别，后者发病前创伤常伤及肌肉，伤肢或身躯已难运动；发病后伤口常有某种腥味，脓液涂片检查可大致区分病菌形态，行细菌培养更可确认菌种。

（五）预防

预防应重视皮肤日常清洁卫生，防止损伤，受伤后要及早处理。婴儿和老年人的抗感染能力较弱，要重视生活护理。

（六）治疗

抗菌药物一般先用青霉素类或头孢菌素类，疑有肠道菌类感染时加甲硝唑。然后根据临床疗效或细菌培养与药敏结果调整药物。

局部处理：一般性蜂窝织炎的早期，可用金黄散、玉露散等敷贴；但若病变进展，或是其他各型皮下蜂窝织炎，都应及时切开引流，以缓解皮下炎症扩展和减少皮肤坏死。可行多个较小的切口，用药液湿纱条引流。同时要改善患者全身状态，高热时行头颈部冷敷；进食困难者输液维持体液平衡和营养；呼吸急促时给氧或辅助通气等。对产气性皮下蜂窝织炎，伤口应以 3% 过氧化氢溶液冲洗、湿敷，并采取隔离治疗措施。

四、丹毒

（一）病因和病理

丹毒是皮内淋巴管网受乙型溶血性链球菌侵袭所致。患者常先有皮肤或黏膜的某种病损，如皮肤损伤、足癣、口腔溃疡、鼻窦炎等。发病后该皮内淋巴管网分布区域皮肤出现炎症反应，其淋巴引流区的淋巴结也常累及，同时有全身性炎症反应，但很少有组织坏死或化脓。治愈后容易复发。

（二）临床表现

丹毒临床表现为起病急，开始时即可有恶寒、发热、头痛、全身不适等。病变多见于下肢、面部。皮肤发红、灼热、疼痛、稍微隆起，境界较清楚。病变范围扩展较快，有的可起水疱，其中心处红色稍褪，隆起也稍平复。近侧的淋巴结常肿大、有触痛，但皮肤和淋巴结的病变少见化脓破溃。病情加重时全身性脓毒症状加重。此外，丹毒经治疗好转后，可因病变反复发作，导致淋巴管阻塞、淋巴淤滞，在含高蛋白淋巴液刺激下局部皮肤粗厚、肢体肿胀，形成下肢淋巴水肿（象皮肿）。

（三）治疗

治疗应卧床休息，抬高患肢。局部可以 50％硫酸镁湿敷。全身应用抗菌药物，如青霉素静脉滴注等。局部及全身症状消失后，继续用药 3～5 天，以防复发。与丹毒相关的足癣、口腔溃疡或鼻窦炎等，均应积极治疗以免丹毒复发。

五、浅部急性淋巴管炎和淋巴结炎

（一）病因和病理

致病菌侵入淋巴回流导致淋巴管与淋巴结的急性炎症。浅部急性淋巴管炎在皮下结缔组织层内，沿集合淋巴管蔓延。浅部急性淋巴结炎的好发部位多在颈部、腋窝和腹股沟，有的可在肘内侧或腘窝。致病菌有乙型溶血性链球菌、金黄色葡萄球菌等，可能来源于口咽炎症、足癣、皮肤损伤以及各种皮肤、皮下化脓性感染。

（二）临床表现

急性淋巴管炎分为网状淋巴管炎与管状淋巴管炎。丹毒即为网状淋巴管炎。管状淋巴管炎常见于四肢，下肢更常见。淋巴管炎可使管内淋巴回流障碍，同时使淋巴管周围组织有炎症变化。皮下形成肿块淋巴管炎在表皮下可见红色线条，有轻度触痛，扩展时红线向近心端延伸。皮下深层的淋巴管炎无表皮红线，而有条形触痛区。至于全身性反应的变化，取决于病菌的毒力和感染程度，常与原发感染有密切关系。急性淋巴结炎发病时先有局部淋巴结肿大、疼痛和触痛，可与周围软组织分辨，表面皮肤正常。炎症加重时可向周围组织扩展形成肿块（不能分辨淋巴结个数），疼痛和触痛加重，表面皮肤可发红、发热，并可出现发热、白细胞增加等全身反应。淋巴结炎可发展为脓肿，少数可破溃出脓。

（三）诊断和治疗

本病诊断一般不难。深部淋巴管炎需与急性静脉炎相鉴别，后者也有皮肤下索条状触痛，沿静脉走行分布，常与血管内留置导管处理不当或输注刺激性药物有关。急性淋巴管炎应着重治疗原发感染。发现皮肤有红线条时，可用呋喃西林等湿温敷；如果红线条向近侧延长较快，可在皮肤消毒后用较粗的针头，在红线的几个点垂直刺入皮下，再加以药液湿敷。急性淋巴结炎未成脓时，如有原发感染如疖、痈、急性蜂窝织炎、丹毒等，应按原发感染治疗，淋巴结炎暂不行局部处理。若已有脓肿形成时，除了应用抗菌药物，必须引流出脓液。先试行穿刺吸脓，以鉴别血管瘤或血肿，测知脓肿表面组织厚度，然后在麻醉下切开引流，注意防止损伤邻近的血管。如果忽视原发病变的治疗，急性淋巴结炎常可转变为慢性淋巴结炎。

●第三节　手部急性化脓性感染

手部急性化脓性感染包括甲沟炎、脓性指头炎、手掌侧化脓性腱鞘炎、滑囊炎和掌深间隙感染，这类感染临床上较常见。致病菌主要是常存于皮肤表面的金黄色葡萄球菌。感染可发生在手受各种轻伤后，如刺伤、擦伤、小切割伤、剪指甲过深、逆剥新皮倒刺等。为了预防，应当普及卫生常识，注意生产、生活中的操作安全，重视并及时处理手的各种伤口，使其顺利愈合。

手是灵活的运动器官，感觉敏锐，有相应的解剖结构。手部感染的病理过程和临床表现与其解剖生理密切相关。手部感染有以下若干特点：①掌面皮肤的表皮层较厚且角化明显，故皮下感染化脓后可穿透真皮在表皮角质层下形成"哑铃状脓肿"，治疗时仅切开表皮难以达到引流；②手掌面真皮与深层的骨膜（末节指骨）、腱鞘（中、近指节处）、掌深筋膜之间有垂直的纤维条索连接，将皮下组织分隔成若干相对封闭的腔隙，感染时不易向周围扩散，故皮下组织内压较高而致剧烈疼痛，出现明显全身症状，并在局部化脓前就可以侵及深层组织如末节指骨、屈指肌腱鞘或掌部的滑液囊乃至掌深间隙，引起骨髓炎、腱鞘、滑液囊及掌深间隙感染；③因掌面皮肤致密，手背皮肤松弛，且手部淋巴均经手背淋巴管回流，故手掌面感染时手背可能肿胀更为明显；④手掌面腱鞘、滑液囊、掌深间隙等解剖结构，其相互间及与前臂肌间隙间的联系也有一定特点，因而掌面感染可以一定的规律向深部、向近侧蔓延。

一、甲沟炎和脓性指头炎

（一）临床表现

甲沟炎常先发生在一侧甲沟皮下，出现红、肿、疼痛。若病变发展，则疼痛加剧并出现发热等全身症状，红肿区内有波动感，出现白色脓点，但不易破溃出脓。炎症可蔓延至甲根或扩展到另一侧甲沟，因指甲阻碍排脓，感染可向深层蔓延而形成指头炎。

指头炎是指末节的皮下化脓性感染。甲沟炎加重后，以及指尖或指末节皮肤受伤后均可致病。发病初，指头轻度肿胀、发红、刺痛。继而指头肿胀加重、有剧烈的跳痛，并有恶寒、发热、全身不适等症状。感染加重时，指头疼痛反而减轻，皮色由红转白，反映局部组织趋于坏死；皮肤破溃溢脓后，用一般的换药法难以使其好转，多因末节指骨有骨髓炎病变。

（二）治疗

甲沟炎初起未成脓时，局部可选用鱼石脂软膏、金黄散糊等敷贴或超短波、红外线等理疗，并口服头孢拉定等抗菌药物。已成脓时，除了用抗菌药物，应行手术处理，在甲沟旁切开引流。甲根处的脓肿，需要分离拔除一部分甚至全片指甲，手术时需注意避免甲床损伤，以便指甲再生。麻醉应在手指近端以利多卡因阻滞指神经，不可在病变邻近处行浸润麻醉。

指头炎初发时，应平置患手和前臂，避免下垂以减轻疼痛。给予抗菌药物，以金黄散糊剂敷贴患指。若患指剧烈疼痛、明显肿胀、伴有全身症状，须及时切开引流，以免感染侵入指骨。在指神经阻滞麻醉下，末节指侧面行纵切口，切口远端不超过甲沟 1/2，近端不超过指节横纹；分离切断皮下纤维素，剪去突出的脂肪使脓液引流通畅；必要时对侧切口行对口引流。

二、急性化脓性腱鞘炎、滑囊炎和深间隙感染

手掌深部的化脓性感染，多因掌面被刺伤后金黄色葡萄球菌侵袭所致。在手指内发生屈指肌腱鞘炎。拇指和小指的腱鞘炎，可分别蔓延到桡侧和尺侧的滑液囊；两侧滑液囊在腕部相通，感染可互相传播。示指、中指和无名指的腱鞘炎则可分别向鱼际间隙和掌中间隙蔓延。滑囊炎或深间隙感染也可能在掌部受伤后直接发生。

（一）临床表现

1. 化脓性腱鞘炎　患指中、近指节呈均匀性肿胀，皮肤极度紧张，常有剧烈疼痛。沿患指整个肌腱均有压痛，指关节轻度弯曲，勉强伸直则疼痛难忍，触及肌腱处也加剧疼痛。若不及时治疗，病变向掌深部间隙蔓延，且肌腱可能坏死导致手指失去功能。

2. 化脓性滑囊炎　桡侧滑囊炎并有拇指腱鞘炎，拇指肿胀、微屈、不能伸直和外展，拇指中节和大鱼际有触痛。尺侧滑囊炎多与小指腱鞘炎有关，小指肿胀、连同无名指呈半屈状，小指和小鱼际有触痛，炎症加剧时肿胀向腕部扩展。

3. 掌深间隙感染　鱼际间隙感染可因示指腱鞘炎加重或局部掌面受伤后感染所致。大鱼际、拇指与示指间指蹼有肿胀、疼痛和触痛，示指与拇指微屈、伸直时剧痛。掌中间隙感染可因中指、无名指腱鞘炎加重或局部掌面受伤后感染所致。掌心肿胀使原有的凹陷变平，并有皮色发白、疼痛和触痛，掌背和指蹼的肿胀较掌心更为明显。中指、无名指和小指均屈曲、伸直时剧痛。

以上化脓性腱鞘炎、滑囊炎、掌深间隙感染的病变组织内压均较高，常有恶寒、发热、全身不适等症状，还可能继发肘内或腋窝的淋巴结肿大、触痛。

（二）治疗

以上三种手部感染的治疗均需用抗菌药物，如青霉素、头孢菌素类等。同时应平置患侧前臂和手。发病初期均可用金黄散糊剂外敷患指，或超短波辐射、红外线等理疗。肿痛较明显者，应及时切开引流。

1. 化脓性腱鞘炎　切口纵行于中、近两指节侧面，不可在指掌面中线切开以免损及肌腱；分离皮下时认清腱鞘，不可伤及神经和血管。切口内置入乳胶片引流或对口灌洗引流。

2. 化脓性滑囊炎　桡侧滑囊炎在拇指中节侧面以及大鱼际掌面各行约 1 cm 的切口，分离皮下后插入细塑料管并行对口引流。尺侧滑囊炎切口在小鱼际掌面和小指侧面。

3. 掌深间隙感染　鱼际间隙感染的切口在大鱼际最肿胀和波动最明显处（一般在屈拇肌与掌腱膜之间）。掌中间隙感染的纵向切口在中指、无名指的指蹼掌面，不超过掌远侧横纹（以免损伤掌浅动脉弓）。切开后置入乳胶片引流。手掌深部脓肿常表现为手背肿胀，切开引流应当在掌面进行，不可在手背侧切开。

● 第四节　全身性外科感染

随着分子生物学的发展，对感染病理生理的进一步认识，感染的用词已有变化，当前国际通用的是脓毒症和菌血症。脓毒症是由感染引起的全身性炎症反应，体温、循环、呼吸有明显改变，与一般非侵入性局部感染不同。菌血症是脓毒症的一种，即血培养检出病原菌者。但其不限于以往多偏向于一过性菌血症的概念，如拔牙、内镜检查时，细菌在血液中短时间停留，目前多指临床有明显症状的菌血症。全身性感染不仅因为病原菌，还因其产物内毒素、外毒素等，以及它们介导的多种炎症介质对机体的损害。在感染过程中，细菌繁殖和裂解所游离、释放的毒素除其本身的毒性外，能刺激机体产生多种炎症介质，包括如肿瘤坏死因子、白细胞介素及氧自由基、一氧化氮等，这些炎症介质适量时起防御作用，过量时就可造成组织损害。感染如得不到控制，可因炎症介质失控，并可互相介导，发生级联或网络反应，导致因感染所致的全身炎症反应综合征、脏器受损和功能障碍，严重者可致感染性休克、多器官功能不全综合征（MODS）。

全身炎症反应综合征是严重感染引起的全身反应包括体温、呼吸、心率及白细胞计数的改变。这些反应并非感染所特有，亦可见于创伤、休克、胰腺炎等情况，实质上是各种严重侵袭造成体内炎症介质大量释放而引起的全身效应，是机体失去控制、过度放大且造成自身损害的炎症反应。表现为播散性炎症细胞激活、炎症介质释放入血，由此引起远隔部位的炎症反应。

一、病因

导致全身性外科感染的原因是致病菌数量多、毒力强或机体抗感染能力低下。它常继发于严重创伤后的感染和各种化脓性感染，如大面积烧伤创面感染、开放性骨折并发感染、急性弥漫性腹膜炎、急性梗阻性化脓性胆管炎等。

（一）全身性外科感染的因素

1. 人体抵抗力的削弱，如糖尿病、尿毒症等慢性病、老年、幼儿、营养不良、贫血、低蛋白血症等。

2. 长期或大量使用糖皮质激素、免疫抑制剂、抗癌药等导致正常免疫功能改变；或使用广谱抗生素改变了原有共生菌状态，非致病菌或条件致病菌得以大量繁殖，转为致病菌引发感染，如全身性真菌感染。

3. 局部病灶处理不当，脓肿未及时引流，清创不彻底，伤口存有异物、无效腔、引流不畅等。

4. 导管相关性感染　长期留置静脉导管尤其是中心静脉置管，很易成为病原菌直接侵入血液的途径。如形成感染灶，可成为不断播散病菌或毒素的来源，激发全身炎症反应。

5. 肠源性感染　在严重创伤等危重的患者，肠黏膜屏障功能受损或衰竭，肠内致病菌和内毒素可经肠道移位而导致肠源性感染。

（二）全身性外科感染的常见致病菌

1. 革兰氏染色阴性杆菌　常见为大肠埃希菌、拟杆菌、铜绿假单胞菌、变形杆菌，其次为克雷伯菌等。此类细菌常驻于肠道内，腹腔、泌尿生殖系统与会阴等邻近部位感染常难免受其污染，且创伤所致的坏死组织亦利于此类细菌繁殖。其主要毒性为内毒素。多数抗生素虽能杀菌，但对内毒素及其介导的多种炎症介质无能为力，因此，其所致的脓毒症一般比较严重，可出现三低现象（低温、低白细胞、低血压），发生感染性休克者也较多。

2. 革兰氏染色阳性球菌较常见的有三种。

（1）金黄色葡萄球菌：是因出现多重耐药性的菌株，包括对β-内酰胺类、氨基糖苷类抗生素耐药的，这类菌株还倾向于血液播散，可在体内形成转移性脓肿。有些菌株局部感染也可引起高热、皮疹，甚至休克。

（2）表皮葡萄球菌：由于易黏附在医用塑料制品如静脉导管等，细菌包埋于黏质中，可逃避机体的防御与抗生素的作用。近年的感染率明显增加。

（3）肠球菌：是人体肠道中的常驻菌，可参与各部位的多菌感染，有的肠球菌脓毒症不易找到原发灶。

3. 无芽孢厌氧菌　因普通细菌培养无法检出，常被忽略。由于厌氧培养技术的提高，发现腹腔脓肿、阑尾脓肿、肛旁脓肿、脓胸、脑脓肿、吸入性肺炎、口腔颌面部坏死性炎症、会阴部感染等多含有厌氧菌。厌氧菌常与需氧菌形成混合感染。两类细菌有协同作用，能使坏死组织增多，易于形成脓肿。脓液可有粪臭样恶臭。常见的无芽孢厌氧菌是拟杆菌、梭状杆菌、厌氧葡萄球菌和厌氧链球菌。

4. 真菌　白念珠菌感染多见，属于条件性感染。

（1）在持续应用抗生素情况下，特别是应用广谱抗生素，真菌得以过度生长，成为一般细菌感染后的二重感染。

（2）基础疾病重，加上应用免疫抑制剂激素等，使免疫功能进一步削弱。

（3）长期留置静脉导管，真菌可经血行播散。一般血液培养不易发现，但在多个内脏可形成肉芽肿或坏死灶。深部血行播散性真菌病常继发于细菌感染之后，或与细菌感染混合存在，临床不易区别，容易漏诊、误诊。

尽管感染在引起脓毒症上起重要作用，然而病程的演变及严重程度与宿主对感染的反应程度密切相关。

二、临床表现

脓毒症主要表现为：①骤起寒战，继以高热可达 40 ℃～41 ℃，或低温，起病急，病情重，发展迅速；②头痛、头晕、恶心、呕吐、腹胀、面色苍白或潮红、出冷汗、神志淡漠或烦躁、谵妄和昏迷；③心率加快、脉搏细速、呼吸急促或困难；④肝脾可肿大，严重者出现黄疸或皮下出血瘀斑等。

实验室检查：①白细胞计数明显增高，可高达（20～30）×10^9/L，或降低，中性粒细胞比例增高，核左移、幼稚型增多，出现毒性颗粒；②可有不同程度的酸中毒、氮质血症、溶血、蛋白尿、血尿、酮尿等代谢失衡和肝、肾受损征象；③寒战、发热时抽血进行细菌培养，较易发现细菌。如病情发展，感染未能控制，可出现感染性休克，发展为多器官功能不全乃至衰竭。不同致病菌引起的脓毒症临床表现各有特点。应根据原发感染灶的性质及其脓液性状，结合一些特征性的临床表现和实验室检查结果综合分析，加以鉴别。

（一）革兰氏染色阳性菌脓毒症

常见于严重的痈、蜂窝织炎、骨关节化脓性感染。发热呈稽留热或弛张热，寒战少见。常有皮疹及转移性脓肿，易并发心肌炎。休克出现晚，以高血流动力学类型的暖休克为多见。

（二）革兰氏染色阴性菌脓毒症

多见于胆管、尿路、肠道和大面积烧伤感染。致病菌毒素可以引起外周血管收缩，管壁通透性增加，微循环淤滞，并形成微血栓，细胞缺血、缺氧。一般以突发寒战起病，呈间歇热，可有体温不升。白细胞计数增加不明显或反见减少。休克出现早，持续时间长，表现为四肢厥冷、发绀、少尿或无尿，以外周血管阻力显著增加的冷休克多见。转移性脓肿少见。

（三）真菌性脓毒症

往往在使用广谱抗生素治疗原有细菌感染基础上发生，表现为骤起寒战，高热（39.5 ℃～40 ℃），一般情况迅速恶化，出现神志淡漠、嗜睡、休克。少数患者尚有消化道出血。外周血可呈白血病样反应，白细胞计数可达 $25 \times 10^9/L$，出现晚幼粒细胞和中幼粒细胞。导管相关的真菌播散性感染，可以出现视网膜灶性棉絮样斑、结膜淤斑等栓塞表现，有诊断价值。

（四）厌氧菌脓毒症

常与需氧菌掺杂形成混合感染，多见于腹腔、盆腔的严重感染。有寒战、高热、大汗；休克发生率较高；可以出现黄疸及高胆红素血症；局部感染灶组织坏死明显，有特殊腐臭味；可引起血栓性静脉炎及转移性脓肿。

三、诊断

脓毒症是在原发感染基础上引起的全身反应，诊断并不困难。原发感染病灶比较隐蔽或临床表现不典型的患者，有时诊断可发生困难。对临床表现如寒战、发热、脉搏细速、低血压、腹胀、黏膜、皮肤淤斑或神志改变，不能用原发感染病来解释时，即应提高警惕，密切观察和进一步检查，以免误诊和漏诊。

临床症状、体征严重的脓毒症患者应考虑混合感染的可能性。

血液标本行厌氧、需氧、真菌培养，对确诊与治疗有很大帮助。血培养应在使用抗生素前，在有寒战、高热时采血送检，采血量最好为 5～10 ml。以脓液、穿刺液、淤点标本进行培养或涂片行革兰氏染色也有检出病原菌的机会。分离出的病原菌应进行抗生素药敏测定，供选用抗菌药物时参考。

四、治疗

治疗主要是处理原发感染灶、抑制和杀灭致病菌和全身支持疗法。

（一）原发感染灶的处理

及早彻底处理原发感染病灶及迁徙病灶，包括清除坏死组织和异物、消灭无效腔、脓肿引流等，还要解除相关的病因，如血流障碍、梗阻等因素。特别应注意一些潜在的感染源和感染途径，并予以解决，如静脉导管感染时，拔除导管应属首要措施；疑为肠源性感染时，应及时纠正休克，尽快恢复肠黏膜的血流灌注；通过早期肠道营养促使肠黏膜的尽快修复，恢复肠道正常菌群等。

（二）抗菌药物的应用

可先根据原发感染灶的性质及早、联合、足量应用估计有效的两种抗生素，再根据治疗效果、病情演变、细菌培养及抗生素敏感试验结果，调整选用针对性抗菌药物。通常在体温下降、白细胞计数正常、病情好转、局部病灶控制后停药。对真菌性脓毒症，应停用广谱抗生素，改用对原发感染有效的窄谱抗生素，并全身应用抗真菌药物。

（三）支持疗法

补充血容量，纠正水、电解质及酸碱代谢失衡。输注新鲜血、纠正贫血、低蛋白血症等。原有疾病，如糖尿病、肝硬化等给予相应处理。

（四）加强监护

注意生命体征、神志、尿量、动脉血气等；需要控制高热；有血容量不足的表现应扩充血容量，必要时给予多巴胺、多巴酚丁胺以维持组织灌流；还应对心、肺、肝、肾等重要脏器功能进行监测和保护。

● 第五节　外科应用抗菌药的原则

抗生素、磺胺药的应用对防治感染起到不可磨灭的作用，在医学史上曾有划时代意义。但滥用抗生素的种种不良反应已日渐严重。外科感染常需外科处理，抗菌药物不能取代外科处理，更不可依赖药物而忽视无菌操作，这是必须重视的一条外科原则。

一、适应证

不是所有的外科感染都需应用抗菌药物。化脓性感染中，有应用指征的是较严重的急性病变，如急性蜂窝织炎、丹毒、急性手部感染、急性骨髓炎、急性腹膜炎、急性胆管感染等，至于一些表浅、局限的感染，如毛囊炎、疖、伤口表面感染等，则不需应用。对多种特异性感染如破伤风、气性坏疽等，应选用有效抗菌药物。必须重视正确的预防性用药。需要预防性用药者，包括潜在继发感染率高者，如严重污染的软组织创伤、开放性骨折、火器伤、腹腔脏器破裂、结直肠手术；或一旦继发感染后果严重者，如风湿病或先天性心脏病手术前后、人工材料体内移植术等。手术的预防性抗菌药物应用（围手术期用药），应根据手术的局部感染或污染的程度，选择用药的时机并缩短用药时间。有效及合理的用药应在术前

1 小时或麻醉开始时自静脉滴入；如肌内注射，则应在术前 2 小时给予。如手术时间较长，术中还可追加一次剂量，一般均在术后 24 小时内停药。

二、抗菌药物的选择和使用

　　抗菌药物选择的理想方法是及时收集有关的体液、分泌物，进行微生物检查和药物敏感试验，据此选择或调整抗菌药物品种。

　　微生物检验需要一定的设备和时间，而药物的最佳疗效在感染的早期。为此还需要"经验性用药"，特别对一些危重患者，不能错失时机。下列情况可作为经验性用药的参考：①感染部位：临床医生应熟悉身体不同部位和其邻近组织的常驻菌，例如，皮肤、皮下组织的感染，以革兰氏阳性球菌居多，如链球菌、葡萄球菌等；腹腔、会阴、大腿根部感染时，常见肠道菌群，包括厌氧菌；②局部情况：如链球菌感染，炎症反应较明显，炎症扩散快，易形成创周蜂窝织炎、淋巴管炎等，脓液较稀薄，有时为血性。葡萄球菌感染，化脓性反应较明显，脓液稠厚，易有灶性破坏。铜绿假单胞菌感染，敷料可见绿染，与坏死组织共存时有霉腥味。厌氧菌感染时因蛋白分解、发酵，常有硫化氢、氨等特殊粪臭味，有些厌氧菌有产气作用而出现表皮下气肿；③病情发展：病情急剧，较快发展为低温、低白细胞、低血压、休克者以革兰氏阴性杆菌感染居多。病情发展相对较缓，以高热为主、有转移性脓肿者，以金黄色葡萄球菌为多。病程迁延，持续发热，口腔黏膜出现霉斑，对一般抗生素治疗反应差时，应考虑真菌感染。

　　除选用敏感抗生素外，还应根据药物在有关组织的分布情况进行选择。例如，由于血-脑屏障的存在，脑脊液中的药物浓度往往明显低于血清中的浓度。不同种类的抗菌药物穿透血-脑屏障的能力，更有明显的区别：庆大霉素、卡那霉素、多黏菌素 B 即使在体外试验中对颅内感染的致病菌高度敏感，但是药物基本不能穿透至脑脊液中，相比之下，氯霉素、四环素、磺胺嘧啶、氨苄西林、头孢菌素等则较好。胆管感染时，临床习惯用氨苄西林，因此药可进行肝肠循环，在胆管无阻塞的情况下，胆汁浓度可达到血清浓度的数倍。头孢菌素在骨与软组织感染时，疗效较好，也与其对上述组织的弥散作用较好有关。

　　药物剂量一般按体重计算，还要结合年龄、肾功能、感染部位而综合考虑。如未满月的婴儿，肾小管功能发育未臻完善，老年人肾功能趋向衰退，使用一般药物量，都有过量的危险。对有肾功能障碍的患者，更要注意减量或延长两次用药的间隔时间。感染灶如在颅内，除选用较易穿透血-脑屏障的药物外，如所选药物的毒性不大，应予增量。浆膜腔、滑液囊等部位，抗生素浓度一般只为血清浓度的一半，亦应适当增大剂量。至于尿路感染，因多数抗菌药物均自肾排泄，在尿液中的浓度常数倍于血中的浓度，以较小剂量就可满足需要，只在透析疗法期间，用药剂量可予加大。

对危重、暴发的全身性感染，给药途径应选静脉。因外科感染常为多数菌感染，危重情况下可联合用药，较好的组合是第三代头孢菌素加氨基糖苷类抗生素，必要时加用抗厌氧菌的甲硝唑。一般情况下，可单用者不联合；可用窄谱者不用广谱。还应考虑药源充足，价格低廉有效者。抗菌药物一经使用，就应注意其不良反应，如过敏性休克、剥脱性皮炎、造血系统及肝和肾功能的障碍，特别要注意长期应用抗生素可引起菌群失调，应根据病情及时停药。

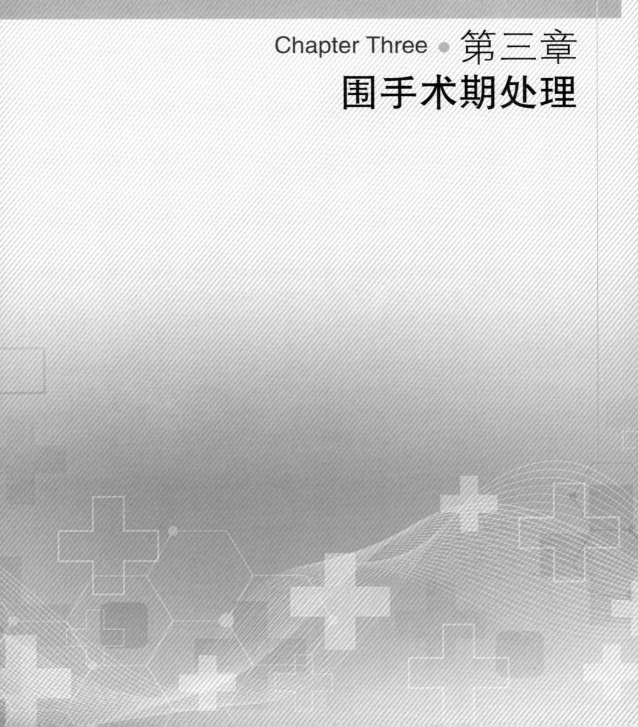

3

Chapter Three ● 第三章
围手术期处理

●第一节　术前准备

术前准备的内容及时间与疾病的性质、患者的机体条件及手术方式密切相关。按手术期限的轻重缓急，临床上将手术分为三类，即急诊手术、限期手术和择期手术。急诊手术是以抢救患者生命为主要目的，必须在最短时间内完成必要的术前准备，争分夺秒地实施紧急手术，如外伤性脾破裂、呼吸道窒息、胸腹腔内大血管破裂等。限期手术疾病的手术时间虽然可以选择，但有一定限期，否则将延误手术时机，如各种恶性肿瘤根除术。择期手术如胃、十二指肠溃疡的胃大部切除术、一般良性肿瘤切除术及腹股沟疝修补术等，可在充分术前准备后选择恰当时机进行手术。术前准备一方面要在手术前对外科疾病准确诊断、判断其严重程度，并根据病情的轻重缓急，严格把握手术指征，制定合理周密的手术方案；另一方面要充分评估患者对手术、麻醉的耐受力，尽可能查出并纠正可能影响整个病程的各种潜在因素，提高手术安全性。评估患者对手术耐受力包括了解患者营养状况，水、电解质及酸碱平衡状况，重要器官功能以及心理状态等。手术前需要详细询问病史、进行全面体格检查、常规实验室检查以及涉及重要器官功能的特殊检查，以充分了解患者的全身情况。

患者对手术的耐受力可归纳为两类：①耐受力良好，指外科疾病对全身的影响较少，或即使有一定影响也容易纠正。此类患者身体状况较好，重要器官无器质性病变或其功能处于代偿状态。对这一类患者，术前只需进行一般性准备；②耐受力不良，指外科疾病已经对全身造成明显影响，此类患者的全身情况不佳，或重要器官已有器质性病变，功能濒于或已有失代偿。对这一类患者，需做积极和细致的术前准备，待机体状况改善方可施行手术。

一、一般准备

（一）心理准备

患者术前心理变化往往会很复杂，难免有紧张、焦虑、惊恐等情绪，对手术及预后存在多重顾虑。医务人员应将病情、施行手术的必要性、手术方式、手术可能发生的并发症、术后恢复过程及可能取得的效果等，以恰当的言语和关怀安慰的口气向患者作适度的解释，以取得患者的信任和配合。应该强调的是，医务人员也应就疾病诊断、手术指征、手术方式、术中术后可能出现的并发症及意外、预后以及预计医疗费用等，向患者家属或监护人作更详细全面的介绍、解释，以取得他们的信任、同意和协助。在医务人员、家属的共同鼓励、安慰下，让患者正确认识外科治疗过程，以良好、平静的心态接受外科治疗。应履行书面知情同意手续，由患者本人（或受委托人）签署手术志愿书、麻醉志愿书等。

（二）生理准备

生理准备是对患者生理状态的调整和准备，使患者在较好的状态下安全度过手术和术后的治疗过程。

1. 对手术后变化的适应性训练　术后患者短期内多不能下床活动，不习惯在床上大、小便，术前应指导患者进行练习。患者术后常因切口疼痛不愿咳嗽，应在术前指导患者正确的咳嗽、咳痰方法，并指导家属协助患者排痰。有吸烟习惯的患者，术前 2 周应停止吸烟。

2. 纠正水、电解质及酸碱平衡紊乱　患者术前可能出现水、电解质及酸碱平衡紊乱，如急性肠梗阻或弥漫性腹膜炎患者常伴有等渗性脱水和代谢性酸中毒、瘢痕性幽门梗阻者并发低渗性脱水和低氯性碱中毒，术前应尽量予以纠正。

3. 备血、输血　施行中、大型手术者，术前应做好血型和交叉配合试验，准备好一定数量的全血或成分血，以便在术中出现大出血时及时补充。对于术前明显贫血者，应在术前纠正。择期手术前血红蛋白应提高至 100 g/L 或血细胞比容至 35％以上。

4. 预防感染　手术前应采取多种措施预防感染，如及时处理已发现的感染灶、不让患者与罹患感染者接触、杜绝上呼吸道感染者进入手术室、严格遵循无菌原则、手术时尽量减少组织损伤等。

下列情况需要预防性应用抗生素：①涉及感染病灶或切口邻近感染区域的手术；②呼吸道、肠道、泌尿生殖系统的手术；③操作时间长、创伤大的手术；④开放性创伤，创面已污染或有广泛软组织损伤，创伤至实施清创的间隔时间较长，或清创所需时间较长，或难以彻底清创者；⑤癌肿手术；⑥涉及大血管的手术；⑦需要植入人工制品的手术；⑧脏器移植手术；⑨糖尿病、再生障碍性贫血、肝硬化、慢性肾病、老年、营养不良等患者施行手术。

5. 补充热量、蛋白质和维生素　手术创伤和手术前后的饮食限制，不仅使患者的机体消耗增加，而且造成热量、蛋白质和维生素等摄入不足，以致影响组织修复和创伤愈合，降低机体抵御感染的能力。因此，对于择期或限期手术的患者，应在术前通过口服或静脉途径，给予充分的热量、蛋白质和维生素。

6. 胃肠道准备　成人一般手术前 12 小时起禁食，术前 4 小时禁饮，以防因麻醉或手术中呕吐而引起窒息或吸入性肺炎。涉及胃肠道手术者，术前 1～2 天便开始进流质饮食，术前置胃管胃肠减压。幽门梗阻者患者，术前尚需温盐水洗胃，以减轻胃壁水肿。对一般性手术，术前也应做肥皂水灌肠，以减轻患者对术后排便的焦虑。结肠或直肠手术者术前应做好充分的肠道准备，包括术前 2～3 天开始口服肠道制菌药物并给予无渣饮食，手术前夜及手术当天清晨清洁灌肠或结肠灌洗，以减少术后并发感染的机会。

7. 其他　手术前夜，应认真检查各项准备工作是否完善。手术前夜患者须做好体力及精神上的准备，若不能安睡，可给予镇静药，以保证良好的睡眠。如发现患者体温升高且与疾病无关，或妇女月经来潮等情况，手术即应延期。进手术室前，应排尽尿液。估计手术时间长的，或者施行的是盆腔手术，还应留置导尿管，使膀胱处于空虚状态。如果患者有可活动义齿，应予取下，以免麻醉或手术过程中脱落或造成误咽。首饰、手表等均应取下交给家属。

二、特殊准备

对手术耐受力不良的患者，除了要做好一般的术前准备外，还需根据患者的具体情况，做好特殊准备。

（一）营养不良

肿瘤、术前禁食＞5 天、消化道功能不良的患者，术前均可能有不同程度的营养不良。营养不良可加重病情，导致患者免疫反应低下，降低患者对手术的耐受力，增加手术风险、术后并发症和死亡率。营养不良患者常有低蛋白血症，往往与贫血、低血容量并存，耐受失血、休克的能力降低。低蛋白状况可引起组织水肿，影响愈合。营养不良的患者抵抗力低下，容易并发感染。因此，术前应尽可能予以纠正。若血浆白蛋白在 30～35 g/L，应补充富含蛋白质饮食予以纠正；若＜30 g/L，则可输入血浆、人体白蛋白制剂，以期在较短时间内纠正低蛋白血症。

（二）心血管疾病

患者血压在 160/100 mmHg 以下者可不必做特殊准备。血压过高的患者，容易在术中或术后出现并发症：如手术时创面出血多；麻醉时血压容易波动，如手术前由于精神紧张，血压可骤升，而因麻醉后血管扩张、手术中失血或失液等影响，血压又可猛降；手术后血压可能持续偏低，但也可能出现反跳性高血压。因此，血压过高的患者有并发脑血管意外和充血性心力衰竭的危险。血压过高者术前应用合适的降血压药物，使血压稳定在一定水平，但并不一定要求降至正常后才做手术。术中血压急骤升高的患者，应与麻醉医师共同处理，并根据病情和手术性质，选择实施或延期手术。

外科患者并发心脏疾病时，其手术的危险性明显高于无心脏疾病者。对于高危患者，外科医生应主动与麻醉医生和内科医生联系，共同对心脏危险因素进行评估和处理。心脏疾病的类型与手术耐受力有关，如表 3－1。

表 3-1	心脏疾病与手术耐受力的关系
心脏疾病类型	手术耐受力
非发绀型先天性、风湿性和高血压心脏病、心律正常而无心力衰竭	良好
冠状动脉粥样硬化性心脏病、房室传导阻滞	较差，必须做充分的术前准备
急性心肌炎、急性心肌梗死和心力衰竭	甚差，除急诊抢救外，推迟手术

心脏疾病患者手术前准备的注意事项：①对长期使用低钠饮食和利尿药物并已有水、电解质平衡失调的患者，术前应予纠正；②并发贫血者携氧能力下降，对心肌供氧不利，术前应予少量多次输血；③心律失常若为偶发的室性期前收缩，一般不需特别处理。但若有心房颤动伴有心室率增快，或确定为冠心病并出现心动过缓，都应经内科治疗，尽可能使心室率控制在正常范围；④患者发生急性心肌梗死 6 个月内不宜施行择期手术，6 个月以上且无心绞痛发作者，方考虑在良好的监护条件下施行手术。心力衰竭患者最好在控制 3～4 周后施行手术。

（三）呼吸功能障碍

中、大型手术术前应进行肺功能评估，尤其对有肺部疾病史或预期行肺切除术、食管或纵隔肿瘤切除者。危险因素包括慢性阻塞性肺疾病、吸烟、老年、肥胖、急性呼吸道感染等。

术前准备包括：①停止吸烟 2 周，避免吸入激惹性气体，指导患者做深呼吸和咳嗽练习，以排出呼吸道分泌物和增加肺通气量；②支气管扩张剂以及异丙肾上腺素等雾化吸入剂，可降低呼吸道阻力，增加肺活量。若哮喘反复发作，可口服地塞米松等来减轻支气管黏膜水肿；③经常咳脓痰者，术前 3～5 天即使用抗生素。若痰液稠厚，可采用蒸气吸入或口服药物使痰液变稀而易于咳出；④重度肺功能不全及并发感染者，必须采取积极措施，改善肺功能、控制感染后才能施行手术；⑤急性呼吸系感染者，择期手术应推迟至治愈后 1～2 周；如系急诊手术，需用抗生素并避免吸入麻醉；⑥麻醉前用药要适当，以免抑制呼吸。

（四）脑血管疾病

围手术期脑卒中发生率不高，大多发生在术后，多为低血压、心房颤动引起的心源性栓塞。危险因素包括老年、高血压、冠状动脉病变、糖尿病、吸烟等。对无症状的颈动脉杂音，近期有短暂脑缺血发作者，应进一步检查治疗。近期有脑卒中者，择期手术应至少推迟2 周，最好 6 周。

（五）肝脏疾病

任何手术前都应做各种肝功能检查，以判断有无肝功能损害。凡引起肝血流量减少而使肝脏供氧不足者，例如创伤、手术、麻醉、低血压、呼吸道不畅、长时间使用血管收缩剂等，都可加重肝细胞的损害。肝脏功能轻度损害不致影响手术耐受力。肝功能严重损害或濒于失代偿者，对手术耐受能力显著减弱，手术后可能出现腹腔积液、黄疸、出血、切口愈合不良、无尿甚至昏迷等严重并发症。因此，此类患者必须经过严格准备才可施行择期手术。若已出现明显营养不良、大量腹腔积液、昏迷前期神经精神症状者，则不宜施行任何手术。急性肝炎的患者，由于手术、麻醉可以加重肝细胞损害，除急症抢救外，不宜施行手术。

多数患者经一段时间内科治疗后，肝功能可以得到很大程度的改善，患者对手术的耐受力也明显提高。这些内科治疗措施包括给予高糖、高蛋白饮食，以改善营养状况，增加肝糖原储备；少量多次输入新鲜血液、血浆或人白蛋白制剂，以纠正贫血、低蛋白血症，增加凝血因子，同时应补充多种维生素。如有胸腔积液、腹腔积液时，应在限制钠盐的基础上，应用利尿剂或抗醛固酮类药物等。

（六）肾脏疾病

手术、麻醉都可能加重肾脏负担，因此，施行较大手术前，必须对患者的肾功能进行评估。急性肾功能衰竭的危险因素包括术前尿素氮和肌酐升高、充血性心力衰竭、老年、术中低血压、脓毒症、使用肾毒性药物等。根据内生肌酐 24 小时清除率和血尿素氮测定值判断，肾功能损害程度可分为三类（表 3-2）。术前准备的要点在于最大限度地改善肾功能。肾功能损害程度愈重，手术耐受力愈差；轻、中度肾功能损害患者经过适当的处理后，一般都能较好地耐受手术；而重度损害者，则需要在有效的血液透析后才能实施手术。

表 3-2   肾功能损害程度

测定法	肾功能损害		
	轻度	中度	重度
24 小时肌酐清除率/(mL/min)	51～80	21～50	<20
血尿素氮/(mmol/L)	7.5～14.3	14.6～25.0	25.3～35.7

（七）糖尿病

糖尿病患者的手术耐受力差，在尚未得到控制前，手术危险性显著增加。糖尿病患者在整个围手术期都处于应激状态，其并发症发生率和死亡率较无糖尿病者上升 50%。糖尿病影响切口愈合，感染并发症增多，常伴发无症状的冠状动脉疾病。对糖尿病患者的术前评估包括糖尿病慢性并发症（如心血管、肾疾病）和血糖控制情况，并做相应处理：①仅以饮食控制病情者，术前不需特殊准备；②口服降糖药的患者，应继续服用至手术的前一天晚上；如果服用长效降糖药，应在术前 2～3 天停用，改用胰岛素。禁食患者需静脉输注葡萄糖加胰岛素维持血糖轻度升高状态（5.6～11.2 mmol/L），此时尿糖＋～＋＋；③平时用胰岛素者，术前应以葡萄糖和胰岛素维持正常糖代谢。在手术日早晨停用胰岛素；④伴有酮症酸中毒的患者，需要接受急诊手术，应当尽可能纠正酸中毒、血容量不足、电解质失衡（特别是低血钾）。术中应根据血糖监测结果，静脉滴注胰岛素控制血糖。

●第二节　术后处理

术后处理指从患者离开手术室开始，到患者出院结束。术后应采取措施尽可能地减轻患者痛苦和不适，预防和减少并发症，促进患者顺利康复。

一、一般处理

患者术后送回病房前，应整理好床位，备齐术后所需的用具，如胃肠减压装置、输液架、氧气、吸引器等，甲状腺手术患者床边还需要准备气管切开包。对意识不清的患者或脊髓麻醉后尚未恢复的患者须特别注意，从手术台托起至床上时，不能弯曲脊柱或拖拉弛软的下肢。将患者平稳搬移至病床时，应注意避免引流管脱出，然后接好各种引流管。在患者尚未清醒或麻醉作用未消失前，不要贴身放热水袋取暖，以免烫伤。病房应保持安静，尽量减少对患者的刺激。严密监测病情变化。对于进行中、小型手术且病情平稳者，手术当日可每隔 2~4 小时测一次脉搏、呼吸和血压；而大手术或有可能发生内出血、气管压迫者，必须密切观察，每 30~60 分钟就应检查上述生命体征并予以记录。若患者病情不稳定或特殊手术后，应随时监测心率、血压、血氧分压，或送入 ICU 监护直到患者情况稳定。要特别注意观察和发现呼吸道梗阻、出血（伤口、胸腹腔及胃肠道）、休克等情况的早期表现，查找原因，及时处理。术后初期患者因切口疼痛、体力消耗，需要医护人员协助做好病床、口腔、皮肤的清洁工作，并在饮水、进食、排便、咳嗽、咳痰及翻身等方面都应给予指导和帮助。

二、卧位

手术后，应根据麻醉及患者的全身状况、术式、疾病的性质等选择卧位，以让患者处于舒适、便于活动或翻身并有利于病情恢复为原则。全身麻醉尚未清醒的患者，应取平卧位且头转向一侧，以便口腔内分泌物或呕吐物易于流出，避免吸入气管。蛛网膜下隙麻醉患者应平卧或头低卧位 12 小时，以防因脑脊液外渗所致的头痛。颅脑手术后如无休克或昏迷，可取 15°~30° 头高足低斜坡卧位，颈、胸手术后多采用 60° 高半坐位卧式，便于呼吸及有效引流。腹部手术后多取低半坐位卧或斜坡卧位，以降低腹壁张力。若腹腔内有污染，在病情许可情况下应尽早改为半坐位或头高足低位。脊柱或臀部术后，可采用俯卧或仰卧位。休克患者，应取下肢抬高 15°~20°，头部和躯干抬高 20°~30° 的特殊体位，以利于呼吸和静脉回流。

三、活动和起床

手术后患者原则上应早期床上活动，并争取在短期内下床活动。早期活动有利于增加肺活量、减少肺部并发症、促进全身血液循环和切口愈合、降低因静脉血流缓慢而并发深静脉血栓形成的发生率、增强患者康复的信心；早期活动还有利于肠道蠕动和膀胱收缩功能的恢复，减少腹胀和尿潴留的发生。患者已清醒、麻醉作用消失后就应鼓励在床上活动，如进行深呼吸、四肢主动活动及间歇翻身等。床上足趾和踝关节伸屈活动或下肢肌肉松弛、收缩的交替运动，有利于促进静脉回流。早期起床活动，应根据患者的耐受程度，逐步增加活动量。离床活动一般在手术后第 2~3 天开始，可先坐在床沿上做深呼吸和咳嗽，再在床旁站立、行走，逐步增加活动范围、次数和时间。有休克、心力衰竭、严重感染、出血、极度衰弱等情况，以及施行过特殊固定、有制动要求的手术患者则不宜早期活动。

四、饮食和输液

何时开始进食、进何种饮食，与手术范围大小及是否涉及胃肠道相关。通常可以根据下列两种情况来掌握。

（一）非腹部手术

视手术大小、麻醉方法和患者的反应，来决定进食时间。一般的体表或肢体的手术，或全身反应较轻者，术后即可进食。若手术范围较大或全身反应较明显，则需待 2~4 天后方可进食。局部麻醉下施行的手术且无任何不适反应者，术后即可给予饮食；蛛网膜下隙麻醉和硬脊膜外腔麻醉者，术后 3~6 小时即可根据患者情况进食；全身麻醉者须待麻醉清醒，恶心、呕吐反应消失后方可进食。

（二）腹部手术

腹部手术尤其是胃肠道手术后，一般需禁食 24~48 小时。待肠道蠕动恢复、肛门排气后，方可考虑进少量流质饮食，并逐步增加到全量流质饮食。一般在第 5~6 天开始进半流质，第 7~9 天恢复至普通饮食。在禁食及给予少量流质饮食期间，应经静脉来补充水、电解质和营养物质。术后患者的输液量应考虑生理需要量、已丧失量和昨日额外损失量三部分，尤其是前一天各引流管的引流量，以免出现或加重水、电解质紊乱。对于手术前即已出现的水、电解质及酸碱平衡紊乱应继续予以纠正。若禁食时间较长，还需通过静脉提供营养。

五、缝线拆除

所缝合的伤口待完全愈合且可承受一定张力后即可考虑拆线。缝线拆除时间由切口部位、局部血液供应情况、患者年龄等决定。一般头、面、颈部拆线时间为术后 4～5 天，下腹部、会阴部 6～7 天，胸部、上腹部、背部、臀部 7～9 天，四肢 10～12 天（近关节处可适当延长），减张缝线 14 天后方考虑拆除。青少年患者拆线时间可适当缩短，而年老、营养不良患者拆线时间应延迟。拆线时应记录切口类型和切口愈合情况。切口类型可分为三类：①清洁切口（Ⅰ类切口），指无菌切口，如甲状腺手术切口、疝修补手术切口等；②可能污染切口（Ⅱ类切口），即指手术时可能有污染的缝合切口，如胃肠道手术的腹壁切口等。皮肤表面的细菌不容易被彻底消灭的部位、6 小时内经过清创术缝合的伤口、新缝合的切口再度切开者，也都属此类；③污染切口（Ⅲ类切口），即指直接暴露于感染区或感染组织的切口，如阑尾穿孔的阑尾切除术、肠梗阻坏死的手术等。切口的愈合情况也分为三级进行记录：①甲级愈合，用"甲"字表示，系指伤口愈合优良，无不良反应；②乙级愈合，用"乙"字表示，系指伤口愈合处有炎症反应，如红肿、硬结、血肿、积液等，但未化脓；③丙级愈合，用"丙"字表示，指切口化脓，需要做切开引流等处理。应用上述切口分型和切口愈合分级方法，观察切口愈合情况并记录。如甲状腺大部切除术后愈合优良则记以"Ⅰ/甲"，胃大部切除术后切口出现血肿则记以"Ⅱ/乙"。

六、引流物及引流管的管理

手术时应用的引流物种类较多，通常放在三种部位，即切口、体腔（如胸、腹腔引流管）和空腔脏器（如胃肠减压管、导尿管等）。要经常检查所放置的引流物或引流管有无阻塞、扭曲等情况；换药时要将露在体外的部分妥善固定，以免滑入体内或脱出，同时应观察记录引流量和颜色的变化。胃肠减压管一般在肠道功能恢复、肛门排气后，即可拔除；乳胶引流片一般在术后 1～2 天拔出；烟卷式引流大都在 72 小时内拔除；其他置入体腔的引流管，待引流量明显减少，一般少于 50 ml/d，即可拔除。胸腔引流管、T 形管等有特殊的管理要求。

七、各种不适的处理

（一）疼痛

麻醉作用消失后切口会出现疼痛、咳嗽、翻身时又会加剧切口疼痛，此时患者往往不愿改变体位。切口疼痛在术后 24 小时内最剧烈，2～3 天后疼痛明显减轻。若切口持续疼痛或疼痛减轻后再度加重，可能有切口血肿、炎症乃至脓肿形成，应仔细检查，及时处理。

疼痛除造成患者痛苦、影响患者休息外，还可以影响各器官的生理功能，以致影响患者整个恢复过程，因此必须有效解除。应指导患者及家属在咳嗽、翻身、活动肢体时，应用手按抚伤口部位，以减少对切口张力刺激引起的疼痛。一般小手术后，可以口服镇静、止痛类药物。大手术后 1～2 天内，常需用哌替啶作肌内或皮下注射（婴儿禁用），必要时可 4～6 小时重复使用。近几年利用手术中所放置的硬膜外导管，术后用镇痛泵持续镇痛取得了良好的效果。

（二）发热

发热可能是术后最常见的症状，一般在术后 3 天内，体温升高幅度在 1 ℃左右。如体温升高幅度过大，或恢复接近正常后再度发热，或发热持续不退，就应寻找其他原因。可能的原因是感染、致热原、脱水等。术后 24 小时以内发热，常常是由于代谢性或内分泌异常、低血压、肺不张和输血反应。术后 3～6 天的发热，要警惕感染的可能。如警惕静脉内所留置输液导管是否存在导管败血症；留置导尿管是否并发尿路感染；手术切口或肺部是否有感染。若发热持续不退，应警惕是否由更为严重的并发症所引起，如腹腔脓肿等。

除了应用退热药物或物理降温法对症处理外，更应从病史和术后不同阶段可能引起发热原因的规律进行分析，并进行如胸片、创口分泌液的涂片和培养、血培养、尿液、B 超等检查，明确诊断，并做针对性治疗。

（三）恶心、呕吐

术后恶心、呕吐的常见原因是麻醉反应，待麻醉作用消失后，即可停止。其他原因如颅内压增高、糖尿病酸中毒、尿毒症、低钾、低钠等。腹部手术后反复呕吐，须警惕急性胃扩张或肠梗阻可能。使用哌替啶、吗啡后亦可有呕吐反应。处理上除应用镇静、镇吐药物来减轻症状外，应着重查明原因，进行针对性治疗。

（四）腹胀

术后早期腹胀一般是由于手术后胃肠道蠕动受抑制，肠腔内积气尚不能排出所致。这种现象随着术后胃肠道蠕动恢复、肛门排气后可自行缓解。严重腹胀一方面可使膈肌升高而影响呼吸功能，另一方面也可因下腔静脉受压而影响血液回流。此外，严重腹胀对胃肠吻合口和腹壁切口的愈合也将产生影响，故需及时处理。如手术后已数日仍有腹胀、肛门未排气、肠鸣音未恢复，可能是由腹膜炎或其他原因所致的肠麻痹。若患者术后腹胀伴有腹部阵发性绞痛、肠鸣音亢进，甚至出现气过水声或金属音，则考虑为早期肠粘连或其他原因（如腹内疝等）所引起的机械性肠梗阻可能，应做进一步检查和处理。

处理可采用持续胃肠减压，或放置肛管、用高渗溶液低压灌肠等。如系非胃肠道手术所致，亦可应用促进肠蠕动的药物，直至肛门排气。对于因腹腔内感染引起的肠麻痹，或已确定为机械性肠梗阻者，若经过非手术治疗不能好转，尚需再次手术。

（五）呃逆

手术后发生呃逆者并不少见，多为暂时性，亦可为顽固性。呃逆可能是因膈肌受刺激或是神经中枢因素引起。如果上腹部手术后出现顽固性呃逆，要特别警惕吻合口或十二指肠残端漏所导致的膈下感染可能。此时，应做摄片或超声检查，明确膈下是否积液、感染，以便及时处理。手术后早期发生呃逆者，可采用压迫眶上缘，短时间吸入二氧化碳，抽吸胃内积气、积液，给予镇静或解痉药物等措施治疗。如经检查仍未发现明显原因，且上述治疗措施无效，可在颈部做膈神经封闭。

（六）尿潴留

手术后尿潴留较为常见，尤其是多见于老年患者或直肠肛门手术后的患者。全身或椎管内麻醉后排尿反射受抑制，切口疼痛又引起膀胱后尿道括约肌反射性痉挛，加之患者不习惯在床上排尿等，这些都可引起尿潴留。由这些原因引起的尿潴留都是暂时性的，经过适当处理就可以解决。

手术后尿潴留是引起尿路感染的主要原因。膀胱膨胀过久会使膀胱壁肌肉失去张力，在短期内不易恢复。因此，凡是手术后6～8小时尚未排尿，或虽有排尿，但尿量甚少，次数频繁，就应在下腹部耻骨上区做叩诊检查，如发现有明显浊音区即说明有尿潴留，应及时处理。应安定患者情绪，焦急、紧张更会加重括约肌痉挛，使排尿困难。如无禁忌，可协助患者坐于床沿或立起排尿。下腹部热敷、轻柔按摩、用止痛镇静药解除切口疼痛，或用卡巴胆碱等刺激膀胱壁层肌收缩药物，都能促使患者自行排尿。如采用上述措施无效，则可在严格无菌条件下进行导尿。尿潴留时间过长，导尿时尿液量超过 500 ml 者，应留置导尿管1～2天，有利于膀胱壁的逼尿肌恢复收缩力。若由于器质性病变所引起的尿潴留，例如施行盆腔广泛手术（如直肠癌根治术）后骶前神经受损影响膀胱功能、老年男性患者前列腺肥大等，均须留置导尿管。

● 第三节　术后并发症的处理

任何手术后都可能发生各种并发症，掌握其发生原因、预防措施、临床表现以及治疗手段，是术后处理的一个重要组成部分。术后并发症可分为两类：一类是各种手术后都可能发生的并发症；另一类是与手术方式相关的特殊并发症，如胃大部切除术后的倾倒综合征。

一、术后出血

术后出血可以发生在手术切口、空腔脏器及体腔内，常由术中止血不完善、创面渗血未完全控制或原痉挛的小动脉断端舒张以及结扎线脱落等所致。

覆盖切口的敷料被鲜血渗湿时就应怀疑手术切口出血。此时，应打开敷料检查伤口，如有血液持续涌出，或在拆除部分缝线后看到出血点，诊断即已明确。手术后体腔内出血发生隐蔽，后果严重。腹部手术后腹腔内的出血如果不是来自较大的血管，特别是没有放置引流物者，其早期诊断极为困难，只有通过密切的临床观察，必要时行腹腔穿刺才能明确诊断。胸腔手术后从胸腔引流管内每小时引流出血液量持续超过 100 ml，则提示有内出血，此时拍胸部 X 线片可显示胸腔积液。患者术后早期出现休克表现，经输给足够的血液和液体后，其休克征象和监测指标均无好转，或继续加重，或一度好转后又恶化等，均提示有术后出血。

手术时务必严格止血，结扎务必规范牢靠，切口关闭前务必检查手术野有无出血点，都是预防术后出血的关键。一旦确诊为术后出血，都需再次手术止血。

二、切口感染

切口感染的原因除了细菌侵入外，还受血肿、异物、局部组织血供不良、全身抵抗力削弱等因素的影响。术后 3～4 天，切口疼痛加重，或减轻后又加重，并伴有体温升高，脉率加速，白细胞计数增高，即提示切口可能感染。检查可发现切口局部有红、肿、热和压痛，或有波动感等典型体征。有疑问时，可以做局部穿刺，或拆除部分缝线后用血管钳撑开，进行观察。凡有分泌液者，均应取标本做细菌学检查，以便明确诊断，并为选择有效的抗生素提供依据。

切口感染重在预防：①严格遵守无菌操作原则；②手术操作应尽量轻柔精细；③严格止血以避免切口渗血、血肿；④加强手术前后处理，增强患者抗感染能力。如切口已有早期炎症现象，应使用有效的抗生素、局部理疗或乙醇溶液湿敷等。已形成脓肿者，应予局部拆线、撑开引流、加强换药处理。若创面较大，则待创面清洁后考虑行二期缝合，以缩短愈合时间。

三、切口裂开

切口裂开多见于腹部及肢体邻近关节部位的手术切口。主要原因有：①营养不良，组织愈合能力差；②切口缝合技术有缺点，如缝线打结不紧、组织对合不全等；③腹腔内压力突然增高，如剧烈咳嗽或严重腹胀等。

切口裂开常发生于术后 1 周左右。患者往往在一次腹部突然用力时自觉切口疼痛和突然松开，创口突然有大量淡红色液体或橘黄色浆液溢出，是裂开的特征表现，严重者有肠管或网膜脱出。切口裂开分为完全裂开和部分裂开，前者切口全层裂开，后者除皮肤缝线完整而未裂开外，深层组织全部裂开。

对高危患者可用以下方法预防切口裂开：①在依层缝合腹壁切口的基础上，加用全层腹壁减张缝线；②应在麻醉良好、肌肉松弛条件下缝合切口，避免因强行缝合造成腹膜等组织撕裂；③及时处理腹胀；④患者咳嗽时，最好平卧，以减轻咳嗽时横膈突然大幅度下降，骤然增加腹内压力；⑤适当的腹部加压包扎。

切口完全裂开时，要立即用无菌敷料覆盖切口，在良好的麻醉条件下重新缝合，同时加用减张缝线。切口部分裂开的处理，按具体情况而定。

四、肺不张

术后肺不张常发生在胸、腹部大手术后，多见于老年人、长期吸烟和患有急、慢性呼吸道感染者。由于这些患者肺的弹性回缩功能已有削弱，手术后呼吸活动受到限制，肺泡和支气管内容易积聚分泌物，如不能很好咳出，就会堵塞支气管，造成肺不张。

由于肺不张区域内的支气管腔梗阻，空气不能进入肺泡，导致肺通气/血流比值失调、缺氧和二氧化碳蓄积。早期表现为发热、烦躁不安、呼吸和心率增快、血压上升等。若持续时间较长，则可出现呼吸困难和呼吸抑制、发绀和严重缺氧，直至血压下降甚至昏迷。颈部气管可能向患侧偏移，胸部叩诊时常在肺底部发现浊音或实音区，听诊时有局限性湿性啰音、呼吸音减弱、消失或为管性呼吸音。血气分析中 PaO_2 下降和 $PaCO_2$ 升高。胸片出现典型的肺不张征象，即可确定诊断。继发感染时，体温明显升高、白细胞计数和中性粒细胞比例增加。

预防肺不张的措施有：①手术前锻炼深呼吸。腹部手术者，须练习胸式深呼吸；胸部手术者，练习腹式深呼吸，既可增进吸气功能，又可减轻伤口疼痛；②术后避免限制呼吸的固定或绑扎；③减少肺泡和支气管内的分泌液。患者如有吸烟习惯，术前 2 周应停止吸烟；④鼓励咳痰，利用体位或药物以利排出支气管内分泌物；⑤防止术后呕吐物或口腔分泌物误吸。

术后并发肺不张的治疗，主要是要鼓励患者深吸气、帮助患者多翻身、解除支气管阻塞，使不张的肺重新膨胀。帮助患者咳痰的方法有：先用双手按住患者季肋部或切口两侧以限制患者腹部或胸部活动的幅度，让患者在深吸气后用力咳痰，并作间断深呼吸。若痰液黏稠不易咳出，可使用蒸气吸入、超声雾化器或应用痰液稀释剂等，使痰液变稀，以利咳出。如痰量过多又不易咳出者，可经支气管镜吸痰，必要时还可考虑做气管切开术，便于吸引痰液。同时给予抗生素治疗。

五、尿路感染

尿潴留是术后并发尿路感染的基本原因，感染可起自膀胱，若感染上行则引起肾盂肾炎。急性膀胱炎主要表现为尿频、尿急、尿痛，有时尚有排尿困难，一般都无全身症状，尿液检查有较多的红细胞和脓细胞。急性肾盂肾炎多见于女性，主要表现为畏寒、发热、肾区疼痛、白细胞计数增高，中段尿做镜检可见大量白细胞和细菌，大多数是革兰氏染色阴性的肠源性细菌。尿液培养不仅可明确菌种，而且为选择有效抗生素提供依据。

术后指导患者自主排尿，防止并及时处理尿潴留是预防膀胱炎及上行感染的主要措施。置导尿管和冲洗膀胱时，应严格掌握无菌技术。尿路感染的治疗，主要是应用有效抗生素、维持充分的尿量以及保持排尿通畅。

4

Chapter Four • 第四章
心胸外科

●第一节　心脏肿瘤

心脏肿瘤是起源于心肌组织，生长位于心脏腔室内或心肌组织内的肿瘤，分为良性肿瘤和恶性肿瘤，转移至心脏的肿瘤不包括在其中。约 70％的心脏肿瘤为良性肿瘤，约 30％的心脏肿瘤为具有潜在性生长和转移能力的恶性肿瘤。心脏良性肿瘤最多见的是心脏黏液瘤；心脏恶性肿瘤中最多见的是心脏肉瘤。

一、心脏黏液瘤

国外大型尸检数据显示，原发性心脏肿瘤的患病率约为 0.02％（即每百万尸检中有 200 例肿瘤）。约 75％的原发性肿瘤为良性，50％的良性肿瘤为黏液瘤，即每百万尸检中有 75 例黏液瘤。由心脏黏液瘤所致的猝死可在 15％的患者中发生，死亡是冠状动脉或全身性栓塞及二尖瓣或三尖瓣血流障碍所致的典型结果。患病率与肿瘤表现的症状有关，如栓塞、心力衰竭、瓣膜机械性障碍以及各式的原发性症状。约 75％的散发黏液瘤发生在女性，老年女性发病率是男性的 2～3 倍，而女性性别优势在家族遗传性黏液瘤中就不显著了。儿童发病少见，未见婴儿发病。已报道的黏液瘤患者年龄在 3～83 岁，散发病例的平均年龄为 56 岁。在印度，一项针对 171 例患者的回顾性研究中，平均年龄为 37.1 岁。大部分的这类患者是有症状的，呼吸困难是其最常见的症状，家族患者的平均年龄为 25 岁。

（一）病因病理

1. 病因　绝大多数心脏黏液瘤病例为散发的，并且其确切病因学不明。家族遗传性心脏黏液瘤为常染色体显性遗传。Carney 综合征是基因异常因素，它是由一个以上的基因缺陷造成的，其 2 号染色体（Carney）短臂和 12 号染色体（K-ras 癌基因）上的变异导致该病。

2. 病理生理学　黏液瘤为息肉样，圆形或椭圆形，其表面为光滑或分叶凝胶状的，通常为白色、淡黄色或褐色。虽然黏液瘤也能起源于心房壁后部、心房壁前面或心房附属物，但最常见的附着位置为左心房卵圆窝边缘。肿瘤的移动度取决于其在房间隔上的附着程度和蒂的长度。虽然心脏黏液瘤是以良性为代表的，但是局限性复发取决于不完全性切除或有报道为恶性病变。偶尔心房黏液瘤在远位复发是由于血管内肿瘤栓塞造成的。在家族遗传性黏液瘤综合征中复发率是较高的。症状的产生源于心脏功能机械性干扰或栓塞。黏液瘤存在于血管内并且易碎，它占肿瘤栓塞病例的很大部分。栓塞出现在 $30\%\sim40\%$ 的患者中，栓塞位置取决于肿瘤位置（左心房还是右心房）和心脏内分流情况。

有报道，息肉样与圆形肿瘤相比发生全身性栓塞更多见（58% 比 0），并且息肉样肿瘤脱垂进入心室更常见，肿瘤脱垂穿过二尖瓣或三尖瓣可以导致瓣环或瓣叶的损坏。在一项研究中，19% 的患者有心房颤动并与巨大的心脏黏液瘤有关。左心房黏液瘤当达到 70g 时就会产生症状，右心房黏液瘤在产生症状前要生长到约 2 倍这样的大小。肿瘤大小变化广泛，直径可在 $1\sim15$ cm 延伸，其生长速度更是未知的。在一个案例报道中，右心房黏液瘤每月以 1.36 cm×0.03 cm 的速度生长。

黏液瘤被证明是由多种生长因子和细胞刺激造成的，病理学检查肿瘤组织以脂质细胞和毛细血管嵌入黏液基质现象为特征，肿瘤细胞外形为多边形或呈星状的细胞，细胞质内缺乏嗜酸性颗粒。约 8% 的患者存在肿瘤坏死；存在钙化的为 $10\%\sim20\%$。可能存在不同程度的出血，有丝分裂不存在是典型的表现。在 37 例系列样本研究中，74% 的肿瘤显示白介素-6 的免疫组化表达，同时 17% 有异常的 DNA 含量。

（二）临床表现

临床表现从无体质上的特异表现到心源性猝死。在 20% 的病例中，黏液瘤可能是无症状的或偶然检查发现的。心房黏液瘤的症状和体征与二尖瓣狭窄、心内膜炎、二尖瓣反流和胶原血管病等相似。

1. 左侧心力衰竭症状（肿物位于左侧心腔者多见）

（1）劳力性呼吸困难（75%）能被观察到，可以进展为端坐呼吸、阵发性夜间呼吸困难及肺水肿。

（2）症状可由二尖瓣口梗阻造成，瓣膜损坏可造成二尖瓣反流。

2. 右侧心力衰竭的症状（肿物位于右侧心腔者多见）

（1）患者有疲劳和外周水肿的表现。

（2）由腹水造成的腹部膨隆是罕见的，然而缓慢生长在心脏右侧肿瘤中是较常见的。

3. 严重的头晕或晕厥

（1）约 20% 的患者有头晕或晕厥的经历。

（2）在患者中最常见的，是由于左心房黏液瘤阻塞二尖瓣造成的。

（3）这些症状可随着体位的改变而变化。

4. 与栓塞形成有关的症状

（1）全身的或肺部的栓塞可以发生于来自左侧或右侧的肿瘤。

（2）生长于心脏左侧的肿瘤主要造成脏器的梗死或出血。

（3）中枢神经系统的梗死可造成短暂缺血性发作、脑卒中或癫痫发作。

（4）累及视网膜动脉可导致视力丧失。

（5）全身性栓塞可引起任何动脉的阻塞，包括冠状动脉、主动脉、肾动脉和内脏的或外周的动脉阻塞，可造成相应器官的梗死或缺血。

（6）心脏：右侧肿瘤的栓塞导致肺栓塞和梗死。

（7）多处栓塞，反复发作的小栓子引起肺动脉高压和肺源性心脏病。

（8）存在心内分流（房间隔缺损或卵圆孔未闭）可造成交叉性栓塞。

全身症状可在50%的患者中观察到，包括发热、体重减轻、关节痛和雷诺现象，这些症状可能与过度产生的白介素-6有关，由于肺水肿或肺梗死引起的咯血可在多达15%的患者中见到，胸痛是不常见的。如果出现，其可能由冠状动脉栓塞引起的。

（三）辅助检查

1. 实验室检查　实验室检查是非特异性的和非明确诊断性的，如果存在异常可能包括如下结果。红细胞沉降率升高（ESR），C反应蛋白和血清丙球蛋白升高，白细胞增多。贫血可能是正色素的或血红蛋白低的。溶血性贫血可能因为肿瘤对红细胞的机械性破坏造成的。血清白介素-6水平升高，也被视为肿瘤复发的标志。

2. 影像学检查

（1）X线胸片：①异常心脏影，类似二尖瓣狭窄；②异常的心内肿瘤钙化；③肺水肿。

（2）超声心动图：虽然经食管的超声心动图更敏感，但二维超声心动图更能明确诊断，这项技术能对肿瘤的位置、大小、附着情况和移动性进行评估。因为肿瘤可能位置多发，所有心脏四腔都应该被观察到。心房黏液瘤必须与左心房血栓区别开来，血栓常位于心房的后部并且呈层样外观。蒂和移动性的存在支持心房黏液瘤。多普勒超声心动检查能显示心房黏液瘤的血流动力学改变，结果为二尖瓣狭窄或反流。

（3）经食管超声心动图：与经胸廓的超声心动图相比，有更好的特异性和100%的敏感性，对心房和房间隔都有好的分辨率，对肿瘤和其蒂在解剖细节上更形象化，能发现较小（直径在1～3 mm）的赘生物和肿瘤。对心耳能很好地观察，可察觉心内分流。

（4）MRI：MRI可在T_1加权像上提供大小、形状和表面特征的有用信息。磁共振电影梯度回波（GRE）图像能展示肿瘤的移动性。MRI能更直观地呈现附着点且术后相关系数达到83%。在小样本研究中显示，MRI优于CT扫描，CT附着点的位置显示与术后相关系数仅有30%。组织构成信息能用来区分肿瘤和血栓。

（5）CT扫描：CT扫描能用来将特殊的黏液瘤从心内血栓中区分出来。黏液瘤要比血栓更大并且有典型的起始点、形态、移动性和脱垂现象。衰减程度或钙化的存在使心脏黏液瘤不能用 CT 检查将其与心房血栓区分开来。

（6）其他检查：如果患者出现瘀斑，皮肤活组织检查可以显示有圆形或椭圆形胞核和显著核仁的细长或梭状细胞、黏液瘤样细胞、内皮样细胞的存在。心电图可以显示左心房扩大、心房纤颤、心房扑动及传导障碍。

（四）诊断及鉴别诊断

1. 诊断 影像学提示心腔内占位，多数患者首先考虑心脏黏液瘤，作出诊断并不困难。

2. 鉴别诊断

（1）二尖瓣狭窄和/或二尖瓣反流：心脏黏液瘤应与二尖瓣狭窄和/或二尖瓣反流等二尖瓣病变的疾病相鉴别，两者临床表现都可能有气短、呼吸困难、疲劳和外周水肿的表现；查体心脏黏液瘤可有或无心脏杂音，二尖瓣病变的患者多数可听到心脏杂音，还有患者可有二尖瓣面容等体征；影像学检查（超声心动、CT、MRI 等）心脏黏液瘤患者可在其心腔发现明确的占位，而单纯二尖瓣病变的患者则无心腔内占位表现。

（2）心房血栓：部分二尖瓣狭窄的患者可同时存在心房血栓，有时需要与心房黏液瘤相鉴别；有经验的超声心动检查师，从患者的声学信号可以作出较明确的判断，另外心脏黏液瘤瘤体组织多松软，可随血流摆动，肿瘤组织多数通过长蒂与心房相连；而血栓组织多致密，位置固定不随血流运动，血栓组织基底部直接与心房相连，位置多位于左心耳，同时患者多伴发二尖瓣狭窄。

（3）肺栓塞：心脏黏液瘤与肺栓塞相鉴别有时稍困难，特别是当肺栓塞的栓子是来自右心房的黏液瘤组织时。当肺栓塞为慢性肺栓塞时，特别是由肺动脉血栓造成的肺栓塞时，其发病表现可以与心房黏液瘤相类似，出现逐渐加重的呼吸困难，在心脏黏液瘤的患者（多数是右心房黏液瘤），可同时有心力衰竭的表现；影像学检查同样对两者的鉴别有决定意义；心房黏液瘤的患者超声心动图、CT、MRI 等影像检查存在心房内占位；肺栓塞患者 CT、MRI 等影像检查肺内可有栓塞灶，当有肺动脉血栓存在时可出现肺动脉内充盈缺损，提示血栓的存在。当肺栓塞有外周血栓脱落造成时，患者往往有右下肢静脉曲张等疾病存在。

（4）原发性肺动脉高压：心脏黏液瘤患者如果表现为逐渐加重的呼吸困难，有时临床表现与原发性肺动脉高压相似，但当进行了必要的辅助检查，如超声心动图，CT、MRI 等相关检查后，结果提示心腔内占位，多数可以与原发性肺动脉高压明确鉴别开来。

（五）治疗

1. 药物治疗 一般患者在门诊可以得出诊断，栓塞卒中的患者需要住院治疗。对心房黏液瘤有治疗作用的药物目前没有，药物治疗仅用在对并发症，如充血性心力衰竭或心律失常的治疗。

2. 外科手术治疗　手术切除是黏液瘤的首选治疗方法，手术是安全的；术后患者早期死亡率为 2.2%。一些权威人士认为切除术应该在作出诊断后立即实施，因为有肿瘤破裂和栓塞的风险，术中扪诊和操作应该在心脏停搏后进行。对肿瘤蒂部附着点心内膜的广泛切除可减少、消除瘤前体细胞，减少复发。可用心包补片或自体心包关闭手术缺损。位于蒂周的瘤前体细胞应该用激光凝固术破坏掉，瘤前体细胞的消除需要广泛的手术切除术。为了达到心脏两侧的完全暴露，一些外科医师推荐双房入路。受损的瓣膜需要行瓣环成形术或瓣膜替换术。1 年 2 次的超声心动图检查对早期发现复发的肿瘤是有用的。

3. 内镜心脏肿瘤切除术　有学者报道了 27 例（23 例为黏液瘤）内镜心脏肿瘤切除术的病例。随访没有发现任何的残余或复发的肿瘤。这种手术方式有美容方面的优势，有 92 名患者有意愿试图通过该方法手术。

二、其他良性心脏肿瘤

通常原发心脏肿瘤是罕见的，在尸解研究中，总体患病率波动于 0.002%～0.25%。良性心脏肿瘤在总体人群中非常罕见。在所有的心脏肿瘤中，75% 为组织学良性。黏液瘤代表约 75% 的良性肿瘤，而骨骼肌瘤（5%～10%）和纤维瘤（4%～6%）的发生少见。全身栓塞是最常见的并发症，其在 25%～50% 的病例中呈现的典型症状。栓塞可以随之而来的缺血和可能的梗死形成，发生于任何远端器官包括大脑、下肢、肾和心脏（冠状动脉）。当查找任何产生栓塞原因时，心脏肿瘤应包含在其鉴别诊断中。骨骼肌瘤常在其早期表现出流入/输出道梗阻（即心力衰竭）或心律失常，并且是切除术的典型指征。黏液瘤好发于女性，由于患病率低，无男女比例的精确报道。黏液瘤是成年人中最常见的心脏肿瘤，骨骼肌瘤在儿童中最常见（其次是总体最常见的良性心脏肿瘤），纤维瘤罕见并且易发生于儿童中。

（一）病因病理

心脏肿瘤的病因目前不明，有些与临床上一些综合征相关或相伴发。这些综合征包括 Gorlin 综合征、Carney 综合征等。Gorlin 综合征由以下情况组成。

1. 多发性痣样基底细胞癌、下颌部囊肿和纤维肉瘤及骨骼畸形。

2. 各种皮肤异常，包括粟粒疹、表皮样囊肿、睑板腺囊肿（霰粒肿）及粉刺。

3. 与髓母细胞瘤、脑脊髓膜瘤、卵巢纤维瘤/纤维腺瘤、心脏纤维瘤、胎儿骨骼肌瘤及肠系膜淋巴管或乳糜囊肿有关。

当患者被怀疑诊断 Gorlin 综合征时，应警惕该患者可能伴发心脏肿瘤。Carney 综合征是一个由心脏黏液瘤、内分泌功能亢进和局部皮肤色素沉着组成的综合征。与 Carney 综合征有关的黏液瘤在切除术后存在高复发风险。

（二）临床表现

任何患者以栓塞并发症，或者以流入或输出道梗阻（即左侧心力衰竭或右侧心力衰竭）

的症状，体征就诊，应该考虑有心脏肿瘤的存在。下面为常见症状及相关产生的机制。

1. 心力衰竭症状

（1）由肿瘤累及或异常心肌功能所致，也可因肿物生长于心腔室致使心腔相对闭塞，心排血量减少所致。

（2）亦可因肿瘤生长能造成左心室流出道梗阻导致心力衰竭。

（3）舒张期杂音可能表示由于肿瘤压迫或生长所致的瓣膜功能损害。

2. 心悸　肿瘤累及传导系统可造成心悸或晕厥发作。

3. 猝死　这一症状可在多达 33% 的患者中发生。

4. 晕厥　晕厥发作可能与心律失常有关。

5. 其他相关表现　黏液瘤的发生常来自心内膜，并且其大小在 1～20 cm 波动。绝大多数发生于左心房（86%），其余的生长于右心房。它们趋向生长于卵圆窝，但是发现其可以出现在心房的任何位置，心室或瓣膜的位置罕见。骨骼肌瘤是壁内肿瘤，其代表性为体积较小，最常牵涉左心室（80%）或右心室（15%）。纤维瘤最常累及室间隔或左心室游离壁。只有＜10% 的病例报道有心房或大血管牵连。不同于黏液瘤，肿瘤栓塞不常见。肿瘤生长能取代或直接累及二尖瓣和主动脉瓣，并导致血流动力学上显著的瓣膜狭窄或关闭不全。症状与肿瘤对左心室几何形态、灌注和射血方面的影响直接相关。此外心律失常，特别是猝死和房室传导异常是常见的症状，这是由于肿瘤对房室结和传导系统的破坏造成的。良性肿瘤的存在可以没有症状，在偶尔的查体时被发现。

（三）辅助检查

1. 实验室检查　血培养可以确诊或除外心内膜炎的诊断。

2. 影像学检查

（1）X线胸片：放射线检查结果通常是无异常的，可能存在心脏轮廓扩大或纵隔增宽。常提示心脏局灶性钙化和纤维瘤的典型特征，尤其在儿童中。

（2）超声心动图检查：在对有栓塞并发症、无法解释的心脏杂音，以及心力衰竭体征和症状患者的评价中扮演着主要的角色。心脏超声心动图检查对病史和/或体格检查提示瓣膜功能不全或有心内膜团块的患者是最好的诊断性检查。具有鉴别组织特性、位置、形态学和移动性的能力，以及其非侵入的、快捷的、没有电离辐射作用的特点，使超声心动图检查成了标准的诊断性方法。经胸超声心动图检查结果模棱两可时，经食管超声心动图检查是需要的，因其在对心房和大血管观察可得到较好的图像。

（3）MRI：患者心脏团块一旦明确，MRI 在确定肿瘤累及程度和细胞特征上是非常有用的。T_1 和 T_2 加权像可提供有关组织学特性的有价值的线索。自旋回声相强度有助于辨别心脏肿瘤。MRI 不能明确用来辨别良性和恶性肿瘤。鉴别肿瘤的良性和恶性需要组织学诊断。某些小型研究表明 MRI 对原发性心脏肿瘤比超声心动图更具敏感性和特异性，但是没有大型研究证明 MRI 的收益高于超声心动图。对于含糊的超声心动图结果，MRI 可用来鉴别腔内肿瘤是来自血栓还是肥大的乳头肌。

（4）CT 扫描：CT 扫描常应用在评价可能存在的胸廓恶性肿瘤中，但其结果可能提示为原发性心脏肿瘤。CT 扫描结果可提供有关组织学特性的线索，对于中心钙化提示心脏纤维瘤。即使在心电门控技术上的发展，对心脏肿瘤的诊断，CT 扫描的价值也不会高于超声心动图的检查价值。

（5）心导管心血管造影：对于已知的心腔内肿物患者，由于存在显著的导管诱发的肿瘤栓塞风险，心室造影术是相对禁忌的。对于可能存在冠状动脉疾病高危风险又要接受外科手术治疗的患者，单纯的冠状动脉造影是必要的。如果在心血管造影期间偶然发现的肿物，操作时要特别小心，将导管致使肿块破裂的情况降到最低，以防止产生全身栓塞的并发症。心室造影术显示灌注不足时提示心腔内肿块。

（6）心电图检查：没有特异性改变和（或）存在电轴左偏。复极异常，与心肌梗死或缺血患者的结果相似。

（四）诊断及鉴别诊断

1. 诊断　通过患者有典型的症状，如心力衰竭表现、头晕或晕厥、栓塞表现等；体征：肿物位于左心房者可有类似二尖瓣狭窄的舒张期杂音，位于左心室者可有收缩期杂音或者收缩期喀喇音，肿物位于右侧心腔者三尖瓣听诊区可出现杂音。上述症状、体征结合影像学检查，如超声心动图、CTA、MRI 等，多能够做出心脏肿瘤的诊断。但是有关良性与恶性肿瘤的诊断，则需要等待病理的最终诊断。

2. 鉴别诊断

（1）心房血栓：部分二尖瓣狭窄的患者可同时存在心房血栓，有时需要与心房黏液瘤相鉴别；有经验的超声心动检查师，从患者的声学信号可以作出较明确的判断，另外心脏黏液瘤瘤体组织多松软，可随血流摆动，肿瘤组织多数通过长蒂与心房相连；而血栓组织多致密，位置固定不随血流运动，血栓组织基底部直接与心房相连，位置多位于左心耳，同时患者多伴发二尖瓣狭窄。

（2）肥厚型梗阻性心肌病：肿瘤生长于左心室流出道的患者需要与肥厚型梗阻性心肌病相鉴别。患者同样可出现呼吸困难、心悸等症状，查体心前区可发现杂音、心率加快等表现。超声心动图检查对于心脏肿瘤的患者可发现心腔内占位；而肥厚型梗阻性心肌病的患者则提示左心室流出道有梗阻的表现，如可见增厚的室间隔突入左心室流出道，同时左心室流出道血流速度加快。对于肥厚型梗阻性心肌病的患者，心导管检查左心室与左心室流出道之间出现压力阶差，左心室舒张末期压力增高，压力阶差与左心室流出道梗阻程度呈正相关。

对于心脏有占位的患者，则不宜进行心导管检查。

（3）感染性心内膜炎：部分心内膜炎患者，特别是心脏检查有明确赘生物的患者，在患者体温正常时如发现心内有占位时需要与心脏肿瘤相鉴别。心内膜炎患者的赘生物多位于主动脉瓣或二尖瓣等瓣膜组织，造成不同程度的瓣膜功能异常，甚至腱索断裂，超声心动图检查出现相关瓣膜关闭不全的表现；查体时出现心前区杂音；赘生物组织的体积多数小于被发现时的肿瘤组织；心内膜炎患者多数会有较长时间的高热病史，血液培养（患者有发热时）有时会找到致病细菌。而心脏肿瘤患者，多没有较长时间的高热病史，心脏查体出现杂音的患者也少于心内膜炎患者，超声心动图检查一般只存在心腔内占位，仅个别患者瓣膜组织变形后出现关闭不全等表现。

（4）原因不明的其他部位转移癌：有时心脏内的占位可能是其他部位恶性肿瘤转移所致，需要与良性肿瘤鉴别。恶性肿瘤心脏转移瘤患者经过其他检查，如 X 线胸片、相关器官超声检查可能会发现肿瘤的原发部位。从肿瘤的生长方式可有一定鉴别价值，如心内良性肿瘤多突入心腔，肿瘤附着的蒂较长，而恶性肿瘤多呈浸润生长，附着部位基底宽，不呈蒂状表现。心脏的 CT 检查以及超声心动图检查可提示肿瘤生长方式的不同。另外心脏右侧房、室占位的患者，恶性肿瘤的可能大于左侧，应格外注意鉴别。

（5）肺栓塞：参见心脏黏液瘤的鉴别诊断。

（五）治疗

目前对心脏良性肿瘤，内科治疗无效。对于典型良性肿瘤来说完全外科手术切除术是可治愈的。由于黏液瘤有栓塞的高危风险，所以推荐尽快地治疗，而致命的心律失常则不能作出这样的决定。典型的切除术是在心脏停搏下的肿瘤切除术。存在巨大的不能被切除的肿瘤患者中进行心脏移植的报道。如果可能的话，应该切除纤维瘤，因为其有造成心脏血流阻抗、心室异常收缩和异常传导的可能。在心脏纤维瘤中，致命性的心律失常也是一种风险，基于以上原因，即使在无症状的患者中，为保证心室功能、瓣膜功能及传导系统功能正常，心室肿瘤也应该切除。

三、心脏肉瘤

原发性心脏恶性肿瘤是罕见的，来自尸解的患病率为 $0.001\%\sim0.28\%$。最常见的心脏和心包的原发性恶性肿瘤为肉瘤，原发性心脏肉瘤患者资料显示，其中一位存活时间为确诊后 6 个月。在心脏肉瘤中没有性别差异，心脏肉瘤可发生在任何年龄，然而心脏骨骼肌肉瘤在儿童中有较高的比例。

（一）病因病理

1. 病因　心脏肉瘤无特殊病因，细胞遗传学分析，其肿瘤细胞可有染色体数量和结构上的改变。免疫组织化学分析显示，就心脏血管肉瘤来说，为突变的 p53 基因高表达产物。

2. 病理生理学　心脏肉瘤的诊断在外科手术前或甚至临终前常常也做不出来。由于病变罕见及症状和体征非特异性的本质，常被忽视。肿瘤起源于心外膜或心包膜，并导致心脏包裹可以引起胸痛、低血压、心动过速和身体不适。心音低钝并可闻及摩擦音。

心脏压塞（常见为持久的血性心包渗出）可最终导致难以控制的心力衰竭。心肌的累及可能导致难治的心律失常、传导阻滞、心力衰竭心绞痛或心肌梗死。心内膜心肌包块能造成瓣膜障碍或功能不全。罕有带蒂肿瘤的瘤体脱垂穿过瓣膜造成可闻及的扑落音。心脏右侧的肿瘤破裂，可以造成栓塞肺引起呼吸困难或咯血。左侧的栓塞可导致脑血管意外、外周脏器的栓塞、癫痫和远位转移。肿瘤局部扩散可以引起相应的症状和体征，例如上腔静脉综合征、咯血和发声困难。

原发性心脏肉瘤存在的几个亚型（即血管肉瘤、骨骼肌肉瘤、间皮瘤、纤维肉瘤、恶性神经鞘瘤），在成年人中的发生率递减。

（1）血管肉瘤：接近 80％的心脏血管肉瘤起源于右心房的壁部团块，有代表性的是其可完全替代心房壁并充满整个心腔，可以侵犯毗邻的结构（例如腔静脉、三尖瓣）。这些肿瘤都是有症状和迅速致命的，常出现广泛的心包蔓延和心脏包裹。心包的血管肉瘤（没有心肌累及的）发生罕见。

（2）骨骼肌肉瘤：骨骼肌肉瘤是第二常见的心脏肉瘤。它在所有年龄段都有描述，特别庆幸的是没有心腔侵犯，不常见弥漫性心包蔓延，几乎总是存在心肌成分，偶发瓣膜障碍。骨骼肌肉瘤是儿童中最常见的心脏肉瘤形式。

（3）间皮瘤：这类肿瘤典型出现于内脏或壁层心包上，并且能蔓延压迫心脏。它们多不侵袭基底心肌，局部播散可导致胸膜、横膈或腹膜的受累。大体上瘤体为质韧、白色，而且有结节样和片样两种生长方式。这类肿瘤中，没有特发年龄段。心包间皮瘤与存在石棉暴露没有病理学联系，与大多数典型的胸壁间皮瘤形成对照。

（4）纤维肉瘤和恶性纤维性组织细胞瘤：这些白色病变质地坚韧并显示浸润性生长。有记录的病变中，没有年龄或心腔偏好。然而在多达 50％的病例中，发现有心脏瓣膜受累。心包侵犯少见发生。

（5）恶性神经鞘瘤：这种肿瘤来源于周围神经鞘组织，这类肿瘤多存在一个与迷走神经贴近心脏位置。

（6）转移性心脏肉瘤：心脏和心包的转移瘤比原发性心脏肿瘤更常见，是其 40 倍。事实上，估计 25％的有心脏转移瘤的患者死于转移性的软组织肉瘤。在儿童中，骨骼肌肉瘤是最常见的肉瘤类型，但在作出原发性肉瘤的诊断前，应排除其他部位的肉瘤。

（二）临床表现

心脏肉瘤没有特征性的临床表现，因为常见的症状和体征都是非特异性的。患者可能有呼吸困难、胸痛和/或全身疲乏的主诉。

（三）辅助检查

1. 影像学检查 随着诊断技术的进步，对心脏肉瘤有了精确的非有创性的检查。超声心动图是心脏肿瘤首要的非有创性成像诊断方法（二维和经食管的超声心动图是互补的）。CT 扫描在检查心脏病变上是实用的，证明毗邻结构和肿瘤局限侵袭，明确肺和肝转移是否存在。MRI 有明确肿瘤位置和其周围解剖及了解患者对化疗是否敏感。血管造影术能帮助评估冠状动脉管腔状态，并能通过充盈缺损证明心内和血管内肿瘤。X 线胸片可以显示广泛的心脏扩大或右心扩大，纵隔变宽，支气管肺门淋巴结增大，肺充血或胸膜腔渗出。

2. 其他检查 超过 75％ 的心脏肿瘤患者在 ECG 上存在一般的非特异性的异常改变。心肌肿瘤能引起心律失常或各种程度的传导阻滞。可观察到非特异的 ST 波和 T 波改变。心包损害可造成心动过速和低电压。

（四）诊断及鉴别诊断

1. 诊断 心脏恶性肿瘤的诊断，多数在最初诊断心脏肿瘤占位的基础上，依赖手术后对肿物标本病理分析作出确诊。仅个别患者可根据肿瘤呈浸润性生长、生长速度快等恶性肿瘤特点，术前高度怀疑为恶性肿瘤，最终确诊仍需要病理诊断。

2. 鉴别诊断

（1）限制型心肌病：心脏恶性肿瘤患者出现胸闷气短、心力衰竭等症状，部分患者有心内肿物钙化的阴影，需要与限制型心肌病（部分该疾病患者心内膜心肌钙化）相鉴别。限制型心肌病患者以心脏舒张功能受损为主要表现，超声心动图检查可有心内膜钙化，心腔狭小、心尖部闭塞、心内膜增厚和心室舒张功能严重受损，但无心腔占位表现；其他影像学检查如 CT、MRI 等，都不会发现心脏内肿物，可将两病鉴别开来。

（2）缩窄性心包炎：缩窄性心包炎患者同样可有胸闷气短、呼吸困难等类似心脏肿瘤的症状，部分患者可有急性心包炎的病史，也可有低热等心脏肿瘤的表现，但发展到缩窄性心包炎者，病史较心脏肿瘤患者更加长，出现肝大、腹水等右侧心力衰竭患者较心脏肿瘤患者更加多见。影像学检查（超声心动图、CT、MRI 等）两者鉴别相对容易，心脏肿瘤患者表现为心腔内实质占位，而缩窄性心包炎患者仅表现为心包的增厚、钙化等，部分患者胸部 X 线片可有明显的钙化表现。

（五）治疗

心脏肉瘤是很少能被治愈的，但外科手术切除可能延长患者存活时间或显著缓解其痛苦。正位心脏移植的作用对于恶性心脏肿瘤来说仍然是有争议的。原发性或转移性心脏肉瘤的完整或部分切除能提供血流动力学的改善，并缓解充血性心力衰竭。心包开窗或心包切开术可缓解症状，可以作为另一种选择。术后辅助的放疗和化疗没有一致的证据证明有益，然而辅助的放疗和化疗有利于改善症状和生活质量。

● 第二节 心包炎

心包的先天性异常包括心包囊肿和心包壁层缺如。心包囊肿多发生于心包与横膈胸膜的连接处，右侧多见。壁层心包缺如通常耐受良好，但 X 线胸片心影左移类似肺动脉段增大。少数情况下，心包的左侧壁层部分缺如，由于心脏经缺损处形成疝致使血液循环障碍。心包的获得性异常大多导致心包炎（如感染、炎症、损伤、新生物）。心脏外面有脏层和壁层两层心包膜，如它们发生炎症改变即为心包炎，可使心脏受压而舒张受限制。心包炎可分为急性和慢性两类，并可导致心包渗出。慢性心包炎较严重的类型是缩窄性心包炎。

尽管急性心包炎的临床表现在很多的疾病中有体现，但是该疾病患病率的流行病学数据资料目前仍然很缺乏，这也可能是因为其临床表现通常是隐匿的。国外关于急性心包炎的诊断在约 1/1000 的住院患者中得到确诊。缩窄性心包炎的患病率在住院患者中的诊断低于 1/10000，此外包括 1‰急症观察室的急性心包炎患者表现为 ST 段的抬高。实际上有报道的急性心脏压塞中锐器伤所致的发病率约为 2%，然而因胸部钝挫伤出现心脏压塞的患者在临床上是很少见的。

未接受过透析治疗的进行性肾衰竭的患者中有 6‰～10‰的患者可发生尿毒症性心包炎，当患者被检查出有大量渗出的时候，在系列病例中尿毒症患者会上升到 20‰，而大量有效的透析治疗减少了尿毒症性心包炎的患病率。因恶性肿瘤导致的心包渗出造成的心脏压塞在发达国家是最常见的，而结核病则被认为是特定地方的常见病因。

急性心包炎患病率在性别上没有差异。缩窄性心包炎患病率男性倾向于好发，男女比例约 3：1。各年龄段均可发病，在成年人中的患病率要高于儿童，但青少年受累程度要高于青、壮年者。然而有研究显示中等和大量心包渗出患者中老年人和年轻人在病因学、临床病程和预后上没有明显差异。

一、病理生理

心包有 3 种主要的生理功能：①从力学上来说，心包有限制心脏急剧伸缩的功能，维持心肌在 Starling 曲线范围内的顺应性和静水压分布。心包同时也构成了一个低于大气压的闭合腔隙，它能协助心房充盈同时维持一个低度的心脏透壁压力；②从膜功能上来说，心包可以保护心脏减少外部摩擦，也更像一个能阻止感染和恶性肿瘤扩散的屏障；③从韧带功能上来说，心包在结构上起着固定心脏的作用。在大多数情况下，急性心包炎的心包膜出现一种急性的炎症反应伴随着多核粒细胞（PMN）浸润和心包血管化。通常心包表现为渗出和粘连的纤维素性的生理反应，亦可能进展为一种浆液性或血性的渗出反应，而肉芽肿性的心包炎多由结核病、真菌感染、风湿和结节病引起。尿毒症性心包炎也被认为是由于肾衰竭堆积在体内的毒素而造成脏层和壁层心包炎症的原因。然而另外一些机制可能是比较复杂的，心包炎亦可发生在某些曾接受过透析治疗的慢性肾衰竭患者中。慢性心包炎可为浆液性、乳糜性、血性（渗出），或纤维性、粘连或钙化，可为缩窄性或不产生临床症状。心包纤维化可随感染、损伤或心包积血而产生，或伴结缔组织疾病，包括风湿热，但有时原因不明。纤维化可呈斑点状或广泛性，带有钙质沉着。心包纤维化可无血流动力学效应，亦可逐渐产生慢性缩窄性心包炎，使体循环静脉压和肝静脉压慢性增高，导致心源性肝硬化。

二、病因病理

造成心包炎的病因多种多样，与心包炎的类型有一定关系，下面分别以急性心包炎、慢性心包炎及少数特殊类型心包炎进行论述。

（一）急性心包炎

纤维素性和浆液纤维素性心包炎表现为相同的基本过程，同时它们又是最常见的两种心包炎类型。急性心包炎可因感染、结缔组织异常、代谢异常、损伤、心肌梗死、恶性肿瘤或某些药物引起，或可为非特异性。感染可由细菌、寄生虫、原虫、病毒或真菌引起。细菌感染以链球菌、葡萄球菌和革兰氏阴性杆菌为多见。在小儿流感嗜血杆菌为常见原因。化脓性心包炎可发生于感染性心内膜炎、肺炎、败血症及贯穿性损伤、心脏手术后和免疫功能受损的患者。病毒感染以埃可病毒、流感病毒和柯萨奇 B 病毒为常见，国外有报道通过超声心动图辨认艾滋病为心包积液的最常见原因，在发达国家结核性心包炎只占急性和亚急性心包炎的少数，但在我国和非洲的某些地区则占大多数。

除去感染因素，常见病因还包括心肌梗死（MI）、梗死后综合征、尿毒症、辐射、类风湿关节炎（RA）、系统性红斑狼疮（SLE）和外伤。某些传染性疾病也可以引起纤维素性反应，另外常规的心脏外科手术也可以引发该疾病。出血性心包炎包含纤维素性和化脓性血性渗出，多见于结核病或肿瘤直接种植，也可发生于某些细菌感染或患者的特殊出血体质。出血性心包炎亦常见于心脏外科手术后和可能因此造成的心脏压塞，其临床意义与化脓性心包炎相似。

另外以下因素亦可引起急性心包炎：干燥综合征、混合性结缔组织病、赖特综合征、强直性脊柱炎、炎性肠病、韦格纳肉芽肿病、血管炎（如巨细胞动脉炎、多动脉炎）、多肌炎、白塞综合征、肠脂肪肉芽肿症（Whipple 病）、家族性地中海热、血清病等。心脏压塞是急性心包炎的重症表现，多需要紧急处理，以下稍作特殊论述。

在急性心包炎发展迅速的患者多可出现心脏压塞。恶性肿瘤的渗出物有时进展很快（如肿瘤组织破裂），会出现心脏压塞，肿瘤性渗出物多为血性渗出物。血液淤积通常比渗出液或漏出液引起心脏压塞症状的速度要快。

胸部或上腹部的贯穿伤时，任何情况的心包积液都需要积极地治疗，例如心包积血是心脏贯穿伤最常见的特异性表现。在急性大量心包积血中，发生去纤维蛋白的时间是不充足的，心包内的积血出现凝固并且可能出现局部的血凝块。心包积血表现出强回声而非液性暗区。潜在的医源性的心脏穿孔包括中心静脉管的置入、心脏起搏器置入、心导管检查术、胸骨骨髓穿刺检查术和心包穿刺术，在导管置入术中右心房的穿孔是最常见的。除直视导管向外穿出心脏亦能引起急性心脏压塞。事实上，数小时或数天后出现的迟发性心脏压塞也可见于导管检查的并发症中。

（二）慢性心包炎

慢性缩窄性心包炎通常为非特异性的，但几乎任何急性心包炎均可成为其原因。常见的原因为结核或其他感染、新生物、射线的辐射、类风湿关节炎、创伤和心脏手术，风湿热之后极少有缩窄性心包炎。慢性渗出性心包炎通常为非特异性的，但也可因结核分枝杆菌、真菌或新生物引起。住院患者中大量心包渗出的最常见原因为转移性肿瘤，如癌肿（特别是肺癌或乳腺癌）、肉瘤（特别是黑色素瘤）、白血病、淋巴瘤。胸腔肿瘤直接扩散亦可发生；心包的原发性间皮瘤少见。肿瘤侵犯心包时可有浆液性或血性渗出，可为局限性或广泛性，如为广泛性可发生心脏压塞而妨碍心脏功能。

缩窄性心包炎的病因多见于化脓性心包炎、干酪性心包炎以及出血性心包炎。心脏被包裹在一个 0.5～1.0 cm 厚度的由瘢痕或钙化（心包腔粘连）形成的壳里，就像一个石膏模型。不断增厚的纤维素性心包组织最终导致缩窄性心包炎，但不论何种病因都会阻止正常的心脏舒张期充盈。虽然大多数情况包含壁层心包但脏层心包也可以被累及。（有或没有症状的）急性和亚急性心包炎可出现纤维素沉积，反过来又会引起心包渗出。一系列的反应会导致心包机化、慢性纤维素瘢痕、钙化及心脏充盈受限。

（三）特殊病因型的心包炎

1. 感染性因素　例如病毒、细菌以及结核菌感染。

2. 免疫性因素　例如类风湿关节炎、红斑狼疮、硬皮病、风湿热。

3. 代谢性因素　例如肾衰竭、甲状腺功能减退症、高胆固醇血症。

4. 心血管因素　例如急性心肌梗死、Dressler 综合征、主动脉夹层动脉瘤。

5. 其他因素　例如医源性、肿瘤性、药物性、放射性、心血管操作和外伤。

无明显临床症状的特发性病例多见于病毒性心包炎，大部分不能被明确诊断的特发性病例很可能是病毒感染。季节性的高发期出现在春、秋两季。

三、临床表现

（一）症状

1. 胸痛 是急性心包炎最主要症状，多见于急性特发性心包炎及感染性心包炎的纤维蛋白渗出阶段。疼痛的性质和部位是易变的，常位于胸骨后或心前区，可放射至颈部和背部，呈锐痛，偶可位于上腹部，类似"急腹症"；或与心肌梗死缺血性疼痛相似，呈钝痛或压榨性痛并放射至左上肢；或随每次心脏搏动而发生刺痛。疼痛可因心包和胸膜炎症受累两个因素引起，也可能与心包腔积液时心包牵张因素有关。疼痛多在卧位、咳嗽、深吸气时加重，前倾位时减轻。

2. 呼吸困难 是心包渗液出现心脏压塞时最突出的症状，多数患者出现端坐呼吸，为避免心包和胸膜疼痛而产生呼吸变浅、变速。呼吸困难也可因发热、大量心包积液导致心脏压塞，邻近支气管、肺组织受压而加重，表现为面色苍白、烦躁不安、胸闷、大汗淋漓等。患者常采取坐位，身体前倾，使心包积液向下、向前移位以减轻其对心脏及邻近脏器的压迫，从而缓解症状。气管受压可产生咳嗽和声音嘶哑，食管受压可出现咽下困难症状。

3. 下肢水肿、腹部肿胀和不适 是其他常见症状。如果出现恶心、呕吐及右上腹疼痛应该考虑到是由于肝淤血、肠道淤血或都存在。

4. 全身症状 可伴有潜在的全身疾病如结核、肿瘤、尿毒症所致的咳嗽、咳痰、贫血、体重减轻等症状。

（二）体征

常见体征包括低血压、颈静脉怒张和心音低钝（即典型的 Beck 三联征）。其他共存体征还包括奇脉、颈静脉搏动、心动过速、呼吸急促、肝大、腹水、周围水肿、胸膜渗出（在左侧充血体征缺乏时）、肾功能不全、肝功能不全和/或听诊心包摩擦音。

四、辅助检查

（一）实验室检查

心包炎没有特征性的实验室检查数据，然而伴随长期不断增加的右心房压力和肝、肾及胃肠道的被动充血等现象，实验室检查的异常结果会逐渐表现出来。这些包括结合性和非结合性胆红素水平的上升，以及升高的肝细胞功能异常检测结果。随着心室壁的扩张，B 型钠尿肽的水平开始升高，在缩窄性心包炎中也会出现轻度的上升（通常＜150 ng/L）。B 型钠尿肽在扩张型心肌病中的水平一般比较高（如果＞650 ng/L 即可被诊断），同时 B 型钠尿肽水平在鉴别某些疾病时也很有价值。

在慢性缩窄性心包炎患者中，化验室检查可有蛋白质丢失，同时有患者伴有腹水，一些患者存在严重的低蛋白血症。低蛋白血症随患者上下腔静脉压力逐渐增加，其血浆蛋白水平进行性降低。血清蛋白减少是蛋白丢失性胃肠病和能达到肾病水平的蛋白尿升高所造成的结果。如果出现急性或慢性炎症，诸如不断升高的红细胞沉降率和正细胞正色素性贫血非特异性症状就会表现出来。如果伴有胶原血管病的出现，抗核抗体或风湿性因素也会存在。PPT（结核菌素）试验阳性就可以明确地诊断为结核性心包炎（除非患者无细胞免疫反应）。在细菌性心包炎病例中会出现白细胞计数增多并伴随核左移。心包积液的细胞学检查能协助诊断恶性肿瘤（如果没有其他肿瘤征象表现）。

（二）影像学检查

1. 胸部 X 线　约有 1/3 的患者胸部 X 线检查有心影增大的表现，心包钙化在约 40％的患者中有表现，在 60％的患者中有不同程度的胸部 X 线表现，然而没有特异性也不能证明是非心包缩窄。如果不存在显著的心包渗出，心脏轮廓是正常的。上腔静脉和奇静脉可能都是扩张的。胸膜渗出是常见的通常胸部两侧都存在。肺水肿少见但它提示可能其他的心脏病或肺疾病同时存在。

2. 超声心动图　超声心动图应用于缩窄性心包炎的辅助诊断上已经有若干年了，尤其是用于鉴别扩张型心肌炎和其他类型的心肌炎上。但尚无缩窄性心包炎的特征性超声心动图检查的研究结果报道。然而当与临床结合的过程中将所有超声数据汇聚在一起的时候，准确地对缩窄可能进行评估变得很常见。作为一项基础检查，超声心动图心包成像是不灵敏的，并且不能认定其是心包显影的可靠检查技术，必须承认的是心包的回声致密不出现在所有病例中。CT 扫描和 MRI 认为是心包显影的更精确手段。经食管超声要比经胸廓超声在帮助发现增厚的心包方面更可靠，特别是出现致密的回声或强回声时，但它仍然与 CT 和 MRI 的精确度相差很远。不同于正常的室间隔运动涉及可顺从的心室壁（被心包嵌入的）更少，听诊有相关的心包叩击音。

3. CT　常规的 CT 扫描不能充分显示壁层心包影像，然而壁层心包能在高分辨率 CT 扫描中清晰显影。心包厚度、钙化程度及部位分别能容易地测量出来。正常的心包为 1～2 mm 厚，不正常的心包增厚认定为 3～4 mm 或更厚。当心包增厚超过 4 mm 有助于鉴别限制型心肌病中的缩窄性疾病，当增厚超过 6 mm 更增加了缩窄的特异性。研究结果表明支持右心室充盈受损的症状包括腔静脉、肝静脉、右心房扩张及腹水或肝脾大。可能会在一个存在时间很长，而又出现隐性增厚的薄层心包瘢痕中出现假阴性结果。也就是说，即使是正常增厚的心包也不能除外心包缩窄，并根据临床情况对其进行解释。因此如果血流动力学和临床表现能共存，即使心包显影不明显也要作出诊断。

4. MRI MRI 也能用来测量心包厚度、钙化程度和异常分布。门控 MRI 有探测心包积液是否血性的优势。获得性 CT 扫描影像与 MRI 的相比更有优势，尤其是当心包钙化特别显著时。

5. 心电图 慢性心包炎与传统的 ECG 检查是不相关的，而在急性心包炎中则能表现出来。对急性心包炎的检查中心电图包括弥漫性凹陷的 ST 段抬高，相比其他原因造成的伴随 PR 凹陷的 ST 段抬高更显著。在大多数的急性心包炎中，ST 段抬高的大小要高于侧壁胸导联上 T 波高度的 1/4。总之，如果这些结果存在于一个病例中，根据最新的发展应该考虑缩窄性心包炎。总之，即使慢性心包炎出现进展，也不会出现特异性的 ECG 改变。T 波倒置可以持续存在，但所有的 ECG 结果分析是正常的。

6. 右心导管置入术 有时即使有病史、体格检查、实验室结果和非侵入性的检查也并不能对缩窄性心包炎作出准确的诊断。有时侵入性操作，特别是右心导管置入术和（或）心内膜心肌活检均能帮助作出或排除诊断。右心导管置入术：传统的缩窄性心包炎的血流动力学标准如下。①升高的左、右心室的舒张压≥5 mmHg。②右心室收缩压低于 55 mmHg。③平均右心房高于 15 mmHg。④右心室舒张末压高于 1/3 的右心室收缩压（脉压狭窄）。这些标准的存在，对限制型心包炎的诊断是有利的。同步的左心室压和右心室压描记显示，在缩窄性心包炎的患者中，左、右两个心室的舒张压力是均等的。另外在右心房压力波形（W 波）中，缩窄性心包炎的患者中，会有一个明显的 X 波跟随着一个陡峭的 Y 波。除此之外，在左心室和右心室的描记中会出现的方征，此图形可以与心脏压塞相鉴别。另一个血流动力学参数是可观察到 Kussmaul 征，即在吸气时右心房压力不下降，但在右侧心力衰竭、重度三尖瓣反流和全身静脉淤血中也能见到。在缩窄性心包炎的患者中右心房压力描记出现显著的 y 型下降波。存在缩窄时胸廓内压呼吸变异不能传递到各心腔，其导致吸气时心脏左侧灌注较右侧减少。在最新的研究中，充分利用这种方法观察在吸气相和呼气相之间左心室和右心室曲线下面积，其研究发现，对应收缩期面积指数＞1.1 的缩窄者阳性预计精度为 100%，灵敏度 97%，特异性 100%。它不是随机对照临床研究，并且存在选择偏倚。无论如何，它可以证明在将来为其他标准性的诊断标准。虽然这些标准在实践中是实用的，但在尝试诊断缩窄性心包炎时其不确定因素总是存在的。Fluid-filleld 导管提供的缺乏精确度的描记，能造成对血流动力学数据的误解。不规整节律，如心房颤动，能改变建立在 R-R 间期变化基础上的心室灌注压。呼吸模式的变化可以影响血流动力，所以必须告诉患者在血流动力学描记期间要进行均匀规整的呼吸。患者的舒张期灌注压能影响血流动力学的测量结果，所以有些研究者倡导当有患者的左心室舒张末压＜15 mmHg 时注入等渗氯化钠溶液用以暴露隐匿的缩窄性心包炎。相反，如果灌注压太高，会丢失压力中的微妙呼吸变化。舒张压均化的重要病因还包括：限制型心包炎、心脏压塞、COPD、气胸（肺过度通气）、扩张型心肌病

（严重者灌注压可以升高）、房间隔缺损以及血容量不足（当灌注压低时），须鉴别。

7. 心包和心内膜心肌活组织检查　在诊断缩窄时也可能会需要直接性检查和心包活组织检查。如果缩窄症状非常支持临床，尽管心包在影像学上表现很薄，在慎重考虑后，为了得到最可靠的诊断或除外诊断仍需要直接外科手术探查，活组织检查和心包切除术。

五、鉴别诊断

急性心包炎几乎总是以胸痛为主诉，胸痛的鉴别诊断很广。最易与之混淆的有肺炎或局限性肺炎伴胸膜炎、肺栓塞、肋软骨炎和反流性食管炎等。心肌缺血或心肌梗死是主要的鉴别诊断注意点，其他考虑主动脉夹层、腹腔内疾病和带状疱疹。需要指出的是：急性心包炎可为以往急性心肌梗死的首发症状。

（一）缩窄性心包炎的鉴别诊断

1. 限制型原发性心肌病　心肌病患者起病比较缓慢，早期可有发热，逐渐出现乏力、头晕、气急，病变以左心室为主者有左侧心力衰竭和肺动脉高压的表现，如气急、咳嗽、咯血、肺基底部啰音、肺动脉瓣区第二心音亢进等；病变以右心室为主者有左心室回血受阻的表现，如颈静脉怒张、肝大、下肢水肿、腹水等，心脏搏动常减弱，浊音界轻度增大，心音轻，心率快，可有舒张期奔马律及心律失常，心包积液也可存在，有部分心肌病患者心腔扩大后，心腔内可有血栓形成，因此内脏栓塞不少见。心包炎外科治疗常可得到良好的效果，而心肌病则预后不佳，因此个别鉴别困难的病例应进行血流动力学和影像学（CT或MRI）检查，必要时做心内膜活检，如影像学显示心包增厚，除非三项血流动力学检查全部符合限制型心肌病，应考虑开胸探查；如心内膜活检显示心内膜心肌病变，则不必开胸探查。此外，如果患者伴有腹水，还需与肝硬化、结核性腹膜炎及其他心脏病变引起的心力衰竭相鉴别。

2. 心房黏液瘤与原发性心脏肿瘤　心房黏液瘤或原发性心脏肿瘤多数患者亦起病缓慢，同样可有胸闷、气短症状，有部分患者有强制体位，在某一固定体位时症状会稍缓解，致使患者常保持某一固定体位。患者查体可同样有肺水肿的表现，如听诊两肺可闻及水泡音。另外部分患者有心力衰竭表现，如双下肢水肿，甚至端坐呼吸等，行超声心动图检查可于心房或心室内显示占位病变（右侧心腔肿物多为原发性心脏肿瘤），从而诊断黏液瘤或原发性心脏肿瘤，而心包炎只存在心包增厚表现，超声心动图检查可以将上述疾病鉴别开来。

3. 上腔静脉综合征　临床上有部分患者因不同原因上腔静脉受压迫，患者出现急性或亚急性呼吸困难和面、颈肿胀等上腔静脉综合征的表现。此类患者要与缩窄性心包炎相鉴别。缩窄性心包炎的患者也可因上腔静脉汇入右心房入口处，心包缩窄造成患者面、颈肿胀等表现，但多数患者同时伴有全身肿胀的表现，如肝大、腹水、下肢水肿等，患者一般起病缓慢；而上腔静脉综合征的患者，多数起病较快，尤其是肿瘤患者，上腔静脉产生压迫进展较快，行胸部 CT 或 MRI 检查，多数可见到异常组织致使上腔静脉外部受压的影像；而缩窄性心包炎的患者无该表现，仅存在心包增厚的表现，可将两种疾病鉴别开来。

4. 尿毒症　尿毒症是肾功能严重受损的表现，患者因肾排水和电解质能力差，临床上可有水、钠潴留致水肿的表现；患者尿液检查提示肾浓缩机制受损，多有尿比重低、尿少、无尿等，同时伴有其他系统如消化系统症状，如厌食、恶心、呕吐或腹泻；血液系统症状，如贫血现象；心血管系统症状，如高血压、心力衰竭、水肿等；皮肤表现，如皮肤瘙痒、尿臊味等；神经系统症状，如头晕、头痛、乏力、理解力及记忆力减退等。尿毒症患者，另外多有肾功能受损的病因，或长期肾病史，影像学检查一般不存在心包增厚的表现。缩窄性心包炎的患者肾功能检查一般正常，尿液检查多没有肾浓缩机制受损，如尿比重低等表现。

（二）心脏压塞的鉴别诊断

1. 心源性休克　心源性休克多因心肌梗死、心律失常、心脏肿瘤堵塞瓣膜口，手术后低心排血量等因素造成；心脏压塞往往因为外伤或心包内血管损伤所造成。两种疾病的超声心动图检查表现不同，前者提示心肌收缩功能下降，而后者提示心包内存在大量积液，通过分析病因以及超声心动图检查，多能够鉴别。

2. 肺栓塞　急性肺栓塞患者多数亦存在呼吸困难和胸痛，循环系统同样可有心动过速甚至休克表现，但从临床表现难以与急性心脏压塞相鉴别，但心脏压塞多有外伤史或患者近期内行导管检查等情况，及时的心脏超声检查是较快捷方便的、可明确将两者区分的检查手段。

3. 张力性气胸　张力性气胸与心脏压塞同样属外科急症，两者一般都有外伤病史，同样会有呼吸困难、循环不稳定、心率快等呼吸、循环衰竭表现；胸部 X 线检查。透视下张力性气胸可有纵隔摆动、肺被明显压缩等表现；而心脏压塞则无上述表现。超声心动图检查心脏压塞存在大量心包积液，而张力性气胸则不存在心包积液。但当外伤造成两者同时存在时，上述检查结果会同时存在。

六、治疗

（一）急性心包炎

急性心包炎的治疗包括对原发疾病的病因治疗、解除心脏压塞和对症治疗。患者宜卧床休息。胸痛时给予镇静药，必要时使用吗啡类药物或左侧星状神经节封闭。风湿性心包炎时应加强抗风湿治疗，肾上腺皮质激素较好；结核性心包炎时应尽早开始抗结核治疗，并给予足够的剂量和较长的疗程，直至结核活动停止后 1 年左右再停药，如出现心脏压塞症状，应进行心包穿刺放液；如渗液继续产生或有心包缩窄表现，应及时做心包切除，以防止发展为缩窄性心包炎；化脓性心包炎时应选用足量对致病菌有效的抗生素，并反复心包穿刺抽脓和心包腔内注入抗生素，如疗效不著，即应及早考虑心包切开引流，如引流发现心包增厚，则可做广泛心包切除；非特异性心包炎时肾上腺皮质激素可能有效，如反复发作亦可考虑心包切除。心包渗液引起心脏压塞时应做心包穿刺抽液，可先做超声检查确定穿刺的部位和方向，并将穿刺针与绝缘可靠的心电图机的胸导联电极相连接进行监护。还应预防性地使用阿托品，避免迷走性低血压反应。

（二）慢性缩窄性心包炎

1. 药物治疗　缩窄性心包炎药物治疗一般在大多数病例中是无效的，除非在有明显感染因素存在的患者中。非甾体类抗炎药物，COX-2 抑制药、秋水仙素、皮质激素或联合治疗可使部分患者受益。然而对急性心包炎进行相对理想的治疗后，随着时间的推移，患者仍有可能病情进展并发展为缩窄性心包炎，因此部分患者在急性期过后，其他药物的应用是适当的，可能应用的其他药物如下：甾体类药物作用在亚急性缩窄性心包炎的心包纤维化发生前期是有效的。利尿药常常被用来缓解心室灌注压，然而这也能降低心排血量，需密切地监护。其他的直接作用于病因的治疗方法能得到更好的疗效，例如抗结核治疗。一般来说，β受体阻滞药和钙通道阻滞药是禁忌，因为窦性心动过速在缩窄性心包炎中是一种常见的自身代偿现象，因多数患者心脏存在固定的每搏量（继发于固定的舒张期心室充盈量）。

2. 手术治疗　完全性心包切除术是最可靠的治疗手段，同时也是一种可能完全治愈的治疗方法。在病情发展早期即钙化程度不明显，心肌出现异常可能或心力衰竭前期实行心包剥脱术，预后一般是比较好的。在无症状的 NYHA Ⅰ 级或有早期 NYHA Ⅱ 级症状的患者中其病史一般较长。心包剥脱术应尽量做到广泛彻底，特别是在膈肌心室交界区，其手术操作可能时间长并且过程复杂。两种标准术式即前外侧开胸术和正中胸骨切开术，另外准分子激光能用来切除存在于心包和心外膜之间的严重粘连物。大量研究表明，80％～90％接受过心包切除术的患者心功能可恢复到术后 NYHA Ⅰ 级或 Ⅱ 级。

手术的死亡率似乎与术前心肌萎缩或纤维化有关，心肌的这些改变可以通过 CT 检查而发现。术后低心排血量通过常规的方式治疗，多数可以治愈，这些方法包括血管升压药物和主动脉内球囊反搏术（IABP）。

（三）心脏压塞

心脏压塞是一种医疗急症事件，患者应进入 ICU 监护。所有的患者应接受如下治疗。

1. 吸氧。

2. 补充血容量用全血　血浆、葡萄糖酐-70 或等渗氯化钠溶液来扩充容量，同时维持足够的循环血量。

3. 变力性药物　如多巴酚丁胺，因为这些药物增加心脏排血时不增加全身血管阻力。

4. 心包穿刺术　心包积液的移除是最具决定性的治疗方法，可通过如下 3 种方法进行治疗。

（1）紧急情况剑突下经皮引流：用 16 号或 18 号穿刺针在左剑突左肋骨角处对准左肩方向与皮肤呈 30°～45°刺入。

（2）超声心动引导的心包穿刺术（常在心脏导管室内完成）：在左肋间区域操作。首先，在最大积液区最靠近探头的位置标记进针位置。然后，测量皮肤到心包腔的距离。探头的焦点应是操作过程中的进针轨道。避开肋骨下缘同时在进针的过程中防止神经、血管的损伤。放置 16 号导管用于持续引流。

（3）经皮球囊心包切开引流术：其能达到超声介导的心包穿刺术相似的效果，而在此操作中球囊用来为心包开窗。

患者应该接受最根本的原发因素的治疗以防止心脏压塞复发。

● 第三节　肺挫裂伤

一、流行病学

胸部受伤严重的患者中 30％～75％的并发肺挫伤，使其成为最常见的并发症。在损伤严重程度评分超过 15 分的多发复合伤中，肺挫伤在约 17％的患者中存在。因为单独的肺挫伤本身很少发生，因此其死亡率难以确定。肺挫伤死亡率为 14％～40％，取决于本身和并发伤的严重程度。当挫伤较小时，通常不会增加死亡率。然而，另一项研究发现，约 35％的严重胸外伤患者伴肺挫伤并最终导致死亡。在另一项研究中，有 11％的患者仅因单独的肺挫伤死亡，而如果并发其他胸部损伤，其死亡率则上升至 22％。肺挫伤伴连枷胸的患者，其死亡率是单独肺挫伤患者的 2 倍以上。肺挫裂伤被认为是增加胸外伤患者死亡率的一个直接原因。

二、病因

严重创伤，如车祸、钝器伤、高空坠落、爆炸气浪伤、烟雾烧伤或骨折脂肪颗粒肺栓塞等均可造成肺挫裂伤，钝性伤最常见。肺挫伤既可以是局部性的，也可以是弥漫性的（一叶或一侧全肺），既可以单侧挫伤，也可以发生在双侧。

三、发病机制和病理改变

肺挫伤的发病机制是因胸部剧烈损伤造成肺部微血管内膜伤害，致血管壁的通透性增加，水分和液体成分渗出到血管外，造成肺间质水肿和肺泡内水肿，继发肺泡萎缩，肺内动静脉分流增加，通气/灌注比例失调。

（一）出血和水肿

在挫伤部位，肺泡和毛细血管膜被撕裂，损坏毛细血管和肺泡膜小血管，导致血液和液体泄漏到肺泡和肺间质的空间处。随着创伤的程度加重，还有更严重的水肿、出血及肺泡的撕裂。因此，毛细血管出血、肺水肿是两个连续的过程。

（二）肺实变和肺萎缩

肺挫伤可引起肺部分实变、肺泡塌陷、肺不张（部分或全部肺塌陷）的发生。最常见肺实变的原因是肺损伤后毛细血管结构破坏，肺泡内皮细胞间隙增大，原来正常的肺泡间隙被毛细血管渗出的水分和胶体成分填塞。受伤后 1 小时内，在受伤部位就可以见到肺泡增厚，并可能实变；另外肺挫伤导致肺泡表面活性物质减少，也加速了肺泡的萎缩和实变，这属于继发性损伤。

肺部损伤继发的炎性过程是指血液中的巨噬细胞、中性粒细胞等炎症细胞和血液成分可以进入肺组织，释放的炎性介质导致炎症，增大了呼吸衰竭发生的可能性。在炎性反应中，产生过量的黏液，可能堵塞肺的小气道，导致小气道的萎缩。即使只是局部的损伤，炎症也可能影响到其他肺部，因此，未受伤的肺组织也可能发生水肿、肺泡间隔增厚以及其他变化。如果这种炎症致使肺交换气体严重不足，它可导致类似急性呼吸窘迫综合征一样的肺功能衰竭。

（三）通气血流比例失调

一般情况下，通气灌注比例约 1∶1，进入肺泡内的通气量约等于在它们周围的毛细血管（灌注）血液量。肺挫裂伤时这个比例是减少的，原因是充满液体的肺泡无法与空气充分交换，氧气无法进入血液，血液没有被充分氧合就离开了肺。另一种情况是受伤后，肺通气功能也明显下降，从而导致机械通气不足，如并发连枷胸时，没有足够的通气膨胀也导致了通气/灌注的失调。由于长时间的通气和灌注不匹配，将会导致血氧饱和度的降低。

肺挫裂伤的主要病理改变是肺泡破裂和肺泡内出血，其次是肺水肿和气肿，有时伴肺破裂。肺出血可由斑点状至弥漫性不等，肺实质内血管破裂可形成血肿，甚至可出现血凝块堵塞气管导致窒息死亡。肺水肿轻者为间质性或肺泡腔内含有少量积液，重者可见大量的水肿液外溢至支气管以至气管内常混有血液，故呈血性泡沫痰。肺出血和水肿可致肺不张。肺气肿可为间质性或肺泡性，重者在胸膜下出现含有血和气的肺大疱，发生肺破裂时可引起血胸或血气胸。

以上病理生理改变引起肺的顺应性下降，潮气量降低，最终导致低氧血症。严重的肺挫伤可以造成急性呼吸衰竭，继而导致多器官功能衰竭而死亡。

四、临床表现

肺挫裂伤的临床表现因伤情轻重不同而有所差异。轻者仅有短暂的胸痛、胸闷或憋气感，其症状还往往被其他并发伤所掩盖，只是在做胸部 X 线片或胸部 CT 时被发现。稍重者伤后 1～3 天出现咳嗽、咯血或血丝痰，少数有呼吸困难，体格检查听诊可闻及变化不定的散在性湿啰音或捻发音。严重者可发生 ARDS，出现明显的呼吸困难、发绀、血性泡沫痰等，常伴休克。查体除肺内啰音外可有肺实变体征和血气胸体征。此外，常伴有其他脏器损伤的表现。

五、辅助检查

（一）影像学检查

1. X 线检查　胸部 X 线是最常用的诊断方法，可用来帮助已经有明确临床病史、症状体征的患者的肺挫裂伤的诊断。肺内可见肺纹理增粗、斑片状阴影、透光度减低以致大片状密度影，亦可有肺不张和血气胸的表现。肺挫裂伤导致的肺实变区域在胸部 X 线片上呈白色，由于挫伤通常不限制于肺叶或肺段的解剖界限，因此，它可以表现为局限性或弥漫性的斑片状或团块状影，血胸或气胸的存在可能掩盖了 X 线片上的这种肺挫伤表现。虽然胸部 X 线片是诊断的重要组成部分，但因为它敏感度较低的缺点，尤其是在损伤的早期，这时的肺部病变不明显，往往容易漏诊。胸部 X 线片上出现肺部渗出性病变的特征，一般在肺挫裂伤后 6 小时开始，并且此特征出现的时间与创伤的严重程度并无直接联系，48 小时后再出现的肺部类似损伤往往与肺挫裂伤不直接相关，需要考虑肺炎及其他肺疾病。

2. 胸部 CT 检查　若表现为密度增高的云絮状阴影，提示肺泡及肺间质出血。计算机断层扫描（CT 扫描）是肺挫伤较为敏感的检查方法，它可以在识别腹部、胸部或其他伤害的同时判别是否伴有肺挫伤。一项研究表明，X 线片检测胸部损伤的患者中，检出伴随肺挫裂伤的发生率约为 16.3%，而 CT 则发现其中 31.2% 的患者伴有肺挫裂伤。不同于 X 线，CT 扫描可以检测几乎立即受伤后的肺挫伤。当然，肺组织损伤后 24～48 小时的出血及水肿表现在 X 线片和 CT 上均可见。另外，CT 扫描还可以帮助确定挫伤程度，帮助评估患者是否需要机械通气，CT 扫描肺挫伤范围较大的患者，增加通气是必要的；CT 扫描也有助于区分肺挫伤和肺出血，这可能是其他检查难以实现的。

（二）实验室检查

动脉血气检查：此项检查早于 X 线发现异常之前，可出现轻重不等的异常结果，一般呈持续性低氧血症。若通气功能受损严重，可出现低氧、高碳酸血症，表现为动脉血氧分压 < 60 mmHg，动脉血二氧化碳分压 > 50 mmHg。

六、诊断及鉴别诊断

要诊断肺挫裂伤，需要通过了解造成肺部损伤的病史、体格检查及相关影像学资料和实验室检查综合判断。根据创伤史、临床表现和影像学检查，肺挫裂伤容易确诊，因此一般不需要进行鉴别诊断，但应注意其外轻内重、始轻末重、迅速发展和常有并发伤的特点。临床上肺挫裂伤的症状表现最容易被其他外部损伤所掩盖，如烧伤、骨折等更易诊断的损伤。故对本病的诊断最重要的是要分析临床资料，且对这一类患者要充分考虑到肺爆震伤的存在，及时地预防处理。

七、治疗

没有已知的治疗方法可以加速肺挫裂伤愈合，主要治疗方法是维护呼吸和循环功能，包括保持呼吸道通畅、给氧、必要时行气管切开和人工呼吸器辅助呼吸以及输血补液抗休克。有血、气胸者尽早做胸腔闭式引流。注意给予止血药物；合理应用抗生素预防感染。对并发其他器官损伤进行相应的处理。支持治疗也非常重要。一定注意受伤部位和可能同期受到损伤的部位，防止更多的继发伤害，并提供支持性护理，同时等待肺部的挫伤愈合。

此类患者的各种监测非常重要，包括保持体液平衡、维护呼吸功能、血氧饱和度和脉搏血氧仪的监测使用，为预防患者病情恶化，及时建立静脉通道和呼吸通道非常必要，特别是对并发肺炎和急性呼吸窘迫综合征（ARDS）患者的监测至关重要。治疗的目的是保证氧合、防止呼吸衰竭。

（一）单纯肺挫伤

无须特殊治疗，只需吸氧、镇痛、鼓励咳痰、预防并发症。但在早期需密切观察，复查胸部 X 线片及血气分析，监测是否会转变为呼吸功能不全的肺挫伤。

（二）通气

当创伤引起肺通气异常或肺换气功能无法维持正常血氧浓度时，机械通气是最行之有效的治疗手段。持续正压通气是最常见的选择模式。BiPAP 的无创正压通气模式在较轻的患者中应该推荐使用，可以更好地促进患者康复，避免机械通气带来的各种问题。需要注意的是，由于肺挫裂伤患者肺部损伤在不同阶段的主要矛盾不同，必须注意调整呼吸机压力、氧气浓度及湿度，在保证足够通气的情况下尽量降低呼吸条件，创造有利于肺组织愈合的条件。在恢复后期，部分患者由于重度肺水肿、肺部感染会引起肺实变、肺萎缩和肺间质纤维化。

根据伤情轻重分类，个性化治疗，对于呼吸困难不见改善、低氧血症持续存在的患者，即动脉血气分析示 $PaO_2 < 60$ mmHg，$PaCO_2 > 50$ mmHg 时，应行气管内插管、呼吸机辅助呼吸，以高频通气或呼吸末正压通气模式辅助呼吸，尽量使 $PaO_2 > 80$ mmHg，$SaO_2 > 90\%$；给予超声雾化吸入湿化气道，促进痰液排出，去除异物刺激，减少各种炎性介质的作用。对于痰液不能有效清除且预计需长期呼吸机辅助的患者可考虑行气管切开，建立人工气道，保持呼吸道通畅。疑有痰痂阻塞气道时应立即进行纤维支气管镜检查，去除痰痂并做冲洗，对呼吸道内的出血点给予电凝止血。呼吸机的使用应遵循"早上机、早撤机、个性化"的原则。当患者自主呼吸恢复好，咳嗽有力，监测血气分析正常且稳定，即可考虑脱机，应争取早日脱机，避免呼吸机依赖。

当挫伤严重到各种常规支持治疗无效时，体外膜肺氧合（ECMO）可以使用，在体外完成肺换气，为患者争取挫裂伤所致肺部炎症水肿消退的时间，增加存活希望。

（三）液体治疗

肺挫伤补液治疗的管理策略目前是有争议的。在体循环系统存在过多的液体会加重缺氧，因为它可能会导致体液从受伤的毛细血管渗漏至肺间质引起肺水肿。然而，低血容量对患者有更直接及更危险的影响，可能造成低血容量性休克，因此，对体液丢失严重的患者，液体复苏是必要的。目前的推荐是，在需要扩容治疗低血容量休克的患者，给予静脉补液的同时，需要监测中心静脉压，限制过多晶体液入量，必要时适当应用利尿药。

（四）支持治疗

呼吸道分泌物会加重缺氧，导致感染。因此，胸部物理治疗，如促进呼吸运动、咳嗽刺激、吸痰、敲击、移动、振动来清除分泌物，增加氧合，使得肺萎缩实变部分复张非常重要。中度至重度患者应该预防性给予抗生素治疗，虽然目前没有研究显示使用抗生素作为预防性措施预防感染发生的明确获益，但部分医生建议即使没有科学证据，也应该预防性使用抗生素。然而，持反对观点的医生认为这可能会导致细菌耐药菌株的产生，所以，除非临床已经出现明确的肺部感染情况，否则通常不鼓励预防使用抗生素。

（五）糖皮质醇激素的应用

激素本身有抗感染、减轻水肿、降低毛细血管通透性和血管阻力的作用，使肺组织内分泌减少，可抑制血小板凝聚、防止微血栓形成，减少白细胞聚集、减轻肺纤维化。应用激素要求早期、足量、短疗程。

（六）疼痛控制

疼痛控制是另一种非常重要的改善患者病情的手段。胸壁损伤导致的痛苦可使患者咳嗽无力、分泌物增加，痰液将积存在呼吸道，引起肺部感染、肺不张、肺实变。胸部扩张不足可能导致肺不张，从而进一步降低血液氧合。合理的镇痛药物可使患者减轻疼痛，同时要防止患者产生呼吸抑制，促进患者排痰和功能锻炼有利于患者恢复。因此，不能简单地认为镇痛就是缓解患者疼痛，而是综合治疗的重要一环。

● 第四节　膈肌破裂

一、病因

横膈破裂多见于胸部钝性损伤，单纯膈肌破裂诊断的病例并不多见。且很少能被早期发现，这是因为多伴有其他并发伤或由于胸部 X 线片误诊所致；因此，对每个有严重的钝性胸部或腹部损伤的病例，均应考虑有横膈损伤的可能。

一般来说，大面积的冲击力（如从高处跌下）和交通事故是导致膈肌破裂的主要原因。多数病例需要同时冲击两个体腔（胸、腹腔）才能引起破裂，单独冲击胸腔则较少造成破裂，而伤及腹腔引起膜膈破裂的机会更少。子弹穿透伤或刀刺伤可致膈肌破裂，并同时损伤了膈肌邻近的器官。膈肌很少在同侧造成多处裂伤，而双侧性膈肌破裂亦甚为少见，仅占3%。多数膈肌裂伤是从中央腱向外呈放射状撕裂，即中央腱向肌层方向裂开，并多半发生在左半膈肌中央腱部位。在膈肌与肋骨附着处的膈肌撕裂较为少见，但若单独严重胸腔挤压时，该处则是典型撕裂部位。在膈肌处断裂不多见。心包部位的膈肌破裂更为罕见，但有其特殊症状，该处破裂常导致内脏嵌入心包腔内。

二、病理生理

由于胸腔负压及腹腔正压两者间的压力阶差，腹腔脏器可经膈肌破裂口进入胸腔，在用力吸气时其压力阶差更为增大，当应用机械呼吸时胸腔负压消失，因此，在严重胸部损伤时，应用机械呼吸可防止内脏脱入胸腔，因而可掩盖横膈破裂的存在，直到患者脱离呼吸器开始自主呼吸后，在 X 线摄片时才被发现。

横膈破裂对呼吸及循环的病理生理改变，在很大程度上取决于下列 3 个机制：①横膈的功能受阻碍，出现该侧的反常呼吸；②腹腔脏器脱入胸腔，压迫该侧肺脏使气体交换面积减少；③对严重病例有明显的纵隔移位，结果使静脉回心血量减少。

三、临床表现

膈肌破裂的患者临床症状无特异性，尤其对严重损伤病例，常被伴有的严重并发伤及休克症状所掩盖。左侧胸痛并放射至左肩部是横膈损伤的一个典型症状，在胸壁往往能见到挫伤的伤痕。有不同程度的呼吸短促。若脏器脱入胸腔造成纵隔移位，则呼吸困难更为明显，可类同张力性气胸表现，患者可出现发绀。这些病例的中心静脉压常可升高。

对膈肌裂口大的病例，早期一般无消化道梗阻或绞窄症状，后期有些病例可见消化道梗阻症状出现。对左侧膈肌裂口小的病例，一旦腹腔脏器嵌入胸腔，可早期出现消化道梗阻或绞窄症状。

四、诊断

（一）物理诊断

膈肌破裂的伤侧胸部叩诊可呈浊音，听诊呼吸音减低，可闻及肠鸣音。在损伤早期上述症状有时很难确定。由于移位脏器（胃、结肠）的胀气及脱入位置不同，造成浊音与鼓音的混合体，可直接影响典型的叩诊发现。此外，因为肠麻痹，胸部听诊的肠鸣音可能很弱甚至消失。

（二）辅助诊断

X 线胸部摄片是诊断的关键。横膈破裂常被忽略，并不是 X 线不能正确显示病变，而主要是未能正确认识所显示的病变。若 X 线片上看到胸腔内有含气、液体的胃肠影像或实体脏器影像，则诊断可以确定。另外，若下胃管时遇到困难或下胃管后摄 X 线片，发现胃管全部在胸腔内时，可进一步明确诊断。

X 线特征如下：①X 线片可见胸内边界清晰的不透光区，并不像血胸在平卧位摄片呈弥漫性模糊阴影，而且横膈破裂的不透光区往往较均匀，密度并不太高。如系胃泡脱入，可见液平；②在一片模糊阴影中可见到大小不等圆形透亮区；③横膈显著升高，或无法解释的膈面球形膨出；④纵隔及心脏向对侧移位。

当同时伴有血胸时读片常会遇到困难，若疑有横膈破裂，则在引流血胸时应注意胸腔引流管入口须较一般为高，可自上胸廓指向横膈插入胸腔，以免损伤脱入的内脏。对可疑的病例，必须做进一步检查，特别注意连续跟踪随访，有部分病例在受伤早期的检查中可完全正常。由于胸腹腔的压力阶差将很快使腹部脏器脱入胸腔，因此，早期很微小的或可疑的发现，每随内脏的脱入胸腔逐渐演变为典型症状。

对诊断性穿刺需特别引起注意，以免有造成胃或肠损伤的危险。

膈肌破裂容易误诊，常见的诊断错误：①横膈破裂最常见的误诊为血胸，因而在做胸腔引流过程中易造成脱入胸腔的腹腔脏器损伤。为对右侧血胸与肝脏脱入胸腔做出鉴别，必要时应做肝脏扫描；②此外亦常易被误诊为局限性气胸或张力性气胸，尤其是仅根据一般临床检查作为诊断依据时；③扩张的胃囊致使横膈抬高；④膈神经瘫痪造成高位横肠。如上述因胃囊扩张造成横膈上抬，这与横膈破裂不同，膈神经瘫痪患者能在胃泡上见到一层菲薄清晰的横膈组织；⑤肺不张：肺不张的纵隔是向病侧移位，而膈肌破裂的纵隔则被推向对侧。

五、主要并发症

膈肌破裂最常并发脾破裂（30％），肝破裂（14％），肾破裂（9％），其他脏器破裂占15％。当有腹腔脏器并发伤时，常因腹部脏器损伤而须剖腹，在剖腹探查时才发现还有横膈破裂。因而在腹部钝性伤而须剖腹时，必须把探查两侧横膈列为常规。膈肌损伤可使脱入内脏引起嵌顿或绞窄。如因穿透伤引起的横膈小孔缺损，则上述并发症较横膈较大的裂口更易发生。横膈破裂的早期诊断和及时手术，是对上述并发症最好的预防措施。如果外伤后膈肌破裂不重，或为网膜封闭，或疝入胸腔的脏器不多，则诊断常被遗漏，患者进入潜伏期。在此期，患者可以毫无症状。85％的潜伏期患者在外伤后 3 年内进入第三期或梗阻、绞窄期。患者症状明显，除肠梗阻外，可出现绞窄、穿孔。患者严重呼吸困难、胸腔内大量积液和积气，甚至发生中毒性休克，如诊断、治疗不及时，可很快死亡。

六、治疗

（一）手术指征

一经诊断横膈破裂，应尽早施行手术治疗，否则，不仅可引起内脏嵌顿，而主要是逐渐加重对呼吸功能的损害。横膈破裂的患者常伴有多处并发伤，凡无明显内脏嵌顿症状及严重心肺功能影响者，横膈破裂的手术可暂缓，而先处理或手术治疗对患者生命有严重威胁的损伤（如颅脑手术）。无论如何，在这种情况下应先置入鼻胃管。

（二）手术途径

左侧横膈既可经腹腔亦可经胸腔修补，经胸途径手术暴露可能较好，但常见的腹部脏器损伤较难被发现，虽然从胸腔可做脾切除，但要达到详细和完全的探查腹腔是不可能的。即使在 X 线片中证实同时存在胸部脏器损伤，但事实上却很少须做手术治疗。因此，在损伤早期左侧横膈破裂，应常规经腹腔途径手术，这对呼吸功能影响最小，对有严重胸内损伤者则属例外。右侧急性横膈破裂的缝合，经腹途径是很困难的，在无腹部体征情况下，应从右侧第六肋间行进胸手术。对所有慢性破裂病例，一律经胸途径手术，因已有胸膜粘连，经腹途径将无法处理。不论以何种途径手术，铺巾消毒都须考虑有进入另一体腔的可能。胸腹联合切口暴露虽好，但较单纯经腹或经胸对患者的损害更大，一般较少采用。

（三）手术方法

在急诊手术时，将脱入胸腔的腹腔脏器复位并无困难，若遇多脏器脱入胸腔，则最先复位是小肠，最后是胃。破裂横膈缝合可用不吸收缝线间断缝合，在急性破裂时常可直接缝合，而膈神经分支应予避开。若缺损太大，则用自体或人工材料修复。若横膈是沿膈肌与胸壁附着处撕裂，要在原处缝合常有困难，应将膈肌上移固定至胸壁处。术毕置入胸腔引流管，术前应置鼻胃管。膈肌破裂在及时和恰当的外科处理后，大多能治愈，但仍有较高的死亡率。主要原因是膈肌裂伤常伴有严重的并发伤和休克，并由于疝入胸腔的脏器对心肺的过度压迫造成呼吸循环严重的功能障碍。因此，严密观察和及时、正确地处理是降低死亡率的重要措施。

● 第五节　胸导管损伤

一、概述

胸导管损伤（创伤性乳糜胸）是指胸导管及其较大分支损伤、破裂引起的乳糜胸，实际上是一种淋巴内瘘。由于创伤和胸、心、血管外科手术的广泛开展，胸导管损伤的发病率明显增加。

（一）胸导管的解剖与变异

胸导管是全身最长且最粗的淋巴管，正常人胸导管长 30～45 cm，口径 2～7 mm，灰白色，光泽且具有一定的弹性。可分为起始部、胸、颈 3 段。通常起始于第 1～2 腰椎平面腹膜后乳糜池，于腹主动脉右侧，经膈肌主动脉裂孔入胸腔，沿脊柱的右前方上行于奇静脉与胸主动脉之间。自第 3～5 胸椎平面逐渐从主动脉弓及食管后方越过中线至脊柱的左前方，紧贴在食管筋膜的后面，故施行食管中段手术时易伤及此段胸导管。在后上纵隔内胸导管沿食管、左喉返神经左侧、锁骨下动脉之右、左迷走神经及左颈总动脉的后方继续上行，经胸廓上口至颈根部，然后经锁骨下动脉的后方向前下呈一弓形注入左静脉角。该弓高出锁骨上方 3～5 cm。因此，当颈外伤或手术时伤及该部，将形成乳糜瘘或乳糜胸。由于胸导管上段与左侧胸膜紧贴，下段与右侧胸膜接触，故胸导管下段损伤时引起右侧乳糜胸，而上段损伤时则易发生左侧乳糜胸。

胸导管变异较多，约占 1/4 的胸导管呈双干、多干分叉及位置异位等变异。有学者将我国人胸导管分为 5 型：①正常型占 84.7％；②双干型：两干自乳糜池发出，沿主动脉两侧上行，在胸部不同平面汇成一干支后进入左或右静脉角占 10.7％；③分叉型：以单干开始，沿主动脉右侧上行，在 4～6 胸椎平面分为两支以后，分别进入左、右静脉角；④左位型；⑤右位型。左位和右位型都是以单支沿一侧走行始终。④、⑤型出现率较低。临床以前 3 型多见，故通常仅有单干、双干与分叉 3 型之分。

（二）胸导管及乳糜液的生理特点

胸导管是全身最大的淋巴管，收集下肢、骨盆、腹部、胸部左半、头颈部左半及左上肢占全身 3/4 的淋巴液，以 0.93～1.38 ml/（min·kg）的流速注入静脉。正常人每天流量为 1500～2500 ml。进食、饮水、脂肪餐后或按压腹部，其流速可增加到 3.9 ml/（min·kg），流量可增加 20%。胸导管淋巴液 95% 来自肝脏和小肠，摄入脂肪后肝内淋巴流量可增加 150%，肠淋巴流量可达静止时的 10 倍。肝硬化门静脉高压症时胸导管的淋巴液流量和压力都有所增加。饥饿、注射吗啡抑制肠蠕动使吸收减慢时，胸导管内淋巴液流量明显减少且呈清水样。

胸导管具有自发的、节律性的收缩能力，每隔 15s 将乳糜液排入静脉一次。周围器官的活动如心脏、动脉搏动，肺的膨胀与收缩，胃肠蠕动，腹肌、膈肌随呼吸运动的收缩，胸、腹腔压力变化，都促使乳糜液向心回流。胸导管内乳糜液的流动亦可形成推动力，体位改变亦对胸导管回流有影响。

在一般情况下胸导管内平均压为 15 cmH_2O，在流速高峰时可为 10～28 cmH_2O。结扎胸导管后，压力暂时上升可达 50 mmHg，以后随侧支循环的建立，可逐渐恢复至正常。

胸导管的主要功能是输送从肠道吸收的脂肪。乳糜液的化学成分除脂肪含量比血浆高，蛋白质略低之外，其他与血浆类似。经淋巴液回收到血液的蛋白质一昼夜可达 100g。在胸导管内的浓度为 2.9～7.3 g/100 ml，主要是白蛋白，其与球蛋白的比例为 3∶1，含蛋白总量相当于血浆的 60%。故胸导管亦是血管外及贮藏于肝脏的蛋白质输送入静脉的主要通道。

乳糜液的细胞成分主要是淋巴细胞〔（0.4～6.8)×10^9/L〕，在胸导管内有时可达（2～20)×10^9/L 个。每天参与淋巴再循环的数目为血液中淋巴细胞总数的 10～20 倍，除偶尔情况外，一般不含红细胞。乳糜液的外观不恒定，饭后 6 小时呈乳白色，偶尔呈粉红色，空腹状态呈血清色或清水样。无气味，呈碱性，比重 1.012，放置后出现乳酯层，乳化后可见脂肪球，含酯量 0.4%～4.0%，固体粒子 74%。无机盐与血浆相近似。乳糜液有明显的抑菌抗腐败性，大肠埃希菌、金黄色葡萄球菌在乳糜液内不能生长。临床鲜有乳糜胸并发感染的报道，可能与其碱性、含高游离脂肪酸、磷脂以及淋巴细胞等综合作用有关。

胸导管是机体免疫器官的重要组成部分，乳糜液中含有各种抗体以及大量淋巴细胞，其中 90% 为具有免疫活性的 T 细胞，经胸导管送入血循环参与机体的免疫反应。胸导管亦是肿瘤和病原菌播散的重要途径，故有人术前经颈部、术中经胸部胸导管取液检查瘤细胞或做细菌培养，作为诊断、确定手术适应证、指导手术治疗的一个重要方法。

二、病因

（一）闭合性胸部创伤

多见于爆震伤挤压伤、车祸及钝器打击所致锁骨、脊柱及肋骨骨折，甚至举重、剧烈咳嗽、呕吐等，尤其是饱餐之后胸导管处于充盈扩张状态，更易发生。若下胸部承受暴力，由于膈肌角的剪力作用，亦易导致胸导管撕裂。胸导管破裂之后先在纵隔内形成 1 个乳糜囊肿，逐渐增大，到一定体积后破入胸膜腔。从伤后到临床出现乳糜胸，一般间隔为 2～10 天不等，亦有在数月之后才确诊者。

（二）开放性胸部创伤

包括胸、颈部锐器刺入，子弹、弹片穿入等，均可直接损伤胸导管及其分支。由于胸导管分支小而且位置深，其周围毗邻于大血管及其他重要脏器，因此常伴有大血管及邻近重要脏器的损伤，临床胸导管损伤的典型表现多被掩盖，早期不易发现及诊断，又因这些脏器损伤多急重，往往早期死亡。因此，开放性胸腔伤引起的胸导管损伤较为罕见。

（三）手术损伤

手术损伤胸导管是最常见的原因，其发生率占整个乳糜胸的 25％。据统计，心脏及血管手术胸导管损伤为 0.25％～0.5％，食管手术为 0.9％～1.8％。患者术前多禁食，胸导管流量减少，乳糜液呈清水状，同时被手术中渗血所混染，使胸导管损伤不易辨认。其他如左锁骨上区手术、锁骨下或颈静脉穿刺等均有可能损伤。

其他非创伤性乳糜胸将不在此讨论。

三、病理生理

大量乳糜液积聚于胸腔内，压迫肺使其萎陷，使纵隔移位，影响呼吸循环功能。由于大量乳糜液丢失，出现水、电解质紊乱，营养缺乏，体重下降，明显消瘦。此外，淋巴细胞及抗体成分丢失，周围血中淋巴细胞数减少，机体免疫力受损。如未及时治疗，可因大量地丢失营养，在短期内造成全身消耗、衰竭或并发其他严重并发症而死亡。

四、临床表现及诊断

乳糜液无刺激性，故单纯乳糜胸患者体温不高或低于正常。由于严重胸部创伤，常常限制饮食，而早期乳糜流量很少，待恢复进食后，乳糜流量增多，大量乳糜液进入胸膜腔内，压迫肺使其萎陷，纵隔向健侧移位。患者表现胸闷、气急、心悸等。由于大量乳糜液丢失，患者可在短期内造成全身消耗、衰竭，水、电解质紊乱或并发其他严重并发症而死亡。

（一）病史

询问患者受伤的方式、部位、时间均有助于诊断。闭合伤所致之胸导管撕裂伤易发生在饭后 6 小时以内。其临床特点：①有一个"间隔期"（受伤距临床发病有一间隔的时间；②突发性呼吸困难；③程度不同的休克；④经胸穿或引流症状迅速得以缓解，短期内又重出现；⑤手术后乳糜胸多在进食后出现胸腔引流液增多，手术的种类和部位本身对诊断就是一种提示。

（二）胸腔引流液的性状

1. 典型的乳糜液呈乳白色，放置后出现乳脂层，加乙醚后脂肪溶解，使乳状混浊液变清澈。

2. 无菌生长。

3. 无气味。

4. 含有大量淋巴细胞。

5. 苏丹Ⅲ染色后显微镜下可见直径为 5 μm 大小的橘红色脂肪球。

6. 比重 1.012，呈碱性反应。

7. 口服亲脂肪染料，可使流出的乳糜着色。

创伤与术后乳糜胸的胸引流液常呈血性或浆液性，禁食时呈清水样。苏丹Ⅲ染色阴性时早期不易确诊。若观察到胸腔引流量逐日增多，术后前 3 天平均引流量高于一般开胸术后，波动范围大，不能如期拔除胸引流管，应高度怀疑乳糜胸。①X 线检查：除单侧或双侧广泛胸腔积液征外，创伤后早期可有纵隔包裹性积液，乳糜胸并发乳糜心包时，可见心影增宽。②淋巴管造影：经下肢或精索淋巴管注入造影剂后，定时拍片观察造影剂是否漏入胸腔。此法不仅可以确定漏口位置，确定治疗方案，研究胸导管走行，而且对确定手术结扎胸导管的位置均有重要意义。术前、术中、术后均可应用。但此法可引起咳嗽、发热等不良反应，严重者可出现脂肪栓塞。③胸腔乳糜液染色：文献曾介绍各种染料测试方法，但临床实际应用的经验不多。④放射性同位素检查：用同位素诊断乳糜胸尚不普遍，大宗报道不多，有的尚在研究阶段。

五、治疗

创伤性胸导管损伤性乳糜胸的治疗，主要应根据胸腔引流量及患者的实际情况而定。关键是手术适应证和手术时机。多数学者认为胸腔引流量每天＜1000 ml，且有逐渐减少的趋势，可考虑非手术治疗。若每天引流量 1000～1500 ml，且病员进行性消瘦、脱水及水、电解质紊乱，保守治疗 5～7 天不见引流量减少者，应采取积极的手术治疗。过去人们对胸导管能否结扎还不清楚，仅采用胸腔穿刺或闭式引流及营养支持等保守治疗，其死亡率甚高。

开胸结扎胸导管操作比较简单，手术时间短，成功率高，对创伤或手术后乳糜胸较非手术治疗更为安全。且能迅速奏效。确也有部分病例经适当保守治疗，不需再手术可以治愈。

实际上每一患者自发病至手术治疗，都经过一段保守治疗的过程。

（一）非手术治疗

1. 支持治疗　给予高蛋白、高碳水化合物、低脂肪或无脂肪饮食，输血或血浆，维持水、电解质平衡，应用维生素及微量元素。可给予中链脂肪酸甘油三酯（MCT），其优点为吸收后可不经胸导管直接由静脉入血，既可增加热量，又可减少乳糜液漏出，有利于胸导管愈合。亦有人主张采用全胃肠外营养，并加以胃肠吸引以减少胸导管引流，以利于创口愈合。

2. 保持胸腔闭式引流通畅，及时排尽胸腔乳糜，并鼓励患者咳嗽，必要时可以用 25 cmH$_2$O 的负压持续吸引，以促使肺及时膨胀。有利于脏、壁层胸膜粘连，若同时患 ARDS 的患者，可采用呼气末正压通气（PEEP），可降低胸导管淋巴流量，促使胸导管闭合。

保守治疗无效时应行外科手术治疗。

（二）手术治疗

经上述非手术处理后，若乳糜排出量不见减少，应及时准备手术。

1. 术前应做好充分准备

（1）纠正水、电解质紊乱，输血输液及加强营养支持治疗。

（2）排尽胸腔内积液，以利于肺膨胀，改善缺氧，防止手术时侧卧位对纵隔、心脏压迫引起的不良影响。

（3）为术中辨认和寻找胸导管破口，可于术前 3～4 小时口服或胃管内注入牛奶、黄油等高脂肪食物 300～500 ml，使术中乳糜流量增加，色泽变白；或加入亲脂染料如橄榄油、苏丹Ⅲ或于腹股沟部皮下注射伊文氏蓝，使流出液着色，以利于术中破口寻找。目前认为只要解剖熟悉，注射染料并无必要，相反高浓度染料溢入胸腔内，使周围组织着色，反而影响观察解剖结构。

2. 结扎胸导管的有关技术问题

（1）进路：有人主张单侧乳糜胸经有胸腔积液侧进胸，双侧乳糜胸经右侧进胸为宜。更多学者主张不论乳糜胸在哪一侧均由右侧进胸，由膈裂孔上面主动脉右后与脊柱前缘间寻找并结扎胸导管。此处胸导管走行较为恒定，便于暴露，利于手术操作，亦可在附近不同平面加扎 2～3 道。

（2）找到瘘口时，用"00"丝线缝扎其上下两断端，并用周围组织覆盖，不宜用电烙或银夹处理。无法找到瘘口时，只缝合有乳糜液漏出的纵隔胸膜，同时于右膈上结扎胸导管。单纯结扎右膈上胸导管亦可。至于将胸导管移植于静脉或其他方法的吻合，从目前临床实践看来均无必要。

（3）手术治疗时机的选择：对保守治疗的期限仍有争议，有人认为胸乳糜液的引流量和速度并非判断手术时机的指标，乳糜液引流量的减少不是逐渐的，而是于某一时刻突然减少或停止，因此至少应进行 3～4 周的保守治疗。亦有人认为只要保守治疗的诸措施得到严格执行，有信心地坚持，需行手术的患者为数不会太多。有的学者认为成人每天胸乳糜液超过 1500 ml，儿童超过 100 ml，持续 5 天不停即应手术。多数主张保守治疗时间仍应依患者对丧失乳糜液的耐受性而定。引流量多的患者，保守治疗不应超过 2～3 周，以免发生严重代谢紊乱和机体衰竭，反而失去良好的手术时机，尤其是对婴幼儿和糖尿病患者。2～3 周的保守治疗会增加手术的危险性，不可机械规定。应根据患者的具体情况而定。

● 第六节　胸壁畸形

胸壁畸形主要包括先天性胸壁畸形和外伤、手术引起的胸壁畸形，本章只讨论先天性胸壁畸形。

一、漏斗胸

漏斗胸（funnel chest）是指胸骨、肋软骨和部分肋骨向脊柱方向凹陷，形成漏斗状畸形。一般胸骨柄和第 1、第 2 肋软骨正常。

（一）流行病学

漏斗胸的发病率为每 300～400 个存活新生儿中有一个发病。80％～86％的患者在 1 岁以内被发现，青春期后才发现的不到 5％。约有 37％的患者有家族史。并发其他先天性畸形者占 10％。男女比例为（3～4）∶1。

（二）病因和发病机制

漏斗胸的病因尚不清楚，一般认为是下胸部肋骨和肋软骨发育过度，挤压胸骨向后移位形成的，也有人认为是膈肌胸骨部发育不良，向后牵拉胸骨所致。胸骨、肋软骨和部分肋骨向脊柱方向凹陷，使胸骨和脊柱之间的间隙大为减少，胸腔与纵隔内的脏器受到压迫，影响其心肺功能。患者膈肌明显下降，肺活量随之下降。

（三）临床表现

漏斗胸较轻者可无明显症状，变形较重者可压迫心肺，产生呼吸循环症状，并可影响患儿生长发育。主要表现为胸部漏斗状畸形，肺活量减少，残气量增加，反复出现呼吸道感染症状，和活动后心慌、气短，甚至出现心前区疼痛。症状多随年龄的增长而加重。学龄前畸形多对称，心肺功能影响不重。随年龄增加畸形逐渐加重，多为不对称，常有轻度驼背、腹部凸出等特殊体形，给患者带来严重的精神创伤。漏斗胸患者可伴有左肺发育不良或缺如，也可并发左侧缺肢畸形。

（四）实验室检查和特殊检查

1. 胸部 X 线片和 CT 检查　可清楚地显示胸壁凹陷程度及心脏移位情况。由于心脏受压向左移位，胸部 X 线片显示心脏右缘与脊柱平齐。侧位片示胸骨体凹陷，胸骨与脊椎间距明显缩小，严重者几乎接触。膈肌下降，活动减少。手术后可见上述畸形恢复情况。

2. 心电图　由于心脏左移和右心室受压，心电图可见 V_1 导联的 P 波倒置或双向，QRS 波呈 rSR 型，T 波倒置。也可有右束支传导阻滞。经及时治疗，心脏复位后，心电图改变可逐渐恢复正常。

3. 呼吸功能检查　可表现肺活量减少，残气量增加，小气道通气受阻。手术后限制性通气功能障碍可消失。

4. 超声心动图检查　可见射血分数和左室短轴缩短率较正常儿童明显偏低。

5. 心导管检查　可描记到右室压力在舒张期斜坡和平台，类似缩窄性心包炎。心血管造影显示右心受压畸形和右室流出道受阻。

（五）诊断和鉴别诊断

漏斗胸通过视诊即可做出诊断，但同时必须明确畸形程度和有无其他畸形。判定畸形程度的方法如下：

1. 盛水量测定　患者平卧位，向前胸凹陷部位注水，以所盛水的量来判定畸形程度，或用橡皮泥填满凹陷部位，将橡皮泥取下，放入盛满水的容器中，以其所排出的水量来表示畸形程度。超过 200 ml 者为重度。

2. 胸脊间距测定　根据胸部侧位 X 片，胸骨凹陷最深处后缘至脊椎前缘的距离表示畸形程度。>7 cm 为轻度，5～7 cm 为中度，<5 cm 为重度。

3. 漏斗胸指数（FI）表示法　$FI = (a \times b \times c)/(A \times B \times C)$。

a：漏斗胸凹陷部位纵径；b：漏斗胸凹陷部位横径；c：漏斗胸凹陷部位深度。A：胸骨的长度；B：胸廓的横径；C：胸骨角至椎体的距离。漏斗胸指数（FI）>0.3 为重度，0.3～0.2 为中度，<0.2 为轻度。

4. 体表波纹分域图　利用光源和格子的投照方法，将胸壁凹陷部分的波纹等高线的图像拍照下来，并将波纹等高线的间隔和数目输入计算机，计算出凹陷部位的容积，可确定漏斗胸的畸形程度及评价手术效果。

（六）治疗

研究发现，药物治疗和胸部锻炼不能减轻胸部畸形程度，因此，轻度漏斗胸无须处理，中重度均需手术治疗。手术的目的不仅仅是为了美观，主要是为了解除畸形的胸壁对心肺的压迫，纠正受损的心肺功能。由于漏斗胸畸形随年龄的增长而加重，手术应尽早进行，一般认为 3~10 岁为宜。3 岁之前有假性漏斗胸，很可能自行缓解。Haller 报道，对 4 岁幼儿做切除 5 根肋骨以上的胸壁整形手术，阻碍胸壁的生长发育，使幼儿呼吸功能减退，难以进行跑步等运动，因而认为手术最好选择在 6~8 岁以后进行。但也有人主张只要有明显的畸形，就应立即手术，不应等加重后再手术。年龄越小，畸形越轻，效果越好。学龄前进行畸形矫治，可避免心理上产生不良影响。手术方法：漏斗胸手术方法很多，主要有两大类。

1. 胸骨翻转术　将胸骨带血管蒂旋转 180°，并行适当的修剪和固定。此手术适于成年患者，手术效果满意。

（1）带血管蒂胸骨翻转术：胸腹正中切口，将胸大肌向两侧游离，显露凹陷的胸骨及两侧畸形的肋软骨，并沿腹直肌外缘游离腹直肌至脐水平。切开肋弓下缘，游离胸骨和肋软骨内面的胸膜。在肋软骨骨膜下，切断两侧所有畸形的肋软骨，切线由前内向后外斜行，通常包括第 7 至第 3 肋软骨和肋间肌。彻底游离胸骨后组织，切断附着于胸骨体两侧缘的肋间肌束和附着于肋软骨和剑突上的腹直肌。在胸骨上段，第 2 肋间水平游离出约 10 cm 胸廓内动脉，用线锯横断胸骨。将胸骨左右翻转 180°，检查双侧乳内动脉及腹壁动脉血供情况，应避免有张力，至少保证一侧动脉通畅供血。将两侧相对应的肋软骨修整固定。如胸骨过度凸起，也应修整剪平，并将横断处缝合固定。胸骨后放置闭式引流管，缝合胸大肌、皮下组织和皮肤。本法术中不切断乳内动脉和腹直肌，胸骨翻转后血运丰富，术后胸壁稳定，无反常呼吸，患者可早日下床活动，畸形纠正效果满意。有些学者报道，在横断胸骨前，先游离并切断胸廓内动脉，只保留腹直肌蒂作为胸骨的血液供应，或在剑突水平，切断乳内动脉与腹壁动脉的交通，只保留上下一端血管供血，也可取得同样效果。胸部扁平的患者，将翻转后的胸骨上端切成斜面，重叠缝合于胸骨柄上，部分过长的肋软骨也重叠缝合，术后可获得更满意的胸廓外形。

（2）无蒂胸骨翻转术：采取胸骨正中或双乳下横切口，切开畸形肋软骨的骨膜，切断肋软骨，将肋软骨和胸骨从骨膜下剥出。从畸形开始处将胸骨切断，切除过长的肋软骨，用抗生素溶液冲洗后，翻转 180°缝于胸骨和肋骨上。胸骨翻转术适用于已骨化的患者，其优点是不需要异物支撑，合乎生理。缺点是可能造成胸骨坏死，创伤大。注意在剥离肋软骨骨膜时，应轻柔操作，剥离充分。肋软骨骨膜、肋骨骨膜、肋间肌应保持完整，尽量不要损伤肋间血管和胸廓内动脉，胸骨翻转后将肋软骨骨膜、肋骨骨膜、肋间肌包绕缝合在翻转骨瓣和肋骨、肋软骨前端。

2. 胸骨抬举术　将肋软骨适当修剪，使下陷的胸骨抬高，手术简单，适用于下陷较平的患者。

（1）肋骨成形术：单侧较深而胸骨无畸形的漏斗胸，可行肋骨成形术。从中线向患侧做一曲线切口，骨膜下将畸形的肋骨和肋软骨解剖出来，在肋骨和肋软骨做多个横行切口，用巾钳将肋软骨向前上方牵拉，使向前下方斜行的肋骨上移到正常的肋骨走行位置，切除过长畸形的肋软骨，缝合固定两侧相应的肋软骨断端。由于两侧肋软骨向上牵拉合力，可将凹陷的胸骨拉起保持上举前挺的位置。本术式适用于骨质较为柔软的小儿患者。

（2）胸骨抬高术：骨膜下切断全部畸形的肋软骨，通常是 3～6 根，左右两侧分别进行。年龄较大的患者，肋软骨外端要切至肋骨骨质。切断附着于胸骨下部肋软骨的腹直肌肌束，游离出剑突，剪断与胸骨相连部分，将胸膜推向两侧，切断相应的肋间肌束，使胸骨自第 2 肋骨以下完全游离，将胸骨向下凹陷开始处两侧的正常肋软骨，通常是第 3 肋软骨，距胸骨外缘 2 cm 处，骨膜下由内前向外后斜行切断。抬起胸骨，使此肋软骨胸骨端位于肋骨端前面，并缝合固定。杠杆作用使胸骨上抬，如矫正满意，则固定即可。如矫正不满意，可于第 2 肋骨水平将胸骨后壁横向截骨或前壁楔形截骨，在横向截骨处嵌入肋软骨片，并缝合固定，使胸骨抬高至适当水平。将肋间肌、胸大肌、胸筋膜和腹直肌缝合在胸骨上，缝合皮肤。为了更好地固定胸骨，有人用克氏针或其他金属支架，将胸骨固定于第 3 或第 4 肋骨上，使胸骨固定更加牢靠，杜绝了术后发生反常呼吸。此方法需再次手术取出金属材料。

（3）不对称漏斗胸胸骨肋骨抬举术：不对称漏斗胸胸骨向右旋转，右前胸壁凹陷，普通胸骨抬高术不能矫正，具体操作如下：骨膜下切断畸形的肋软骨、肋间肌和剑突，使胸骨体游离。胸骨柄行斜形楔形切开，将胸骨体扭转并抬高到正常位置并缝合固定。胸骨旁两侧畸形开始处肋软骨斜行切断，胸骨端重叠在肋骨端前缝合固定，保持胸骨抬高位置。如右前胸壁凹陷较深，右侧肋软骨低于左侧，可在右侧肋软骨断端之间垫入软骨块，再用合成缝线缝合。如胸骨重度旋转，可在胸骨柄楔形截骨下方，再做一楔形切开，缝合固定后可使胸骨进一步回转至正常位置。

3. 钛合金板　近年来，国外多用钛合金板代替克氏针将胸骨固定于正常位置，与克氏针相比，钛合金板有许多优越性：①能透过 X 线。②不影响 MRI 检查。③通过机场安全检查时，不引起金属探测器报警。④弹性好，不容易移位。⑤有很好的依从性和组织相容性，避免了使用克氏针对患者术后的生活的限制。钛合金板正逐渐成为漏斗胸矫正手术首选材料。生物可吸收网也被用于进行胸骨固定，效果良好。避免了术后因胸骨固定不良，造成的胸骨移位和疼痛，并对重建胸壁和上腹壁有重要作用。

4. 胸腔镜　胸腔镜的发展给漏斗胸矫正手术带来了革命性的变化，很大程度上减小了手术创伤。1997 年 Nuss 首次报道此手术，常规麻醉后，两侧锁骨中线切口，乳头水平经胸肌至胸腔打一隧道，胸腔镜下将弯曲的钢条凹面向前穿过胸骨后方，到达另一侧穿出。翻转钢条，使其凹面向后，将胸骨抬起，畸形被矫正。用钢丝将钢条固定于两侧肋骨后面。手术安全，创伤小，并发症少，受到患者和医生的欢迎。

二、鸡胸

鸡胸为胸骨向前突出，两侧肋软骨凹陷形成的畸形，因类似鸡胸而得名。90％为对称性，即胸骨向前突出，两侧肋软骨对称性凹陷。9％为不对称性，即一侧肋软骨向前突出，另一侧正常，胸骨正常或倾斜。1％为胸骨柄畸形，累及胸骨的骨性连接，造成胸骨柄突出和胸骨体下陷。

（一）流行病学

鸡胸好发于儿童，一半以上发生于 11 岁以后，发生率为漏斗胸的 10％～20％，男孩明显多于女孩，26％的患者有家族史，12％的患者伴有脊柱侧弯。有学者报道 720 例胸壁畸形中，鸡胸占 22％。仅次于漏斗胸。

（二）病因和发病机制

鸡胸的病因不十分清楚，多数认为是肋软骨过度生长，挤压胸骨向前移位，胸骨下部因受膈肌的反向牵拉，使胸骨形成中央部向前突出的弓形。有学者认为膈肌的发育异常是鸡胸形成的主要原因。

（三）临床表现

鸡胸常无明显临床症状，多为自己或他人无意中发现。胸骨前突和脊柱后突使胸廓前后径增加，胸壁柔软性减小，限制了胸部的扩张，呼吸动度减弱，可引起慢性肺部感染。约 1/3 以上患者有中度气短、乏力和胸痛，但无心肺功能严重减退表现。多数患者对自己的体形较为悲观，不同患者，畸形的情况有所不同，较常见的是胸骨下部向前突出明显，两侧肋软骨向后凹陷；有些则是胸骨柄明显前突，胸骨迅速回降，继而转向前方，形成"Z"字形畸形。有人则把鸡胸分为 4 型：①胸骨弓状前凸型；②胸骨非对称前凸型；③胸骨柄前凸型；④胸骨抬高型。

（四）实验室检查和特殊检查

胸部侧位 X 线片，可清楚显示胸骨的畸形状况，其他检查常无异常发现。

（五）诊断和鉴别诊断

一般目测即可诊断，胸部 X 线片有助于确定鸡胸的类型和有无其他胸壁畸形存在，超声心动检查可发现有无心脏畸形。

（六）治疗

严重的鸡胸即使症状不重，也应手术治疗。3 岁后即可接受手术，年龄越小，疗效越好。手术可分为胸骨翻转法和胸骨沉降法。

1. 胸骨翻转法　和治疗漏斗胸手术一样，切开胸部皮肤和皮下组织，分离胸大肌，切断两侧肋软骨和胸骨，将胸骨板翻转 180°，经适当修剪后缝合固定。

2. 胸骨沉降法　分离胸大肌后，软骨膜下切除畸形的肋软骨，对于极度隆起、伸长的肋软骨，要切除其全长。剩留的肋软骨骨膜要逐根缝缩，可使原来隆起的胸骨，恢复到正常位置。如仍不能平整复位，可将胸骨横行截骨，将胸骨向后放置至适当位置固定。有时为了更好地纠正畸形，胸骨需两次截骨。对于肋软骨胸骨柄畸形，则需从第 2 肋软骨开始切除畸形的肋软骨，在胸骨前突最明显的部位，行更大范围的楔形截骨术，再将上段胸骨向后推移，同时将下段胸骨向前推移，对合骨截面，固定缝合。如遇复杂畸形，可配合胸骨斜行截骨，使胸骨向前移位并旋转。如遇剑突畸形或生长不正者，可将剑突切除。缝合皮肤前胸骨后要放置引流。畸形不对称时，对于一侧隆起的肋软骨，可逐根进行处理，先在软骨膜上做横切口，分离软骨膜后切除隆起的肋软骨，逐一缝缩剩留的肋软骨骨膜。如胸骨位置正常，只切除隆起的肋软骨即可矫正畸形。如胸骨扭转，切除隆起的肋软骨后，则需将凹陷侧胸骨横断，并将胸骨恢复到正常位置后缝合固定。如畸形侧肋软骨广泛切除，正常侧肋软骨需行小段切除，使两侧肋软骨保持平衡，以免术后胸骨左右倾斜，畸形更加严重。

所有鸡胸矫正手术在缝合软组织与皮肤前，最好先用巾钳将两侧肌肉和皮肤拉拢对合，观看胸廓外形及其表面是否光整，及早修整遗留畸形，使手术更加完美。胸腔镜技术使鸡胸矫正手术能够成为微创手术，切口小，也更加美观。

三、胸骨裂

先天性胸骨裂是一种少见的胸壁畸形，其特征是胸骨部分缺如，心脏前方失去骨骼保护，多伴有心脏异位或其他先天性心脏畸形。

（一）病因和发病机制

正常胸骨由中胚叶侧板的两侧胸骨索相互融合而成，如胚胎发育至第 8 周时两侧胸骨索未融合或融合不完全，则出生后表现胸骨裂。胸骨裂可以是完全的，也可以是不完全的，患者胸骨中间的裂隙被其他组织填充，心包、胸膜和膈肌完好无损。可伴有或不伴有心脏或其他畸形。

（二）临床表现

胸骨裂按裂隙的程度和部位分为上段胸骨裂、下段胸骨裂和全胸骨裂。多数胸骨裂发生于胸骨上部，亦可延伸至剑突。缺损呈"V"形或"U"形，甚至完全分裂。皮肤薄而透亮，当啼哭或做 Valsava 动作（用力呼气并关闭声门）时，缺损部隆起，吸气时相反。可见明显的心脏跳动。根据心脏异位的情况可分为 3 种：①单纯胸骨裂，不并发异位心脏。缺损区皮肤甚薄，似破裂样透亮，有时自脐孔至颈部皮肤增厚，色素沉着，如瘢痕样；②胸部异位心：前胸壁无其他组织覆盖心脏，心脏暴露于胸廓之外，从胸壁的中上部膨出，一般没有心脏本身的畸形；③胸腹部异位心（Cantrell 五联征）：低位胸骨裂，膈肌前部缺损，心包壁层缺失，分开存在或与之连续的脐膨出，多数患者有心脏畸形。

（三）实验室检查和特殊检查

胸部 X 线检查可明确胸骨缺损程度，CT 检查可提供胸壁软组织缺损、心脏位置等更加详细的情况，超声心动图主要检查是否并发心脏畸形。

（四）诊断和鉴别诊断

根据临床表现和胸部 X 线、CT 检查、超声心动图等即可做出明确诊断。

（五）治疗

单纯胸骨裂提倡在新生儿期进行手术，缺损修补可不用替代材料，对"U"形缺损胸骨裂，将其尾端相连处切断，即可将分离的两半胸骨直接缝合，术后无压迫心脏、复发和愈合不良等并发症。而年龄较大的患者，直接缝合难度较大，产生心脏压迫的机会较多。有人报道行多根肋软骨斜行切断术，以延长肋软骨，减轻心脏压迫。目前多采用 Marlex 网作修补材料，并用自体肋骨劈开骨片作支撑物，手术相对简单，不对心脏产生压迫，应用其他自体移植物或合成材料修补，以及切断肋弓等，均有过报道。并发异位心者，向胸腔内还纳心脏，可引起大血管阻塞，手术死亡率超过 80%，只有少数婴儿成功地施行了外科修复。手术方法有皮肤遮盖、纳入皮下隧道成形术等。此型患者多伴有先天性心脏畸形，术前应做心导管检查，如发现室间隔缺损等病变，应先做心脏修补手术，再进行胸壁修补。Cantrell 五联征患者，需用涤纶或 Marlex 网等合成材料修补，单纯用皮瓣难以成功。

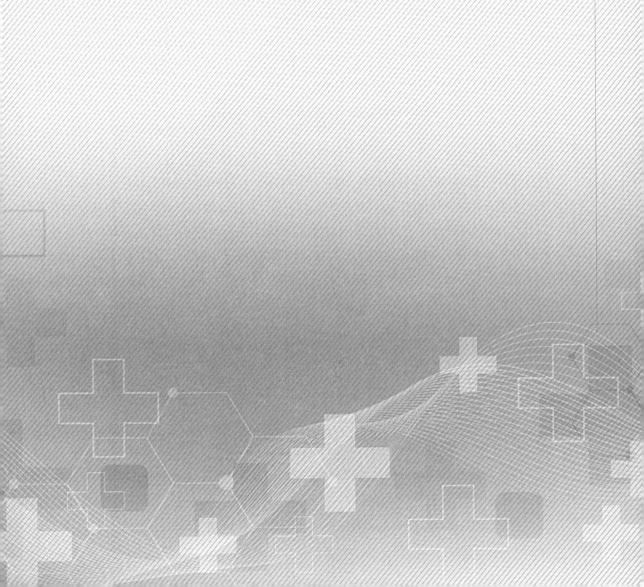

5

Chapter Five ● 第五章
甲乳外科

● 第一节 甲状腺功能亢进

临床上，甲状腺功能亢进（简称甲亢）可区分为原发性、继发性和高功能腺瘤三类，以便于治疗方法的选择。①原发性甲亢：最常见。多发于近海地区。腺体的肿大和功能亢进的综合征同时出现，腺肿多为弥漫性，两侧常对称。患者多有眼球突出，故亦称突眼性甲状腺肿。有时伴有胫前黏液性水肿；②继发性甲亢：较少见，多发于单纯性甲状腺肿的流行地区，由结节性甲状腺肿转变而来。结节性腺肿已存在多年，以后才继发功能亢进的综合征。患者多无眼球突出，也无胫前黏液性水肿；③高功能腺瘤：实际上是继发性甲亢的一种特殊型，少见，腺体内有单个的自主性高功能结节。放射性碘扫描检查显示结节的聚^{131}碘量增加，称为热结节。患者既无眼球突出，也无胫前黏液性水肿。

一、病因

原发性甲亢的病因迄今尚未完全阐明。许多研究采用不同的测定方法，发现在 95％的甲亢患者血液中有几种与促甲状腺激素类似的物质，都能促使动物和人甲状腺释放甲状腺激素，而其作用缓慢而持久。它们都属于 G 类的特异性免疫球蛋白（IgG），并不来自垂体前叶，而来自患者的淋巴细胞。它们统称为 TSH 受体抗体（TRAb），包括两类：一类称为甲状腺刺激抗体（TSAb），或称甲状腺刺激免疫球蛋白（TSI），这些物质都能与甲状腺滤泡壁细胞膜上的促甲状腺激素受体相结合，从而激活细胞膜上的腺苷酸环化酶。引起甲状腺激素的合成和分泌增加，但不受 T_3、T_4 反馈抑制，因而使 T_3、T_4 持续增加，导致甲状腺功能亢进。未治的原发性甲亢患者 TSAb 阳性率达 95％以上。另一类称为甲状腺刺激阻断抗体（TSB-Ab），或称 TSH 结合抑制免疫球蛋白（TBII），能抑制 TSH 与其受体结合，阻断 TSH 的作用，从而使甲状腺功能下降。这样，在这两类 TRAb 活性和比率的相互作用下，导致甲状腺的功能亢进。因此，原发性甲亢是一种自身免疫性疾病；产生此种自身抗体的抗原（属 HLA-DR3 抗原）。就是甲状腺滤泡壁细胞膜上的促甲状腺激素受体。

至于继发性甲亢和高功能腺瘤的发病原因，也未完全明确；血液中 TSH 受体抗体等的浓度不高。它们是结节本身自主的分泌，不受促甲状腺激素的调节，而是结节内的滤泡群无抑制地分泌 T₃、T₄ 激素，因此反而抑制了垂体前叶分泌促甲状腺激素，以致结节周围的甲状腺组织功能被抑制而呈萎缩状态。

二、病理

腺体内血管增多、扩张，淋巴细胞浸润。滤泡壁细胞多呈高柱状，且发生增生，形成突入滤泡腔内的乳头状体。但滤泡腔内的胶体含量反而减少，这说明大部已变为甲状腺激素而释放入血中。

三、临床表现及病理生理基础

女性患者较男性为多，男女之比约为 1∶4。原发性甲亢患者，近 70% 为 20～40 岁；继发性甲亢和高功能腺瘤的患者，年龄较高，多在 40 岁以上。主要症状可归纳为下列五方面，其中除眼睛症状外。都与甲状腺功能的亢进有关；而除基础代谢率增高外，其他四方面的症状可能不全存在。

（一）甲状腺方面

体积略肿大，一般不引起压迫症状。由于腺体的血管扩张和血流加速，扪诊时可有震颤，听诊时可有杂音，尤其在甲状腺上动脉进入上极处更为明显。利用放射性碘的测定，估计进入正常甲状腺的血流量每分钟为 50～60 ml；在严重功能亢进的甲状腺，可增至每分钟 1000 ml 以上。

（二）自主神经系统方面

表现为交感神经功能的过度兴奋，尤其在原发性甲亢更为显著。患者多言，性情急躁，易激动，且常失眠。两手常有细而速的颤动；在严重病例，舌和足亦有颤动。患者常有热感，容易出汗，皮肤常较温暖，这都说明血管舒缩功能的异常兴奋。

（三）眼睛方面

典型的是双侧眼球突出、眼裂增宽和瞳孔散大。个别患者突眼严重，上下眼睑闭合困难，甚至不能盖住角膜；患者视力减退，怕光、复视、眼部胀痛、流泪。但突眼的严重程度与甲亢的严重程度并无关系。突眼的病理特征是眼球后纤维、脂肪组织增多，眼肌间质水肿，有显著的淋巴细胞浸润和亲水性黏多糖和透明质酸沉积。突眼患者多伴有 TSAb 阳性，但也有阴性者，因而引起突眼的原因仍未明了。近年认为眼球后组织内存在有特异性抗原，在患者血清中已发现有眶内成纤维细胞结合抗体水平的升高。突眼就是这种特异性免疫球蛋白不断作用于眼球后组织抗原的后果，使球后成纤维细胞活性增强，黏多糖分泌增多，进而使球后脂肪组织增多、眼肌间质水肿。因此。突眼是与甲亢不同的另一种自身免疫性疾病。至于眼裂增宽和瞳孔散大，一般认为是由于丘脑下部颈交感神经中枢的过度兴奋引起的。

上、下睑板肌和瞳孔开大肌均为由交感神经支配的平滑肌、二肌的紧张性收缩会引起眼裂增宽和瞳孔散大。其他不常出现的眼征：①眼向下看时，上眼睑不随眼球下闭，在角膜上方露出巩膜一条；②凝视时极少瞬眼；③两眼集合能力甚差。

（四）循环系统方面

由于代谢的全面增高以及交感神经的过度兴奋，以致心动强而有力，心率加速；脉率每分钟常达 100 次以上，在睡眠时亦然。多数患者诉有心悸和胸部不适感。日久，左心逐渐扩张并肥大，且伴有收缩期杂音。在严重病例（多为继发性甲亢）出现心律失常，而以心房颤动为最常见。最后发生心力衰竭。

（五）基础代谢方面

基础代谢率显著增高，其程度与临床症状的严重程度平行。轻度甲亢的基础代谢率多在 20％～30％；中度的在 30％～60％；严重病例常增至 60％以上。患者形容消瘦，体重减轻。易感疲乏，工作效率减低，但食欲多亢进。

除上述的主要症状外，有时出现停经、阳痿（内分泌紊乱）和腹泻（肠蠕动增加）等症状。个别患者伴有周期性肌麻痹（钾代谢障碍）。需要提及，极个别患者伴有局限性胫前黏液性水肿，常与严重突眼同时或先后发生。临床表现为双侧小腿前方下段和足背的皮肤呈暗红色、粗糙、变韧，形成大小不同的片状结节，含有黏多糖沉积。发病机制不明，一般认为和突眼相似，亦是自身免疫性疾病。

四、诊断

有典型症状的病例易于诊断。但对于甲状腺不肿大、无突眼症状的早期或轻度的病例，则心搏、多汗等症状常被误诊为心血管系统神经综合征。

测定甲状腺功能状态有三种方法，即基础代谢率、甲状腺吸 ^{131}I 率以及应用放射免疫法测定血清中 T_4、T_3 的含量。

基础代谢率可简单地根据脉压和脉率计算。在清晨空腹静卧时反复进行测定。常用的计算公式有以下两种：

基础代谢率（％）＝（脉率＋脉压）－111

基础代谢率（％）＝0.75×［脉率＋（0.74×脉压）］－72

这种计算在半数以上的患者有误差，误差率可达 10％；也不适用于心律失常的患者。

近年来，在诊断上采用放射性碘摄取试验。给正常人 ^{131}I，则在 24 小时内能被甲状腺摄取 30％～40％，其他的 60％～70％在 48 小时内经尿排出。功能亢进的甲状腺能摄取 70％～80％的 ^{131}I；而功能减退的甲状腺，其摄取量多低于 20％。一般都用示踪量，在服后 2 小时及 24 小时进行测定。如果在 2 小时甲状腺所摄取的 ^{131}I 为人体总量的 25％以上，或在 24 小时为人体总量的 50％ 以上，且吸 ^{131}I 高峰提前出现，都表示甲状腺功能亢进。但需要说明，摄取的速度和积聚的程度并不能反映甲亢的严重程度。

对诊断有肯定价值的，是测定血清中 T_4 和 T_3 的含量。甲亢发生的早期，T_3 的上升较早而快，约 4 倍于正常值；而 T_4 则较缓，仅 2.5 倍，故 T_3 的测定是诊断甲亢的敏感依据。在诊断有困难时，可进行促甲状腺激素释放激素（TRH）兴奋试验；如果为阴性，也就是在静脉注射 TRH 后，促甲状腺激素不增高（垂体分泌受抑制），则更有诊断意义。

五、治疗

首先应使患者充分安静，避免情绪激动。并发有心力衰竭时需卧床休息。饮食方面应予高热能和富于维生素的食物。酒、烟、茶等刺激品均属禁忌。

近年，主要的治疗方法可归纳为下列三种，都限于减低亢进的甲状腺功能。应该根据年龄、病情轻重、属原发性或继发性、有无并发症和妊娠，以及各种疗法本身的特点。审慎选择。

（一）抗甲状腺药物治疗

主要有丙硫氧嘧啶和甲巯咪唑或卡比马唑等。抗甲状腺药作用是通过抑制过氧化物酶，阻止甲状腺内的无机碘转变成有机碘，亦即阻止无机碘与酪氨酸的合成。此组药物还可抑制免疫球蛋白的生成。使血液中甲状腺刺激抗体下降。服药后，除眼球突出症状外，其他症状都能减轻或逐渐消失；但服用较久后，由于垂体前叶的代偿作用，增加了促甲状腺激素的分泌，乃至发生甲状腺的肿大和动脉性充血。

初用剂量为丙硫氧嘧啶每天 200～400 mg，甲巯咪唑或卡比马唑每天 20～40 mg。3～4 周后。如果疗效显著，即基础代谢率下降，体重增加，剂量可以减少。同时给予甲状腺片，每天 30～60 mg，以避免甲状腺的肿大和充血。维持剂量为丙硫氧嘧啶每天 100～200 mg，甲巯咪唑或卡比马唑每天 10～20 mg，继续服用 6～12 个月。对原发性甲亢，有效的病例占 50％～60％；对继发性甲亢或高功能腺瘤，有效的病例约占 33％。抗甲状腺药治疗的缺点是：①疗程太长，复发率高；②使甲状腺肿大、充血、引起腺体与周围组织的粘连，增加手术操作上的困难；③发生过敏和中毒反应，如药物热、皮炎、荨麻疹、关节痛以及可致命的粒细胞缺乏（发生率约 0.3％）。因此，在服用抗甲状腺药时，每周须检查白细胞计数；如降至 $3×10^9/L$ 以下，中性粒细胞计数降至 0.45 时，要立即停药。

总的说来，抗甲状腺药不能根治甲亢，也不能代替手术。根据统计，单纯以抗甲状腺药治疗的病例，约有 50％ 不能恢复工作；而经手术治疗的，只有 5％。因此，如果应用抗甲状腺药治疗 4～5 个月后疗效不能巩固，应即考虑手术治疗。一般认为，抗甲状腺药的临床适应证宜限于：①病程较短、病情较轻的原发性甲亢；②20 岁以下青少年和儿童，抗甲状腺药不致引起持久性的甲状腺功能减低，对生长、发育的影响很小；③伴有其他严重疾患而不宜施行手术的病例；④手术后复发的病例；⑤做手术前准备。

抗甲状腺药在临床上的禁忌证为：①有压迫气管症状的患者，或是胸骨后甲状腺肿的病例；②高度突眼的病例；③妊娠和哺乳的妇女。抗甲状腺药可通过胎盘或与乳汁一同排出，有损胎儿或婴儿甲状腺的功能。

需要提出，应用大量碘剂对亢进的甲状腺功能亦有抑制作用，其原理是：大量碘剂能抑制蛋白水解酶作用，从而使甲状腺激素不能与甲状腺球蛋白解离。从腺体组织上来观察，碘的作用是：①浓积甲状腺滤泡内的胶体，亦即减少甲状腺球蛋白的分解；②稳定功能亢进的滤泡壁细胞，使高柱状细胞恢复到正常的立方形，乳头状体变平；③减少甲状腺的血循环，使腺体内充血减少。患者服碘剂 2～3 周后，基础代谢率即下降，症状减轻，甲状腺体缩小、变硬，血管震颤减小。但由于碘剂只能抑制甲状腺激素的释放，而不能抑制其合成，用碘剂后甲状腺内激素的储量增多，因而一旦停服碘剂后，贮存于甲状腺滤泡内的甲状腺球蛋白大量分解，以致甲亢症状又反复出现，且常加重。因此，碘剂不应用来治疗甲亢，仅可作手术前准备用。

（二）放射性碘治疗

都应用半衰期为 8 天的^{131}I。功能亢进的甲状腺能摄取 70％～80％进入体内的^{131}I 并先集中地储积在腺体内功能最亢进的部分。^{131}I 在甲状腺内放出 β 射线，其有效射程为 2 mm，因此不致损伤甲状腺的邻近组织。仅能破坏功能亢进的甲状腺组织，从而减少甲状腺激素的合成和分泌；同时还可减少腺内淋巴细胞、减少免疫球蛋白的生成。^{131}I 治疗的优点是：用极小的量即可达到良好的疗效。根据国内资料，78％的病例可获得完全缓解。

估计^{131}I 的治疗剂量应根据甲状腺体的大小或重量、基础代谢率的高低、病类属原发性或继发性、患者的年龄等因素。腺体小和年轻者，剂量可较小；基础代谢率高者，剂量要较大；对继发性甲亢或高功能腺瘤，剂量也应较大。通常剂量为每克甲状腺组织摄^{131}I 2.6～3.7MBq（70～100 μCi），空腹 1 次口服。60％～70％患者在 1 次用药后 4～6 周内都有明显缓解，而 30％～40％患者需要在 3～4 个月后第 2 次用药。对正在服用普通碘剂的患者，治疗前 2～4 周应停服碘剂，也不进含碘食物。

^{131}I 治疗原发性甲亢的疗效良好，对继发性甲亢则不甚显著。鉴于：①虽谨慎投用^{131}I 的剂量，仍不能完全避免引起甲状腺功能减退，约在 10％的患者会发生持久性黏液性水肿；②不能完全排除^{131}I 的致癌作用，患者在应用^{131}I 20～25 年后有可能发生白血病或甲状腺癌。因此，^{131}I 治疗的主要临床适应证为：①伴有其他严重疾患而不宜施行手术的病例；②手术后复发的病例；③年龄在 40 岁以上的原发性甲亢。不可应用在：①妊娠和哺乳的妇女。^{131}I 能进入胎儿体内或与乳汁一同排出，有损胎儿或婴儿甲状腺功能；②轻度甲亢患者，^{131}I 治

疗引起持久性黏液性水肿的可能性大；③青春期前后的年轻患者，以避免对性腺的损害。

（三）手术治疗

除了青少年患者、病情较轻者和伴有其他严重疾患的病例不宜于手术治疗外，手术治疗仍为目前有效的方法，尤其对于较严重的病例。对于继发性甲亢和高功能腺瘤，应用抗甲状腺药或^{131}I治疗的效果都不甚显著，同时还有恶变的可能存在，更宜以手术治疗为主。已并发左心扩大、心律失常，甚至发生心力衰竭者，更应手术，始能获愈。企图完全治愈上述心脏症状。然后再行手术的办法，是本末倒置，反而导致病情恶化。手术方法为甲状腺大部切除术。手术后除眼球突出症状外，其他症状都能消失或减轻，工作效率增加。根据统计，手术治愈率达90％～95％，而手术死亡率已降至1％以下。

至于妊娠妇女。鉴于甲状腺功能亢进对妊娠可造成不良影响，引起流产、早产、胎儿宫内死亡，妊娠高血压综合征（简称妊高征）等，而妊娠又可能加重甲状腺功能亢进。因此，在妊娠早期、中期，即前4～6个月仍应考虑手术治疗；到晚期，甲状腺功能亢进与妊娠间的相互影响已不大，则可待分娩后再行手术。

● 第二节　单纯性甲状腺肿

一、概述

单纯性甲状腺肿是由于某种原因阻碍甲状腺激素合成而导致代偿性甲状腺肿大，一般无甲状腺功能异常，任何年龄均可患病，女性多于男性。根据发病的流行情况，可分为地方性和散发性甲状腺肿两种。前者流行于离海较远，海拔较高的山区，是一种多见于世界各地的地方性多发病，我国西南、西北、华北等地均有分布，又称"地方性甲状腺肿"。主要因为碘的摄入不足，无法合成足够量的甲状腺素，反馈性引起垂体促甲状腺激素（TSH）分泌增高并刺激甲状腺增生和代偿性增大；后者散发于全国各地，由先天性甲状腺激素合成障碍或致甲状腺肿物质等所致。有些青春发育期妊娠期或绝经期的妇女，由于对甲状腺素的需要量暂时性增高，也可发生轻度弥漫性甲状腺肿，称为生理性甲状腺肿。

二、临床表现

早期症状不明显，甲状腺呈对称、弥漫性肿大，腺体表面光滑，质地柔软，随吞咽上下移动。以后继续发展，在肿大腺体的一侧或两侧逐渐形成结节，可为单个结节或多个大小不等的结节，称为结节性甲状腺肿。当发生囊肿样变的结节内并发囊内出血时，可引起结节迅速增大。

单纯性甲状腺肿体积较大时可有压迫症状：压迫气管可致气管弯曲、移位和呼吸道狭窄影响呼吸；压迫食管可致吞咽困难，压迫喉返神经引起声嘶，病程较长、体积很大的甲状腺肿可向胸骨后延伸生长形成胸骨后甲状腺肿，既可压迫气管和食管，也可压迫上腔静脉而出现面部、上肢肿胀及颈胸部表浅静脉扩张。

甲状腺功能多数正常或有轻度减低。基础代谢率正常或少数偏低；血清学检查甲状腺功能，T_1 基本正常或稍低，T_3 略高；甲状腺摄 ^{131}I 率通常高于正常，但高峰时间很少提前出现；超声扫描为甲状腺弥漫性肿大或结节性肿大。

三、诊断与鉴别诊断

（一）诊断

主要根据患者有甲状腺肿大而临床或实验室检查甲状腺功能基本正常。地方性甲状腺肿地区的流行病史有助于本病的诊断。

（二）鉴别诊断

1. 慢性淋巴细胞性甲状腺炎　也可仅表现为甲状腺肿大。但甲状腺球蛋白抗体与微粒体抗体常明显增高，可资鉴别。

2. 甲状腺癌　单纯性甲状腺肿出现结节时，特别当结节内出血，迅速增大，放射性核素扫描时表现为冷结节，可能会误诊为甲状腺癌，应加以鉴别。必要时可作甲状腺针刺活检。

3. 甲状腺功能亢进　单纯性甲状腺肿伴神经官能症患者，应与甲状腺功能亢进鉴别，甲状腺功能亢进患者常有心慌、兴奋、多汗、怕热及甲状腺功能 T_3、T_4 增高。

4. 亚急性甲状腺炎　甲状腺肿如发生出血、疼痛，应与亚急性甲状腺炎鉴别，后者多表现为甲状腺突然肿胀、发硬、吞咽困难及疼痛，患者可有发热、血沉增快，发病前 1～2 周有上呼吸道感染史。

5. 位于甲状腺峡部的结节或囊肿，可误诊为甲状腺舌管囊肿。胸骨后或胸内甲状腺肿有时不易与纵隔肿瘤鉴别。

四、治疗

1. 生理性甲状腺肿，宜多食含碘丰富的食物如海带、紫菜等。

2. 对 20 岁以下的弥漫性单纯甲状腺肿患者可给予小剂量甲状腺素，以抑制促甲状腺激素分泌，缓解甲状腺的增生和肿大。常用剂量为甲状腺素片 40 mg，每天 2 次，或左甲状腺素 50～100 μg，每天 1 次；3～6 个月为 1 个疗程。

3. 有以下情况时，应及时施行甲状腺大部切除术

（1）因气管、食管或喉返神经受压引起临床症状者。

（2）胸骨后甲状腺肿。

（3）巨大甲状腺肿影响生活和工作者。

（4）结节性甲状腺肿继发甲状腺功能亢进者。

（5）结节性甲状腺肿疑有恶变者。

●第三节　甲状腺肿瘤

甲状腺肿瘤分良性和恶性两类。良性中多为腺瘤；恶性中多为癌，肉瘤极少见。

一、甲状腺腺瘤

分滤泡状和乳头状囊性腺瘤两种，前者较常见。切面呈淡黄色或深红色。具有完整的包膜。患者多为女性，年龄常在 40 岁以下。一般均为甲状腺体内呈圆形或椭圆形的单发结节，位置常近甲状腺峡。结节质较软，表面光滑，随吞咽上下移动，生长缓慢。大部分患者无任何不适感。乳头状囊性腺瘤有时可因囊壁血管破裂而发生囊内出血，此时肿瘤体积可在短期内迅速增大，局部出现胀痛。核素扫描一般为温结节，囊性变时可表现为冷结节。由于甲状腺腺瘤有癌变的危险（癌变率可高达 10％），且有引起甲状腺功能亢进的可能（发生率约为 20％），应早期切除。要注意的是，在切除腺瘤时应将腺瘤连同其包膜和周围 1 cm 宽的正常甲状腺组织整块切除，必要时连同切除同侧大部腺体。切除后即行冷冻切片检查，如检查结果有癌变，则应按甲状腺癌处理。

二、甲状腺癌

并不少见，占全身恶性肿瘤的 0.2％（男性）～1％（女性）。国内普查报道，其发病率为 11.44/10 万，其中男 5.98/10 万，女 14.56/10 万。

病理方面可分为四种：①乳头状腺癌：约占 60％，恶性较低。一般为单发病灶，多无包膜，主要转移至颈淋巴结；有时原发癌很微小（直径＜1 cm），未被觉察，但颈部转移的淋巴结已很大。患者常是年轻人。②滤泡状腺癌：约占 20％，中度恶性。病灶多为单发；有包膜，但不完整，有癌细胞浸润。手术时约有 15％患者已有血行转移，颈淋巴结转移较少。患者多为中年人。Hurthle 细胞癌是特殊类型的滤泡状腺癌，癌细胞较大，胞质丰富，

嗜酸性，可被伊红染料染成红色，内含很多微小颗粒。占滤泡状腺癌的 3%～9%，不吸收放射性碘，预后较差。③未分化癌：约占 10%，按其细胞形态又可分为小细胞和巨细胞两型，恶性程度甚高。很早转移至颈淋巴结，也经血行转移至骨和肺。患者常为老年人。④髓样癌：约占 5%。细胞排列呈巢状、带状或束状，无乳头或滤泡结构，其间质内有淀粉样物沉着。髓样癌发生于滤泡上皮以外的滤泡旁细胞（C 细胞），分泌大量降钙素。组织学上虽呈未分化状态。但其生物学特性则与未分化癌不同。恶性程度中等。较早出现颈淋巴结转移，晚期可有血行转移。⑤恶性淋巴瘤：约占 5%，肿块多无包膜，由异常淋巴细胞广泛浸润。多见于老年妇女，恶性程度高。

（一）临床表现

甲状腺结节明显增大，质变硬，腺体在吞咽时的上下移动性减少。这三个症状如果在短时期内迅速出现，则多为未分化癌；如果是逐渐出现，而患者的年龄在 40 岁以下，则腺癌的可能性很大。颈淋巴结的转移在未分化癌很早，在腺癌多较晚。晚期出现波及耳、枕部和肩的疼痛，声音嘶哑，继之发生压迫症状如呼吸困难、吞咽困难和明显的 Horner 综合征。远处转移主要至扁骨（颅骨、椎骨、胸骨、盆骨等）和肺。在髓样癌，5%～10% 有明显家族史，是常染色体显性遗传，多为双侧肿瘤。由于肿瘤本身可产生激素样活性物质（5-羟色胺和降钙素），因此，在临床上可出现腹泻、心悸、脸面潮红和血钙降低等症状。血清降钙素多增高。此外，还可伴有其他内分泌腺的增生，如嗜铬细胞瘤、甲状旁腺增生等。

（二）诊断与鉴别诊断

约 80% 的甲状腺癌为分化较好的腺癌，早期予以手术治疗，5 年生存率可高达 75% 以上，这说明甲状腺癌早期确诊的重要性。

1. 诊断

（1）病史方面要警惕下列情况：①地方性甲状腺肿非流行地区的儿童甲状腺结节；②成年男性甲状腺内的单发结节；③多年存在的甲状腺结节，短期内明显增大；④儿童期曾接受颈部放射治疗者，应予重视。

（2）甲状腺结节有时很小，不易触及；体检时要认真做好扪诊。一般来说，多个结节多为良性病变，而单个的孤立结节中有 4%～5% 为甲状腺癌。进一步明确单个结节的性质：①应首选 B 型超声探测来区别结节的囊肿性或实体性。实体性结节并量强烈不规则反射，则恶性的可能更大；②实体性结节应常规行核素扫描检查，如果为冷结节，则有 10%～20% 可能为癌肿。X 线检查，包括 CT、MRI，主要用于甲状腺癌转移的发现、定位和诊断。在甲状腺内发现沙粒样钙化灶，则提示有恶性的可能。

（3）近年多行针吸细胞学检查，方法简单易行。以 20 ml 注射器，配以细针，直径为 0.7～0.9 mm。一般不需局部麻醉，直接刺入结节内，即将注射器塞向外拉，在注射器腔内造成负压，然后在结节内以 2～3 个不同方向进行穿刺吸取。需要注意的是，在拔出穿刺针前，一定要让注射器塞慢慢地向前退至原处，以消除注射器腔内的负压，这样，在拔出穿刺针时不会将结节周围组织的细胞群混合被吸入，又避免了已吸入的结节细胞群自穿刺针腔内进入注射器腔内。检查这样吸取的细胞群才有诊断价值，诊断正确率可高达 80％以上，但最终确诊应由病理切片检查来决定。

（4）采用放射免疫法测定血清中甲状腺球蛋白（Tg），在分化型腺癌其水平明显增高。特别在手术后的监护和随访中，如果 Tg 水平超过 10 μg/L，就应怀疑癌的复发或有转移。

2. 鉴别诊断

（1）亚急性甲状腺炎：由于在数日内发生甲状腺肿胀，可以引起误诊。要注意病史中多有上呼吸道感染。值得注意的是，血清中 T_4、T_3 浓度增加，但放射性碘的摄取量却显著降低，这种分离现象很有诊断价值。试用小剂量泼尼松后，颈部疼痛很快缓解，甲状腺肿胀接着消失，也是值得推荐的鉴别方法。

（2）慢性淋巴细胞性甲状腺炎：由于甲状腺肿大，质又较硬，可以误诊为甲状腺癌。此病多发生在女性，病程较长，甲状腺肿大呈弥漫性、对称、表面光滑。试用左甲状腺素后腺体常可明显缩小。

（3）乳突状囊性腺瘤：由于囊内出血。短期内甲状腺腺体迅速增大，特别是平时忽略了有甲状腺结节存在，更易引起误诊。追问病史常有重体力劳动或剧烈咳嗽史。

（三）治疗

以手术为主，而手术的范围和疗效与肿瘤的病理类型有关：①乳头状腺癌：如果颈淋巴结没有转移，癌肿尚局限在一侧的腺体内，应将患侧腺体连同甲状腺峡全部切除，对侧腺体大部切除；如果癌肿已侵及左右两叶，就需将两侧腺体、连同峡部全部切除。切除时要尽量不损伤喉返神经；至少要保留一侧的甲状旁腺。临床实践证明，对没有颈淋巴结转移的乳头状腺癌一般不需同时清除患侧颈淋巴结，五年治愈率可达 80％以上。即使在日后随访中再出现颈淋巴结转移，再行清除手术仍能达到较好疗效。但如已有颈淋巴结转移，则应在切除原发癌的同时清除患侧的颈淋巴结；②滤泡状腺癌：即使癌肿尚局限在一侧腺体内，也应行两侧腺体，连同峡部全部切除。但如颈淋巴结已有转移，大都也已有远处血行转移，因此，即使彻底清除颈淋巴结，也多不能提高手术疗效；③未分化癌：发展甚快，发病后 2～3 个月即出现压迫症状或远处转移；强行手术切除不但无益，且可加速癌细胞的血行扩散。因此，临床上有怀疑时，可先行针吸细胞学检查或做活检以证实；治疗以放射为主；④髓样癌：由于其生物学特性不同于未分化癌，积极采用手术切除两侧腺体连同峡部。同时清除患侧或双侧颈淋巴结，仍有较好疗效；⑤恶性淋巴瘤：以放射治疗为首选。需要指出的是，在施行甲状腺腺体全部切除时，最好实行所谓甲状腺囊内切除，也就是说要尽量保留腺体背面的囊壁。囊壁上面残留的腺体组织可用锐缘的刮匙刮去，这样可避免损伤喉返神经，也能保护甲状旁腺。文献统计，行囊内腺体全部切除时，双侧喉返神经麻痹的发生率仅为 0.2％（囊外切除约为 2％），手足搐搦的发生率也降至 1％（囊外切除约为 10％）。要知道，喉返神经麻痹和手足搐搦的术后处理远比甲状腺腺癌复发的处理困难得多。

关于颈淋巴结的清除，近年都主张进行改良的功能性颈淋巴结清除术，也就是保留胸锁乳突肌、颈内静脉和副神经，而清除颈前、颈后三角中的淋巴脂肪组织。但若病期较晚，颈淋巴结受侵的范围广泛，则仍宜行传统的颈淋巴结清除术。

在内分泌治疗方面，由于分化型乳头状腺癌和滤泡状腺癌均有 TSH 受体，TSH 可通过其受体影响分化型腺癌的生长和功能，因此患者在手术后均应终身服用甲状腺素片，以抑制 TSH 的分泌。国内一般用甲状腺片，每天 90～120 mg，也可选用左甲状腺素，每天 100～200 μg。要定期测定血浆 T_4 和 TSH 来调整用药剂量。

应用放射性碘治疗甲状腺癌，其疗效完全视癌细胞摄取放射性碘的多少而定；而癌细胞摄取放射性碘的多少，多与其分化程度成正比。未分化癌已失去甲状腺细胞的构造和性质，摄取放射性碘量极少，因此疗效不佳；对髓样癌，放射性碘也无效。分化程度高的乳头状腺癌和滤泡状腺癌，摄取放射性碘量较高，疗效较好，特别适用于手术后 40 岁以上的高危患者，多发性乳头状癌灶、包膜有明显侵犯的滤泡状腺癌以及已有远处转移者。

如果已有远处转移，对局部可以全部切除的腺癌，不但应将患侧的腺体全部切除，患侧的颈淋巴结加以清除，同时还应切除对侧的全部腺体。这样才可用放射性碘来治疗远处转移。腺癌的远处转移，只能在切除全部甲状腺后才能摄取放射性碘。但如果远处转移摄取放射性碘量极微，则在切除全部甲状腺后，由于垂体前叶促甲状腺激素的分泌增多，反而促使远处转移的迅速发展。对这种使用放射性碘无效的病例，应早期给予足够量左甲状腺素，远处转移可因此缩小，至少不再继续迅速发展。

晚期腺癌多穿破甲状腺固有膜，广泛地侵入邻近组织和器官，一般已不能手术治疗。仅在引起严重的呼吸困难时，可切除压迫气管的癌肿部分，以减轻患者的痛苦。如已发生窒息的威胁，应即行气管切开。

● 第四节　乳腺纤维囊性增生症

本病常见于中年女性，是乳腺实质的良性增生，其病理形态复杂，增生可发生于腺管周围并伴有大小不等的囊肿形成。或腺管内表现为不同程度的乳头状增生。伴乳管囊性扩张；

也有发生于小叶实质者，主要为乳管及腺泡上皮增生。

一、病因

本病系体内女性激素代谢障碍，尤其是雌、孕激素比例失调，使乳腺实质增生过度和复旧不全。部分乳腺实质成分中女性激素受体的质和量异常，使乳房各部分的增生程度参差不齐。

二、临床表现

本病突出的临床表现是乳房胀痛和肿块，特点是部分患者具有周期性。疼痛与月经周期有关，往往在月经前疼痛加重，月经来潮后减轻或消失，有时整个月经周期都有疼痛。体检发现一侧或双侧乳腺有弥漫性增厚，可局限于乳腺的一部分，也可分散于整个乳腺，肿块呈颗粒状、结节状或片状，大小不一，质韧而不硬，增厚区与周围乳腺组织分界不明显。少数患者可有乳头溢液。本病病程较长，发展极慢。

三、诊断

根据以上临床表现，本病的诊断并不困难。本病有无恶变尚有争论，但重要的是乳腺癌与本病有同时存在的可能，为了及早发现可能存在的乳腺癌，应嘱患者每隔 2～3 个月到医院复查。局限性乳腺增生症肿块明显时，要与乳腺癌相区别。后者肿块更明确，质地偏硬，与周围乳腺有较明显区别，有时有腋窝淋巴结肿大。

四、治疗

本病的治疗主要是对症治疗，可用中药或中成药调理，包括疏肝理气、调和冲任及调整卵巢功能。对局限性乳腺囊性增生病，应在月经后 1 周至 10 天内复查，若肿块变软、缩小或消退，则可予以观察并继续中药治疗。若肿块无明显消退者，或在观察过程中，局部病灶有可疑恶性病变时，应予切除并做快速病理检查。如果有不典型上皮增生，则可结合其他因素确定手术范围，如有对侧乳腺癌或有乳腺癌家族史等高危因素者，以及年龄大、肿块周围乳腺组织增生也较明显者，可做单纯乳房切除术。

● 第五节　急性乳腺炎

急性乳腺炎，是由病菌侵染而引起的乳房的急性炎症，通常出现于产后哺乳期的 3～4 周内，尤以初产妇多见。致病菌主要是金黄色葡萄球菌，少数是由链球菌引起。病菌通常由乳房破口或皲裂部进入，也可径直进入乳管，继而传播至乳房实质。一般来说，急性乳腺炎病程比较短，且预后很好，但如果处理不善，则会使病情进一步迁延，甚至可诱发全身性的化脓性感染。

一、病因和病理

（一）乳汁淤积

乳汁淤积有助于入侵病菌的生长。乳汁淤积的原因：乳房过小或内陷，妨碍喂奶，或者孕妇在生产前未能及早矫正乳房内陷；新生儿吸奶障碍；奶水太多，或排泄不完全，产妇无法把乳房里的奶水尽快排空；乳管不通或乳管自身炎症，或肿块以及外在的压力；内衣掉落的化纤物，也可能堵塞乳管而引起乳腺炎。

（二）病菌进入

急性乳腺炎的主要传染途径：

1. 病原菌直接进入乳管，再上行到腺体小叶，腺体小叶中的乳汁潴留，使病菌更易于在局部生长，进而传播到乳房的实质并产生炎症反应。

2. 金黄色葡萄球菌侵染时常常造成乳房脓肿，而感染则可沿乳房纤维间隙迅速扩散，最后造成多房性的脓肿。

3. 病原菌直接从乳房表层的小损伤处、裂缝进入，沿淋巴管迅速扩散至腺体小叶以及小叶之间的脂肪细胞、纤维等组织，从而产生蜂窝织炎。其中金黄色葡萄球菌往往造成较深层的脓肿，而链球菌感染则往往造成弥漫性的蜂窝织炎。

二、临床表现

（一）急性单纯性乳腺炎

本病的初期阶段，常见乳房皮肤皲裂现象，哺乳时感到乳房上有蜇伤，并伴有奶水淤积不畅或乳房扪及小包块。继而胸部发生局部水肿、触痛，或患乳触及痛性硬块，边界不清，且质地略硬，逐步发展后可产生畏寒、高热、体温骤升、食欲欠佳、倦怠无力、感觉异常等身体表现。

（二）急性化脓性乳腺炎

患乳的局部区域肌肤红、肿、热、痛，并形成较明显的小结节，且触痛较强烈，患者出现寒战、高热、头痛、下肢无力、脉速等症状。此时在患侧腋窝下可发现肿大的淋巴结，有触痛，较重时可合并败血症。

（三）脓肿形成

急性化脓性乳腺炎因处理措施不当或病变逐渐加剧，局部细胞组织出现坏死、液化，大小不等的感染性病灶彼此融合构成脓肿。较浅表的脓肿极易找到，但较深层的脓肿波动感并不强烈，且无法找到。脓肿的临床表现通常与脓肿部位的深度相关。部位较浅时，早期可有局部红肿、隆起，且皮温较高；而深部脓肿的早期局部表现常不明确，以局部疼痛和全身体征为重。在脓肿形成后，浅部可扪及有波动感。脓肿可以是单房性或多房性，可以先后或同时产生；浅部脓肿破溃后从肌肤的破溃口流出脓液，而深部脓肿也可通过乳房流出脓液，也可以进入乳房后空隙中的疏松组织，从而产生乳房后脓肿。当乳腺炎患者的症状表现不突出、对局部区域的处理效果也不突出时，就可以在痛点部位进行皮下穿刺，抽出脓液即可确诊。

三、辅助检查

血常规检查见白细胞明显增加，中性粒细胞百分比增加。影像学及超声检查可探及乳腺包块，形成脓肿可探及液性暗区。

四、诊断

急性乳腺炎大多出现在初产妇的哺乳期，起病迅速，早期时乳房内发生包块，有红、肿、热、痛，较重时可有畏寒、高热等全身中毒反应。病情如未得到及时控制，数天后可在局部形成脓肿，有波动感，穿刺可抽出脓液。急性乳腺炎的包块注意与乳腺癌的肿块相鉴别。炎性乳腺癌患者乳房内可扪及肿块，皮肤红肿范围广，局部压痛及全身炎症反应轻，细胞学检查可资鉴别。

五、治疗

（一）早期处理

注重休养，停止患侧乳房哺乳，并清洗乳头、乳晕，以刺激乳汁重新分泌（用吸乳器或吸吮），凡需要切开引流者则停止哺乳。局部热敷或用鱼石脂软膏外敷，应用头孢或青霉素类广谱抗生素预防感染。

（二）术后处理

对有脓肿形成者，宜立即进行切开引流。对深层脓肿波动感不明显者，可先行B超探查，用针头反复穿刺定位后再继续进行切开引流。术后切口时可沿乳管方向做辐射状切口，以防止乳管破裂造成乳漏，对乳晕附近的脓肿可沿乳晕做弧形切开引流。若有多个脓腔，则应适当分隔脓腔的间隙，适当引流，必要时也可做一对口或几个切口引流。而深层脓肿如乳房后脓肿，可于乳房下的皱褶部做弧形切开，从乳房后隙和胸肌筋层之间剥离，直通脓腔，可避免损伤乳管。

1. **术后适应证** 乳头附近以及乳房周边的炎性细胞硬块已开始变软或产生震荡感觉，且经 B 超检查有深部脓肿或脓液穿破乳腺纤维囊流入乳腺后的蜂窝组织内者，须及时切开引流。

2. **手术前的准备工作** 使用广谱抗生素防治感染，并局部热敷以促使脓肿的局限化。

3. **麻醉方法及体位** 多采取局部麻醉或硬膜外麻醉治疗，患者多采取仰卧位或侧位，有利于彻底引流。局部麻醉镇痛效果差，适于浅表的脓肿引流。

4. **手术操作** 对乳头平面以上部位的脓肿多做圆形切口，也可做放射状切口；乳头平面下方的脓肿多做放射状切口，切口两端不超过脓肿的边界，否则可引起乳瘘；乳头或乳晕周围的脓肿多做沿乳晕的弧形切口；深部脓肿可做乳房皱襞下的胸部切口，引流畅通，瘢痕少。针头穿刺，抽取脓液后在脓腔顶部切开，再适当剥离皮下组织，然后插入血管钳至脓腔，放出脓液。在刀口处伸入手指以分离脓腔间隔，将大小间隙充分打通后，清除分离的坏死组织。等渗生理盐水或过氧化氢清洗脓腔，凡士林纱布或橡皮片引流。如脓肿面积很大，且切口位置较高，则宜先在重力最佳部位再做切口，以便对口引流或置入引流管引流。脓液做细胞培育，对于慢性乳房脓肿反复发作者应切取脓腔壁做病理检验，排除其他病变。

5. **术后管理** 在伤口覆盖好消毒手术敷料后，使用宽胸带及乳罩将乳房托住以缓解下坠疼痛感，并继续给予抗生素等抗感染处理，以抑制感染直至患者体温正常；在术后第 2 天换用纱布敷料和引流物；若放置吸引管，可在每天换药时以等渗温生理盐水清洗脓腔；引流量慢慢下降，直至仅有少许分泌物时拔除吸引物；术后可用热敷及理疗，促使炎症吸收。

6. **注意** 术后伤口要及时换药，并每 1～2 天更换一次敷料，以确保有效引流并避免遗留脓腔、切口经久不愈以及闭合过早；创腔内用过氧化氢、生理盐水等清洗，排出的脓液要送细菌培养，确定是何种细菌感染，指导临床用药；哺乳期应该停止吮吸喂奶，用吸奶器定时吸尽乳汁；若有漏奶并自愿断奶者，可口服给药乙菧酚 5 mg，3 次/天，3～5 天；而对病毒感染严重、伴有全身中毒症状者，宜积极进行抑制病毒感染，并予以全身支持治疗。

● 病例 1　乳腺病手术

一、基本信息

患者，女，53 岁。

（一）主诉

发现左侧乳腺肿物 1 月。

（二）现病史

患者于 1 个月前发现左侧乳腺肿物，无疼痛，无乳头溢液，无畏寒、发热。当地医院完善乳腺彩超、钼靶，遂来我院就诊，门诊拟"乳腺肿物"收入我科，自发病以来，患者精神状态一般，体力情况一般，食欲食量一般，睡眠情况一般，体重无明显变化，大便正常，小便正常。

（三）既往史

平素身体状况良好，否认高血压、糖尿病、冠心病等慢性病史，否认肝炎、结核、伤寒等传染病史，否认手术史，否认重大外伤史，否认输血史，无发现食物、药物过敏史，预防接种史不详。

（四）个人史

否认传染病史，否认吸烟、饮酒史。

（五）婚育史

已婚已育，配偶及子女身体健康。

（六）家族史

否认家族成员与患者类似疾病，否认家族中有结核、肝炎、性病等传染性疾病，否认家族性遗传病史，否认家族性肿瘤病史。

二、检查

（一）体格检查

1. 生命体征　体温：37.6 ℃，脉搏：96 次/分，呼吸：20 次/分，血压：125/81 mmHg。

2. 一般情况　发育正常，营养中等，步态正常，正常面容，表情自如，体形匀称，自动体位，神志清楚，精神一般，语言正常。

3. 专科情况　左侧内下象限可触及约 2 cm 大小肿物，质地硬，边界不清，活动差，与周围组织粘连。右侧乳腺未及明显肿物，双侧腋窝未及肿物。

（二）辅助检查

外院乳腺彩超提示左侧乳腺肿物 BI-RADS 4a 类。钼靶：左内下象限 BI-RADS 4b 类。

三、诊断

乳房肿物。

四、治疗

（一）手术名称

乳房病损切除术＋单侧乳腺改良根治术＋左侧腋窝淋巴标记术。

（二）术前准备

入院后常规查体：患者中年女性，生命体征平稳，麻醉前访视，向患者解释麻醉相关风险及麻醉方式。

（三）麻醉方案

气管插管全身麻醉＋胸大肌阻滞术。

（四）手术过程

术中泵注瑞芬太尼 0.1 μg/（kg·min），术毕连接镇痛泵（酒石酸布托啡诺 8 mg＋帕洛诺司琼 0.25 mg 配至 100 ml）。胸外侧神经丛由胸小肌穿出，在胸大肌胸小肌之间穿行，分布于大部分乳房组织，胸大肌阻滞（0.35％罗哌卡因 15 ml）不仅可以减少术中镇痛药的用量，还可以减少术后镇痛药用量，降低镇痛药引起的不良反应。术毕，患者清醒拔除气管导管，VAS 评分 0 分，术后第一天回访患者 VAS 1 分，术后第三天回访患者 2 分。镇痛效果显著。

●病例 2　右侧乳腺化生性癌

一、基本信息

患者，女，未绝经，发病年龄：49 岁。

（一）主诉

"发现右侧乳腺肿物半年"于 2013 年 4 月 1 日入院。

（二）既往史

无。

（三）个人史

无。

（四）家族史

无。

二、检查

（一）专科检查

右侧乳腺 12 点至 2 点钟方向可扪及一个肿物约为 1.5 cm×2.0 cm 大小，肿物质硬，边界不清，活动度欠佳，无压痛。右侧腋窝可扪及多发肿大淋巴结，最大约为 1.5 cm× 1.0 cm 大小，质硬，边界尚清，活动度可，无融合，无压痛。左侧腋窝未触及明显肿大淋巴结。

（二）影像学检查

1. 乳腺彩超　右侧乳腺低回声团，乳腺癌待排，请结合临床；右侧腋窝多发肿大淋巴结。

2. 乳腺钼靶　右侧乳腺内实质性占位病变，考虑 BI-RADS 4c 类；右侧腋窝淋巴结转移可能。

（三）病理检查

1. 第一次免疫组化报告　（右）乳腺组织慢性炎，内见多量异型多核巨细胞及印戒样细胞，符合低分化癌，考虑化生性癌。免疫组化：Vimentin（－）、CK（＋）、CK7（＋）、CK8（＋）、CEA（＋）、SMA（＋）、CD68（－ ＋）、CK20（－）、CD20（－）、CD34（－）、CD30（－）。

2. 第二次免疫组化报告　（右）乳腺组织慢性炎，内见多量异型多核巨细胞及印戒样细胞，结合第二次免疫组化符合基底细胞样乳腺癌。免疫组化：ER（－）、PR（－）、CerbB-2（－）、EGFR（－）、CK5/6（＋）、ki-67（20％＋）、E-cd（＋）。

3. （右）本次送检乳腺及乳头未见癌，（右腋下）淋巴结癌转移（7/7）。

三、诊断

右侧乳腺化生性癌（$T_2N_2M_0$，ⅢA 期，三阴型）。

四、治疗

于 2013 年 4 月 3 日行右侧乳腺癌改良根治术；结合指南，患者有化疗指征，化疗方案定为 AC×4 期、T×4 期，具体方案：（吡柔比星＋环磷酰胺）×4 期、（多西他赛）×4 期。

6

Chapter Six ● 第六章
胃肠外科

● 第一节　胃　　癌

一、概况

胃癌的病因比较复杂，研究表明主要与幽门螺杆菌感染、地域及饮食差异、癌前病变与疾病、遗传等有较大相关性。在 20 世纪 80 年代胃癌在全球范围内是最常见的恶性肿瘤，现在也是患病率仅次于肺癌造成肿瘤死亡的主要病因。受持续性地理因素的影响，胃癌的患病率在日本和南美的部分国家患病率较高，在西欧和美国的患病率较低。

二、发病机制

胃癌在美国肿瘤的发病占到第 14 位，并且在过去 70 年中发病率逐渐降低。每年全美诊断胃癌的病例有 22000 人，大概有 50％的人因病死亡，男性的发病是女性的 2 倍。胃癌的发病率是随年龄增加的，高峰期出现在 70 岁左右。根据人群的迁移发病的研究发现，从高发病率到低发病率地区的人群迁移胃癌的发病出现了改变，提示胃癌的发病可能和环境因素以及饮食习惯或者遗传因素有关。胃癌患病的风险和饮食习惯有关，有些个体到高发病地区的日本，由于已经适应了西方的饮食习惯，这些个体的后代胃癌的患病率急剧降低。近年来，胃癌的发病位置也出现了令人瞩目的变化，发病的高发解剖部位已经从远端胃开始向近端胃发生转移。但是胃贲门腺癌的发生率稳定持续地增加，与其相反，胃其他部位的肿瘤发病在逐渐减少，有证据提示男性的胃癌发病和吸烟时间长短以及酗酒有关。

绝大多数的研究发现饮食结构和胃癌的发病有密切相关，比如含动物蛋白和脂肪较低的食物、高糖食物、高盐食物、腌制鱼类、高硝酸盐食物和幽门螺杆菌感染都增加了胃癌的患病风险。对于国内患者，长期食用晒干食物、烟熏食物和腌制食物等含有高碳酸盐类食物都和胃癌发病有一定关系。硝酸盐由于细菌分解作用转化成亚硝酸盐，这类细菌多在腐败的食物中大量繁殖，在食物中产生亚硝酸盐。新鲜的蔬菜、水果和含高纤维的面食对预防胃癌的发生有利。蔬菜中的抗坏血酸和 β-胡萝卜素具有抗氧化作用。与胃癌相关的风险因素：①营养因素：低脂肪饮食、腌制的肉类和鱼类、高硝酸盐食物、高糖饮食。②环境因素：食品制作方式（如烟熏、腌制食物）、缺乏低温保存、不洁饮水（如井水）、长期吸烟。③社会因素：贫穷。④医源性因素：有胃部手术史、幽门螺杆菌感染、萎缩性胃炎、胃腺瘤性息肉、男性。

吸烟和饮酒对胃癌的影响不容忽视。上消化道肿瘤的致病因素中，目前发现有很多因素和胃肠道黏膜长期暴露在局部产生的乙醛有关，饮酒和主动吸烟者唾液、胃液中乙醛浓度升高。乙醛脱氢酶（ALDH）2缺失及乙醇脱氢酶（ADH）1C高活性使饮用同剂量乙醇所产生的乙醛浓度增加1～2倍。

目前公认的胃癌诱因包括以下几种：①幽门螺杆菌（helicobactar pylor，HP）感染：幽门螺杆菌感染被认为是胃癌发生和发展的必要条件，国际癌症研究机构将幽门螺杆菌归为胃癌的第一类致癌原因。在我国，胃癌高发区成年人HP感染率在60%以上，比低发区13%～30%的HP感染率明显要高。幽门螺杆菌能促使硝酸盐转化成亚硝酸盐及亚硝胺而致癌，引起胃黏膜慢性炎症以及环境致病因素加速黏膜上皮细胞的过度增殖，导致畸变致癌。此外，幽门螺杆菌的毒性产物CagA、VacA可能具有促癌作用，胃癌患者中抗CagA抗体检出率较一般人群明显为高。因此，控制HP感染在胃癌预防和治疗中的作用逐渐引起重视并取得满意效果。②地域差异及饮食方式：胃癌发病有明显的地域性差别，我国胃癌发病率居世界首位，其次是韩国、南美洲各国家以及日本，各地区的差异可达数十倍。在我国的西北与东部沿海地区胃癌发病率明显高于南方地区，长期食用熏烤、盐腌食品的人群中胃远端癌发病率高，与食品中亚硝酸盐、真菌毒素、多环芳烃化合物等致癌物或前致癌物含量高有关。食物中的含新鲜蔬菜与水果可有效预防胃癌的发生。③癌前疾病及癌前病变：胃的癌前疾病指的是一些发生胃癌危险性明显增加，如慢性萎缩性胃炎、胃溃疡、胃息肉、胃黏膜巨大皱襞症、残胃等。胃息肉可分为炎性息肉、增生性息肉和腺瘤，前两者恶变可能性很小，胃腺瘤的癌变率为10%～20%，直径超过2 cm时癌变机会加大。胃的癌前病变指的是容易发生癌变的胃黏膜病理组织学变化，但其本身尚不具备恶性改变，现阶段得到公认的是不典型增生。不典型增生的病理组织学改变主要是细胞的过度增生和丧失了正常的分化，在结构和功能上部分地丧失了与原组织的相似性。不典型增生分为轻度、中度和重度三级。一般而言，重度不典型增生易发生癌变。不典型增生是癌变过程中必经的一个阶段，这一过程是一个谱带式的连续过程，即"正常-增生-不典型增生-原位癌-浸润癌"。④遗传和基因：遗传与分子生物学研究表明，胃癌患者有血缘关系的亲属其胃癌发病率较对照组高4倍。许多证据表明，胃癌的发生与抑癌基因P53、APC、DCC杂合性丢失和突变有关。分子生物学研究显示，胃癌组织中癌基因c-met、K-ras有明显扩增和过度表达；而胃癌的侵袭性和转移则与CD44v基因的异常表达密切相关。在相关分子机制中，基因的单核苷酸多态性的表达可通过控制炎症细胞因子的产生来调节胃癌的风险。因此，胃癌的癌变是一个多因素、多步骤、多阶段发展过程，涉及癌基因、抑癌基因、凋亡相关基因与转移相关基因等的改变，而基因改变的形式也是多种多样的，如突变、缺失、重排、甲基化等。⑤其他：可能使胃癌发病率及病死率增高的因素如吸烟、肥胖、过度饮酒等，有资料表明吸烟者的胃癌发病危险大约是不吸烟者的 2 倍，但确切性仍在进一步研究中。

三、临床表现与鉴别诊断

（一）临床表现

胃癌早期并没有十分明确的临床表现。患者经常对早期腹部不适甚至消化不良没有引起足够的重视，往往认为是胃炎症状，实施了 6～12 个月溃疡对症治疗，易发生误诊。其上腹部疼痛和溃疡病引起的疼痛类似，也和心绞痛相像。但是胃癌的疼痛往往是持续性、无放射的，进食后疼痛并不缓解。随着疾病的发展，患者会出现体重减轻、食欲缺乏、乏力或者恶心。临床症状通常反映了原发肿瘤的部位。近端肿瘤包括胃食管交界区，患者会出现吞咽困难，然而远端肿瘤会出现胃幽门梗阻。胃壁出现肿瘤侵犯则会出现皮革胃，会出现胃弹性降低，患者容易出现胃部胀满。胃肠道出血较为少见，约有 15％ 的胃癌患者会出现呕血，40％ 的患者会出现贫血。晚期胃癌肿瘤会侵犯邻近的横结肠，从而导致结肠梗阻。早期胃癌多数患者无明显症状，少数患者可出现恶心、呕吐或类上消化道溃疡状，无明显特异性。进展期胃癌最常见的临床症状主要表现为疼痛与近期体重明显减轻。典型的体征发生较晚，而且往往提示肿瘤晚期或者出现转移。腹部检查发现较大的腹部包块，以及锁骨上淋巴结肿大、脐周淋巴结肿大、腹腔淋巴结肿大和 Krukenber 瘤，可以通过直肠指诊检查发现。随着患者病情的发展，患者可能会出现肝大、黄疸、腹水和肿瘤恶病质的表现。

（二）辅助检查

通过 X 线钡餐检查和纤维胃镜加活组织检查，诊断胃癌已不再困难。由于早期胃癌无特异性症状，患者的就诊率低，加上缺乏有效便利的普查筛选手段，目前国内早期胃癌占胃癌住院患者的比例尚不足 10％。为提高早期胃癌诊断率，对有胃癌家族史或原有胃病史的人群定期检查。对 40 岁以上有上消化道症状而无胆道疾病者，原因不明的消化道慢性失血者，短期内体重明显减轻、食欲缺乏者应做胃的相关检查，以防漏诊胃癌。目前临床上用于诊断胃癌的检查主要有以下几种。

1. X 线钡餐检查　数字化 X 线片胃肠造影技术的应用，使得影像分辨率和清晰度大为提高，目前仍为诊断胃癌的常用方法。常采用气钡双重造影，通过黏膜相和充盈相的观察作出诊断。早期胃癌的主要改变为黏膜相异常，进展期胃癌的形态与胃癌大体分型基本一致。

2. 纤维胃镜检查　直接观察胃黏膜病变的部位和范围，并可获取病变组织做病理学检查，是诊断胃癌的最有效方法。为提高诊断率，对可疑病变组织活检不应少于 4～6 处，不要局限于一处或取材过少。内镜下刚果红、亚甲蓝活体染色技术，可显著提高小胃癌和微小胃癌的检出率。采用带超声探头的纤维胃镜，对病变区域进行超声探测成像，有助于了解肿瘤浸润深度以及周围脏器和淋巴结有无侵犯和转移。

3. 腹部超声　在胃癌诊断中，腹部超声主要用于观察胃的邻近脏器（特别是肝、胰）受浸润及淋巴结转移的情况。

4. 螺旋 CT 与正电子发射成像检查　多排螺旋 CT 扫描结合三维立体重建和模拟内腔镜技术，是一种新型无创检查手段，有助于胃癌的诊断和术前临床分期。利用胃癌组织对于[^{18}F]氟-2-脱氧-D-葡萄糖（FDG）的亲和性，采用正电子发射成像技术（PET）可以判断淋巴结与远处转移病灶情况，准确性较高。

5. 胃癌的微转移　主要采用连续病理切片、免疫组化、反转录聚合酶链反应（RT-PCR）、流式细胞学、细胞遗传学、免疫细胞化学等先进技术。检测淋巴结、骨髓、周围静脉血及腹腔内的微转移灶，阳性率显著高于普通病理检查。

（三）诊断与鉴别诊断

大多数胃癌患者经过外科医师初步诊断后，通过 X 线钡餐或胃镜检查都可获得正确诊断。在少数情况下，胃癌需与胃良性溃疡、胃肉瘤、胃良性肿瘤及慢性胃炎相鉴别。

1. 胃良性溃疡　与胃癌相比较，胃良性溃疡一般病程较长，曾有典型溃疡疼痛发作史，抗酸剂治疗有效，多不伴有食欲缺乏。除非合并出血、幽门梗阻等严重的并发症，多无明显体征，不会出现近期明显消瘦、贫血、腹部包块甚至左锁骨上窝淋巴结肿大等。更为重要的是 X 线钡餐和胃镜检查，良性溃疡常小于 2.5 cm，圆形或椭圆形龛影，边缘整齐，蠕动波可通过病灶；胃镜下可见黏膜基底平坦，有白色或黄白色苔覆盖，周围黏膜水肿、充血，黏膜皱襞向溃疡集中，而癌性溃疡与此有很大的不同。

2. 胃肉瘤　胃原发性恶性淋巴瘤分霍奇金淋巴瘤和非霍奇金淋巴瘤两种类型。后者占绝大多数，以 B 淋巴细胞为主，无特异性，常被误诊为胃溃疡或胃癌等疾病，误诊率高达 90% 以上。胃间质瘤属于胃肠道间质瘤，源于胃肠道未定向分化的间质细胞，可见于胃的任何部位，但以近侧胃多见。内镜加病理可予以明确提示。

3. 胃良性肿瘤　多无明显临床表现，X 线钡餐为圆形或椭圆形的充盈缺损，而非龛影。胃镜则表现为黏膜下包块。

4. 胃外肿物或脏器压迫　胃外肿物压迫其隆起形态与大小多不恒定，边界不清晰。向胃内充气后可见隆起明显，抽出气体后隆起则缩小或消失。表面黏膜完整，外观正常，用钳触之无黏膜下滚动感。超声内镜可清晰地显示肿物位于胃壁第 5 层以外。

5. 其他需要相鉴别的相关疾病　如胃憩室等。

四、外科治疗

(一) 术中处理

1. 内镜下黏膜切除 (endoscopic mucosal resection, EMR) 早期胃癌是指癌组织局限在黏膜层或黏膜下层, 而不论癌肿大小及有否淋巴结转移。目前, 无论早期胃癌抑或进展期可切除胃癌, 其标准根治术式均为胃大部切除术 + D2 淋巴结清扫。但其创伤大, 存在一定病死率, 且部分患者生活质量严重下降。随着内镜技术的发展, 发现早期胃癌经内镜下治疗仍能获得高达 96%~99% 的 5 年生存率, 且能满足人们越来越高的对生活质量的要求。因此, 对某些早期胃癌, 内镜下治疗会是一个更好的选择。

20 世纪 90 年代, 透明帽辅助内镜下黏膜切除术 (EMR-C) 和套扎辅助内镜下黏膜切除术 (EMR-L) 相继出现, 即用透明帽或套扎器套在内镜前端, 黏膜下注射后通过负压吸引将病变吸入透明帽或套扎器内, 再用高频圈套器切割。

EMR 适应证由淋巴结转移的风险度、病变部位及大小和可利用的设备及技术决定。对于该适应证的界定一直存在争议。目前公认的 EMR 绝对适应证是由日本胃癌协会推荐的:①分化型腺癌。②黏膜内癌。③直径≤2 mm。④无溃疡。EMR 应尽量遵循单块切除的原则。因为分块切除难以重现整个病变, 造成病理评估困难, 不能有效判断是否完全切除, 有否脉管浸润而影响后续治疗, 增加了胃癌的复发率。Ono 等数据统计显示:分 3 块或 3 块以上切除, 其癌肿的完全切除率为单块切除的一半甚至更低, 胃癌局部复发率可高达 20% 以上。只有符合适应证, 才能尽可能地提高单块切除率, 降低复发率。

EMR 最常见的术后并发症为出血, 已有报道的 EMR 术后出血率为 1.4%~20%, 而因为严重出血需要输血的患者可达 4%~14%。即时出血常发生在位于上 1/3 胃的癌肿切除时。术中应及时处理, 如用热活检钳夹闭或电凝烧灼出血的小血管, 严重者可用钛夹夹闭小血管。

2. 早期胃癌缩小手术 缩小手术主要是胃切除范围的缩小和淋巴结清扫程度的缩小。按日本胃癌治疗纲要及规定, 胃切除范围的缩小是指胃局部切除、节段切除及保留幽门胃切除术。后者是淋巴结清扫范围的缩小。

3. 远端胃大部切除术 胃大部切除术是临床最常见的胃癌手术方式, 迄今为止它的应用已有百余年的历史了, 在临床实践中被广泛使用, 并取得了良好的疗效。胃大部切除术后的消化道重建方式有多种, 其主要目的是减少并发症, 提高患者术后远期整体生活质量。目前临床常用的远端胃大部切除术后的三种消化道重建方式分别是 Billroth Ⅰ 式吻合术 Billroth Ⅱ 式吻合术和胃空肠 Roux-en-Y 吻合术。Billroth Ⅰ 式吻合术是在 1881 年由 Billroth 首先应用的, 所以由此而得名。其吻合术是在胃大部切除后, 将残胃与十二指肠直接吻合。

BillrothⅡ式吻合术是 Billroth 于 1885 年继 BillrothⅠ式胃大部切除术后应用的，简称 BillrothⅡ式。即胃大部切除后将残胃与距十二指肠 Treitz 韧带 15～20 cm 处空肠吻合，而将十二指肠残端关闭。胃空肠 Roux-en-Y 吻合术的原则是在距屈氏（Treitz）韧带 10～15 cm 处切断空肠，将远端空肠经结肠前或后与残胃吻合，距此吻合口下 50 cm 左右行近、远端空肠端侧或侧-侧吻合。

　　三种术式的特点为BillrothⅠ式吻合术手术：①操作较简单，吻合后的胃肠道接近于正常解剖生理状态。②能减少或避免胆汁、胰液反流入残胃，从而减少了残胃炎、残胃癌的发生。③胆囊收缩素分泌细胞主要位于十二指肠内。BillrothⅠ式吻合术后食物经过十二指肠，能有效地刺激胆囊收缩素细胞分泌胆囊收缩素，降低了手术后胆囊炎、胆囊结石的发病率。所以该术式术后由于胃肠道功能紊乱而引起的并发症较少，但其缺点是对肿瘤较大的患者，不适合作BillrothⅠ式吻合。因为要完全切除肿瘤，有损伤胰腺或胆管的危险，如切除不足，吻合口张力大，而且术后易复发。而BillrothⅡ式吻合术的优点是能切除足够大小的胃而不必担心吻合口张力过大问题，术后吻合口溃疡发生率低；缺点是手术操作比较复杂，胃空肠吻合改变了正常解剖生理关系，术后发生各种后遗症较多，胆汁、胰液必经胃空肠吻合口，致碱性反流性胃炎。胃肠功能紊乱的可能性较BillrothⅠ式为多。相比之下，胃空肠 Roux-ren-Y 吻合术的优点是在于能较好地预防胆汁、胰液反流。空肠间吻合夹角越小，其抗反流效果越佳；两个吻合口之间的距离应在 50 cm 左右，过短则抗反流作用不佳。其缺点则是手术操作较烦琐，如不同时切断迷走神经，易引发吻合口溃疡。此外，胃切除术后的后遗症也并未减少，因此只适用于部分患者。

　　4. 经腹根治性近端胃大部切除术　贲门胃底癌发病率近年来有所上升，其治疗仍以手术切除为最佳选择。但采用何种术式，意见尚未统一。临床上既往常采用经胸全胃切除术治疗，认为可以保证手术切除的彻底性，但近年的研究认为全胃切除与其 5 年生存率的提高并不相称，而全胃切除创伤大，术后并发症发生率及病死率较高。同时该类患者年龄较大，心肺功能均欠佳，经胸全胃切除必将影响其呼吸循环系统，增加术后肺部感染、心力衰竭等并发症发生机会。我们体会经腹根治性近端胃切除术治疗贲门胃底癌，术后并发症发生率低、手术安全性较大、住院时间短，有利于患者的恢复和改善预后。全胃切除术因失去了整个胃，也就失去了食物储存的作用，限制了进食量，影响了营养物质摄入，尤其全胃切除后内因子缺乏，使患者常伴有中重度贫血及消瘦，术后的综合治疗常受到影响。根治性近端胃切除由于保留了远侧胃，胃的功能得以部分保留，重建的消化道更符合生理要求，患者的全身营养状况获得维持，为综合性治疗奠定了基础。幽门管的保留可防止肠内容物反流入胃而引起的反流性胃炎或食管炎。胃癌的预后主要取决于病期的早晚及其淋巴结转移情况。胃底癌由于其解剖位置特殊，症状出现时大多已为进展期，且多已有淋巴结转移及肿瘤侵犯周围组织和邻近器官。肿瘤侵犯肌层即可有第5、6组淋巴结转移，随外侵程度加重，邻近淋巴结及向下和远处转移率增加，除大结节融合型淋巴结术中容易确认有转移外，即使有经验的外科医师也难以确认一般型和孤立小结节型淋巴结有否转移，且有部分区域淋巴结尚未转移但已有淋巴管癌细胞侵袭。因此根治性近端胃切除治疗胃底癌常有淋巴结清除不彻底，导致术后复发和转移，手术治疗后2年生存率较低，低于贲门癌。我们体会，若肿瘤体积较大，周围有肿大淋巴结尤其是大网膜或幽门上下有肿大淋巴结者，仍应考虑根治性全胃切除术。而对于贲门癌，其病期相对较早，只要肿瘤侵犯食管不大于2 cm，根治性近端胃切除可获得良好效果。手术操作注意事项：①取上腹部正中切口，切除剑突，有利于术野的良好显露，若需经胸也可方便延长切口。②食管下段要充分游离6~8 cm，在贲门上方切断迷走神经，以保证食管切除的长度。③术中如发现吻合口张力过大，可游离十二指肠并推向中线，减小吻合口张力。④术中胃管应置入十二指肠降部，保证有效的胃肠减压，有利于吻合口愈合，一旦发生吻合口漏可经此管行肠内营养，促进愈合。

5. 经胸腹根治性全胃切除术　该手术技术：气管插管加静脉复合麻醉，右侧卧位约45°，上腹正中切口左侧绕脐下3 cm，D2淋巴结清扫，幽门下3 cm切断十二指肠，术中探查肿瘤大小、部位、外侵程度，如侵犯腹腔食管或食管切除后断端较高吻合有困难，则左侧第6肋间开胸至左侧腋中线，清扫膈上食管旁淋巴结，主动脉弓下平面切断食管，食管空肠Roux-en-Y吻合，第8肋间放胸管。术中常规放置空肠营养管至肠肠吻合口下10 cm处。胸腹联合切口优点在于：①术野开阔，能够切除病灶以上足够长度的食管，防止食管残端癌细胞残留。②有利于清扫食管旁膈上淋巴结以及腹腔相关淋巴结，膈肌受侵犯时可以将部分膈肌切除。③易于消化道重建，防止因追求食管残端阴性切除腹段食管过高，造成吻合困难，术后易发生吻合口漏。

6. 全胃切除术

（1）适应证：我国于20世纪50~60年代陆续开展胃癌手术治疗，当时因医疗条件落后切除范围小，术后5年生存率不超过20%。全胃切除术偶有报道。从20世纪70年代开始，各大医院开始用全胃切除术治疗胃癌，但适应证为全胃癌和皮革胃，对胃上部癌多采用近端胃切除术。近几年来，人们逐渐认识了胃上部癌的特殊性。①胃上部癌不易早期发现，就诊时多为Ⅲ期以上。②胃底贲门癌多属浸润生长型，恶性程度高，生物学行为差。因此，不少学者主张对胃上部癌行全胃切除术。同时，由于医学科学的迅猛发展，尤其是围手术期各种强化监测及营养处理的进步，以及外科技术，尤其是吻合器的应用和改进，已大大降低全胃切除术的手术病死率和并发症发生率，几乎达到近端胃切除的水平，为全胃切除术奠定了安全保障。此外近端胃切除后有排空障碍、反流性食管炎及残胃癌等后期并发症。因此，除早期和原位癌外，对胃上部癌多主张全胃切除术。

（2）手术技术：由于吻合器的应用和改进，全胃切除术对高年资外科医师并非难题，但手术技巧是否合理和娴熟则直接关系到患者的术后并发症、术后生活质量及存活时间，这也是东西方之间治疗结果不同的主要原因之一。总结大量文献，很多名家近年认同的有两个手术技巧方面的问题值得在此强调。食管裂孔周围切除：①胃底贲门癌多侵犯食管裂孔周围组织，将食管裂孔周围组织包括部分膈肌切除，既可防止癌组织残留，又可将食管裂孔上的小淋巴结一并清扫，达到根治目的，延长存活时间。②全胃切除术后尤其是癌肿侵犯食管下端者，由于部分食管应被切除，吻合时食管下拉，术后由于食管的收缩会将空肠储袋上拉，因食管裂孔的阻挡而发生吻合口裂漏，是部分术后吻合口漏的根源。将食管裂孔周围组织切除后空肠储袋可自由升降，避免了吻合口漏的发生。③食管裂孔切除后膈肌还可纵向切开，扩大食管的显露，对侵犯食管5 cm 以内的病变可避免开胸。关于食管裂孔切除的方法，则是将食管裂孔周围的膈肌半圆形切除 2 cm。首先要切断三角韧带，将肝左外叶折向右侧，切除裂孔周围膈肌组织，注意一定要缝扎膈肌和膈静脉，电刀切断和结扎不可取，因为随着术后膈肌恢复运动，会发生结扎线脱落而再出血。此外，还要注重淋巴结清扫技巧。全胃切除术的淋巴结清扫要坚持左中右三个重点区，即肝门上下肝十二指肠韧带（右），腹腔动脉干（中）和脾门（左）。此三处的清扫重在显露，一般来讲，腹腔动脉干更易显露，清扫较为彻底，左右两侧的清扫则容易忽略。近来的大量研究表明，左右两侧的清扫同样重要。

7. 扩大切除术　2002 年，日本胃癌研究会将 D2 定为标准的胃癌根治术。手术范围包括全胃（适用于贲门、胃体部癌，切除部分食管和十二指肠）、近全胃（适用于胃窦部和胃小弯癌，切除胃小弯近全部及大弯 90%）和大、小网膜及横结肠系膜前叶；清扫淋巴结的范围包括腹腔动脉旁淋巴结、胃左动脉周围淋巴结（包括贲门右侧淋巴结）和肝动脉周围淋巴结。日本的胃癌标准根治术规范中，对胃切除和淋巴结清扫范围有严格的界定。对于 D3 以上的手术由于争议较大，目前尚缺乏循证医学的证据，没有具体标准。少数医疗中心仍在开展胃癌扩大切除术。胃癌扩大切除术包括大器官切除和扩大淋巴结清扫术。对于胃癌已侵及器官者主张将受累的器官、组织连同淋巴结整块切除，包括胃癌合并胰脾联合切除术、胃癌合并胰十二指肠切除术、胃癌合并横结肠系膜和横结肠切除术、胃癌合并部分肝切除术、左上腹脏器联合切除术、将胃及引流淋巴结的大小网膜和横结肠及其系膜、脾、胰体尾切除等，必要时将左肝、左肾、左肾上腺、部分食管及部分膈肌切除。Appleby 手术为在腹腔动脉根部离断，同时行远侧 2/3 胰、脾、全胃及相应区域淋巴结与原发病灶整块切除。胃癌扩大切除术的淋巴结清扫应包括所有的第二站淋巴结和部分甚至全部的第三站淋巴结。

8. 姑息手术　在临床上早期胃癌多无症状或仅有轻微症状。但是当临床症状明显时，病变大多已属晚期。胃癌姑息性手术是指患者肿瘤浸润超过浆膜层并累及周围重要脏器，比如发生肝转移、腹膜转移或广泛的淋巴转移，为了解决胃癌带来的出血、梗阻或者疼痛等问题，于是对原发癌施行胃大部切除术，通过手术切除一部分肿瘤。这种姑息性切除术能有效减少出血、梗阻、疼痛等肿瘤并发症的发生。通过这种胃癌姑息性手术，相对有效地提高了患者的生命长度和质量。

9. 腹腔镜胃癌根治术　通常在治疗原则中，该类术式应遵循传统性开腹手术有关肿瘤的根治原则。主要包含对肿瘤及其周围组织整块切除和操作非接触性原则，足够边缘及彻底淋巴清扫等。而合理实施淋巴结清扫为该类术式最为关键的问题，且必须遵循：①严格遵照国际上公认的日本胃癌相应规约要求，判断肿瘤部位及分期以选择实施不同程度的清扫范围，以达到彻底实施清扫患者各组淋巴结的目的。②清扫时力求遵守整块切除原则；该术式依腹腔镜有关技术可分成全腹腔镜根治术、腹腔镜辅助根治术以及手助腹腔镜根治术；依手术方式加腹腔镜可分成根治性近、远端胃大部分切除术以及全胃切除术；依照淋巴结有关清扫范围可分成 D1、D1 +、D1 + 6、D2、D3 等。手术方式和类型的选择与患者肿瘤的大小、部位以及分期，术者的经验、熟练程度、患者的情况等诸多因素密切相关。

（二）术后处理

1. 常规处理

（1）一般处理：胃癌的手术切除是最有效的治疗方法。但由于术后大部分胃被切除，留下的残胃体积变小，可能引起消化、吸收等功能的改变。有些患者在一段时间内可能有进食后上腹部饱胀感，大便量少、次数增多或空腹时胃内烧灼、隐痛等。要减轻这些症状，尽快地适应这个变化，患者除了保持心情舒畅、加强锻炼、增加营养外，还要注意以下问题。①进食量应由少到多、由稀到稠逐渐适应。进食时要细嚼慢咽，以减轻残胃的负担。可少食多餐，一般进食 5～6 次/天为好。②术后 2～3 周时，有部分患者可能进甜食（如牛奶加糖等）后出现心悸、出汗、头晕、恶心、上腹部不舒服等症状，一般持续 15～30 min 可自行缓解，被称为"倾倒综合征"。为防止出现这种情况，要进甜食，适量进食易消化的咸食，并要控制进食速度。进食后最好躺下休息 15～20 min。这种情况一般在术后 1～2 个月能逐渐消失，如果超过 2 个月不见好转要到医院检查治疗。③胃癌手术后要按医嘱用药，防止发生贫血。还要根据具体情况进行其他辅助治疗，如化疗、免疫治疗、中药治疗等。更重要的是一定要定期复查，如大便潜血、胃肠透视、胃镜、B 超、X 线胸片等，以便及早发现胃癌的复发或转移。

（2）胃癌手术后护理要点：①胃癌患者若胃部病灶较大，或侵及浆膜，或有淋巴结转移，手术后最易复发。而且手术距离复发的时间有时会很短，仅仅有几个月，所以要做好心理准备，防止产生恐惧心理，而不愿意从医院进行诊断治疗。②胃癌手术后早期进食后可能出现"倾倒综合征"，应立即卧床休息 15～20 min，进食量可减少，并少吃甜食。③同时，如果这种情况发生在进食后 2～4 小时，就应该尽量减少糖的摄取，因为会产生"晚期倾倒综合征"，这是由于血糖的摄取，使机体产生了大量的胰岛素，从而产生了反应性的低血糖。④全胃切除的患者，手术后 2～3 个月，体重可能下降，以后 6～12 个月，体重逐渐回升，1年以后，体重应保持稳定，若体重继续下降，应警惕肿瘤复发。⑤要经常注意患者有无上腹疼痛、呕吐、锁骨上淋巴结肿大；腹块、肝增大、腹水及膀胱直肠窝状块。应定期复查上消化道钡餐、胃镜、CT、普通胸片等，以及早地发现病情的变化和复发。

2. 并发症防治

(1) 吻合口瘘：这是胃癌手术后经常发生的非常严重的并发症，原因多为组织水肿、营养不良、吻合技术欠缺等。一般来讲，发生于术后 2～3 天的吻合口瘘多为手术技术所致；而发生于 7～9 天者常是其他综合因素所致。与手术相关的因素包括：如术中消化道黏膜外翻，缝针间距过大或过密，吻合部位组织血供阻断，吻合口张力过大，吻合口成角、扭曲等。因此，术中消化道重建时不可操之过急，应确保黏膜内翻，吻合部位无张力，吻合口牢固，重要的是确保吻合部位组织的良好血供。胃大部切除时保留几支胃短血管即是出于保障残胃血供的目的。

处理：术后持续高热、腹痛、局部腹膜炎体征是胃癌术后吻合口破裂或瘘的常见症状及体征，一般发生在术后 1 周左右，与缝合技术不当，吻合口张力过大，组织血供不足有关，尤其在贫血、水肿、低蛋白血症及高龄患者中更易出现。吻合口瘘一旦明确，应尽早处理。方法以充分引流为主，同时加强支持治疗，应用有效抗生素，必要时行高位空肠造口以维持营养，难以愈合的瘘口需手术处理。如为吻合口破裂，一经确诊应立即手术处理。

(2) 残胃排空延迟：胃癌术后残胃排空障碍近年来逐渐被人们认识，但发病机制尚无法定论。可能的因素有多种，如精神心理因素，吻合口水肿炎症，低蛋白血症，残胃对食物过敏变态反应，胃酸引起输出段肠管痉挛，长期应用抑制胃肠运动药物，大网膜和周围团块粘连以及水电解质紊乱等因素。一旦发生残胃排空延迟，应给患者充分的解释，加强全肠外营养支持，持续胃肠减压，残胃的温热高渗盐水冲洗，相应的药物治疗以及适当的户内外活动，避免进行二次手术。

(3) 术后出血：术后出血分为消化腔内出血和腹腔内出血两种，消化腔内出血主要为吻合口出血，术中对全周胃缘的黏膜下血管缝扎止血和连续锁边缝合可预防其发生。应用吻合器吻合时，旋紧吻合器，压榨两层组织时要适度，过轻容易引起出血，过紧易引起组织损伤、坏死。腹腔内出血主要由于术中操作不当所致，如术中血管处理不可靠或脾、肝、胰等脏器损伤和广泛剥离后创面渗血，附近缝合线、结扎线脱落，胰腺断端胰液漏出腐蚀血管而出血，放置引流管时止血不彻底所致的腹壁血管出血流入腹腔等。其处理对策是术中牢固结扎重要血管，如双重结扎胃右、胃左血管，注意小血管、淋巴管的牢固结扎，切不可一律电灼止血，结痂的脱落是引起术后腹腔出血的重要原因。此外术中喷洒生物蛋白胶以减少创面渗血也是行之有效的措施。

处理：术后 24 小时内可从胃管内引流出少量咖啡色或暗红色胃液，一般不超过 300 ml，此后引流液可逐渐变浅、变清。如果术后不断吸出新鲜血液，24 小时后仍未停止，可能为术后胃出血。腹腔引流管持续引流出血性液体，或者引流液变少或颜色变浅后突然出现血性液体，应警惕腹腔出血的可能。术后出血的处理多采用非手术疗法止血，必要时行胃镜检查或选择性血管造影，明确出血部位和原因，还可局部应用血管收缩剂及栓塞止血。对于以上措施仍无法止血的大出血，则应手术止血。

（4）术后急性胆囊炎：发病机制①术中切断迷走神经及腹腔动脉周围交感神经，使胆囊扩大，收缩不良。②术中廓清过多破坏了胆囊血供，使胆囊壁缺血坏死。③Billroth Ⅱ 式吻合术使脂肪和酸性食糜不能进入十二指肠，胆囊收缩素的分泌减少而致胆囊运动障碍。④术后 Oddis 括约肌水肿、痉挛，肝外胆道周围粘连，引起胆汁瘀滞和浓缩，胆汁排泄不畅。⑤术后禁食，上段空肠内细菌繁殖，逆行感染机会增加。

诊断与治疗：胃癌术后胆囊炎与一般急性胆囊炎症状相似，但因术后往往把注意力集中到胃术后常见并发症方面而忽略了胆囊炎的诊断，故提高认识、早期诊断是避免延误治疗的关键。凡术后出现右上腹疼痛，触及包块，压痛、白细胞升高及胆红素轻度升高者，都应考虑有发生本病的可能。超声为诊断本病的首选方法，表现为胆囊内无结石、胆囊肿大、胆囊壁增厚、胆汁透声差、胆汁淤积，有时可见胆囊周围积液，其中以胆囊壁增厚≥3.5 mm 最具有临床价值。CT 也有助于诊断，尤其是有肠道积气影响超声检查的效果时，更具有价值。治疗上对全身症状较轻，无明显腹膜炎表现，超声检查提示胆囊无肿大，其周围无积液者可试行非手术治疗，动态观察病程变化。当患者腹痛加剧、体温上升、胆囊肿大等病情加重，保守治疗无效时，应及时手术，首选胆囊切除术。具体手术方式可根据病情及胆囊病变情况而定，最有效的方法是行胆囊切除术。如病情危重或胆囊病变重，则可行胆囊造口或胆囊大部分切除术。

（5）反流性食管炎：反流性食管炎是胃全切除术后较常见并发症之一。其症状、程度不一，严重者非常痛苦，以胸骨后疼痛、反流、吞咽困难为主要症状。重者可致患者不敢进食。内镜所见从吻合口到食管黏膜水肿、发红糜烂及溃疡。文献报道，胃全切除术后反流性食管炎的发生率为 30%～40%，属重症病例者约达 10%。这是因为手术切除或破坏了食管下段括约肌、膈肌右足、隔食管韧带及贲门皱襞，贲门切迹不复存在，从而使食管丧失了其下段贲门括约肌的功能并使食管内压明显降低，致碱性肠液、胆汁、胰液形成反流，引起食管下端化学性炎症。同时，消化道输出端排空延迟及障碍，也是形成反流性食管炎的另一成因。该症的发生与胃全切除后消化道重建方式关系密切，因此，应选择恰当的消化道重建方式。

（6）倾倒综合征：胃手术后 10～14 天发病，症状出现在餐后 30 min 内患者，称为早发型倾倒综合征，发病时多伴高血糖，故又称之为餐后早期高血糖综合征。餐后 1～2 小时发病，伴有低血糖患者称为迟发型倾倒综合征，又称之为餐后低血糖综合征。

（7）贫血：胃切除术后一个常见的并发症是贫血。缺铁性贫血与术后进食量少，且食物中缺铁、低酸铁吸收障碍有关，另一种贫血发生的原因是胃切除后影响维生素 B_{12} 吸收。胃内因子产生于胃体和胃底，这是一种胃黏蛋白，有加速维生素 B 在小肠黏膜吸收的作用。维生素 B_{12} 虽属 B 族维生素，却能储藏在肝，用尽储藏量后，经过半年以上才会出现缺乏症状。人体维生素 B_{12} 需要量极少，一般只要饮食正常，就不会缺乏。但胃癌手术后常因为全胃切除或胃大部切除导致胃部分泌的内因子减少，影响叶酸及维生素 B_{12} 的吸收，可引起巨幼细胞性贫血。

（8）骨代谢障碍：骨质疏松是胃癌术后患者常见并发症之一。由于术后解剖结构及生理功能改变，患者常有食量减低、腹泻、体质量减轻和营养不良等症状。存在营养不良的患者多有代谢紊乱和钙、磷等代谢减少，可能导致骨代谢改变，引起骨质疏松。

（9）残胃炎、残胃癌：残胃炎的发生多数人认为与十二指肠液反流有关。胃大部切除术后，吻合口无括约肌功能，十二指肠液容易反流入残胃中，以 Billroth Ⅱ 式容易发生，诊断主要靠胃镜。缝线残留是吻合口炎发生的另一重要因素。像残胃炎一样，残胃癌亦好发于吻合口，胃远端切除术后，因胃窦缺如，失去了胃泌素对胃黏膜的营养作用，以及胃内细菌增加，使亚硝酸盐类物质增加，都是促使残胃炎转变为胃癌的可能因素。残胃癌的基本治疗原则是综合性治疗，但最有效的方法是残胃全切除加区域淋巴结扩清术。残胃炎的内科治疗包括奥美拉唑、铝碳酸镁等胃黏膜保护药。如有明显胆汁反流，症状较重，可考虑再行 Roux-en-Y 手术。但重要的是预防残胃炎的发生，严格掌握胃大部切除术的手术指征，尽量不做胃空肠吻合术，术后注意饮食和营养的调节等。

（10）十二指肠残端瘘：患者大多有突发性上腹部疼痛，少数伴有恶心、呕吐。患者亦可有发热，腹部引流管引出胆汁样液体，甚至可能出现中毒性休克症状。明确十二指肠残端瘘后，最重要的是确保引流通畅，同时使用抗生素抗感染治疗，并且立即予以禁饮食、持续胃肠减压、肠外营养等支持。

（11）肠梗阻：胃癌术后肠梗阻是胃癌手术后比较轻但是且比较复杂多样性的症状表现。主要包括功能性肠梗阻和机械性肠梗阻。其中发生于胃癌术后 10 天左右的多为功能性肠梗阻。此外，粘连性肠梗阻多在术后一周到一个月内发生，主要表现为术后肛门排气恢复后出现腹痛、腹胀、呕吐、肛门排气停止等症状，腹部平片可见多个液平面时即可确诊。其处理原则上比一般肠梗阻更应持积极态度。对完全性肠梗阻或不完全性肠梗阻非手术治疗 3 天无效者，应尽早手术探查。非手术治疗时间延长，患者消耗增加，加上禁食及胃肠减压，患者会出现水、电解质平衡紊乱，甚至全身处于衰竭状态，不利于进一步治疗。

●第二节　胃、十二指肠溃疡

胃、十二指肠溃疡（duo denal ulcer，DU）是临床上最常见的消化性溃疡，多属于一般性溃疡。多年来的研究和临床资料分析表明，GU 和 DU 虽有共同之处，但在诸多方面又有所不同，故一般常将 GU 和 DU 视为不同的疾病。本节也将 GU 和 DU 分开叙述。

一、胃溃疡

胃溃疡（gastric ulcer，GU）的发病率在世界各地不同。在一般地区，GU：DU 为 1：（2～4），而在胃癌高发地区则相反。GU 的发病年龄多在 30～40 岁，也有资料提示其发病高峰为 40～50 岁。男性较女性易患 GU，发病率随年龄增长而增高。GU 好发于胃窦黏膜和胃体黏膜交界处的小弯侧，约占 95％，其中 60％又限于离幽门 6 cm 之内。但也可发生在胃的其他部位，可有不同的特点。溃疡位置不同，则酸分泌量也不同，越近贲门的溃疡，酸分泌越低。与 DU 比较，药物治疗对 GU 效果较差。

（一）病因和发病机制

1. 胃溃疡的分型　Johnson 等按 GU 的部位、临床表现和胃酸分泌情况将 GU 加以分型，后又经补充，将 GU 共分成四型。

（1）Ⅰ型：最常见，占 75％。位于小弯侧胃切迹部附近。发生在胃窦黏膜和胃体黏膜交界处。因胃窦黏膜大小的变异，溃疡可发生在自小弯侧贲门下 4 cm 至幽门前 2 cm 之间。一般认为是由于胃黏膜对酸-胃蛋白酶活性的正常防御机制减弱所致，胃酸分泌正常或偏低，而促胃液素偏高。本型的真正病因尚未明确。

（2）Ⅱ型：GU 合并 DU。常先发生 DU，并发胃排空延迟，使酸胃蛋白酶活性增加，因而继发 GU。本型占 22％。胃酸分泌情况与 DU 相同，为高酸分泌。本型内科治疗往往无效，易合并出血，常需外科手术治疗。

（3）Ⅲ型：幽门管溃疡或近幽门 2 cm 以内的 GU，本型占约 20％。和 DU 一样，通常为高胃酸分泌。

（4）Ⅳ型：高位 GU，较少见，但在智利发病率高达 GU 的 27.4％。溃疡多位于胃上部，距食管胃连接处 4 cm 以内，在 2 cm 以内者称之为近贲门溃疡。患者血型多为 O 型，属低胃酸分泌，常有穿透性溃疡，易并发出血和再出血，穿孔和梗阻少见。

2. 病因与发病机制 GU 是由于多种因素相互作用所致。Ⅰ型 GU 可无明确的致病因素。Ⅱ型 GU 的形成主要是由于酸-蛋白酶活性增加和胃排空延迟,通常先发生 DU,GU 为继发。Ⅲ型 GU 曾被认为可能和服用 NSAIDs 有关,但化学剂诱发溃疡的机制尚未肯定。引起 GU 的主要因素有:一是胃酸分泌增多。80％的 GU 患者胃酸分泌水平正常或低于正常,因此,在 GU 发病原因中胃酸是一个重要的但是有限的因素。二是胃黏膜中前列腺素合成受到抑制。三是胃黏液的产生和碳酸氢盐的分泌受抑制。四是胃黏膜屏障的直接破坏。五是胃黏膜血流的减少。不论何种情况,胃黏膜屏障减弱使氢离子反流和其他病理生理改变是 GU 形成的基础。

(1)胆汁反流:一般认为由于胃炎改变了胃黏膜生理功能的完整性而继发 GU。黏膜完整性的破坏主要是由于局部直接损伤、胆汁和其他十二指肠内容而引起。幽门括约肌功能不全,十二指肠内容物反流入胃是重要的致病因素。GU 患者的胆汁常存在空腹和餐后的胃内容内,在 GU 愈合后仍持续有胆汁反流。胆汁中的溶血磷脂酰胆碱、牛黄胆酸盐等破坏胃黏膜屏障,使之通透性增高,H^+ 逆向弥散进入黏膜,随后细胞功能破坏,在酸性胃蛋白酶的侵袭下,发生黏膜细胞死亡、脱落和溃疡形成。

(2)胃排空延迟:胃排空的延迟导致胃窦的滞留,然后促胃液素分泌增加,刺激壁细胞引起胃酸分泌过多,可解释上述Ⅰ、Ⅱ型 GU 的发生。由于 DU 的长期发作,十二指肠变形影响胃的排空,也可导致 GU 的发生。但是,GU 和胃排空延迟的因果关系尚存在着争议,因为消化性溃疡本身也可引起胃肠动力异常。GU 时胃窦和幽门区多有退行性变,胃窦部肌肉肥厚及纤维变性,自主神经节减少,影响食糜向前推进,使胃排空延缓。胃窦和幽门功能障碍还能使十二指肠内容物反流,引起反流性胃炎,可能在 GU 的发病中起重要作用。

(3)HP 感染:有关 HP 在 GU 中的作用比在 DU 中的作用研究得少,根据现有的资料尚不能做出最后的结论。GU 患者 HP 感染率粗略估计为 70％～80％。有研究资料提示 HP 的感染增加了黏膜对 NSAIDs 损害的易感性,但这一看法仍有争议。HP 感染后发生的慢性胃炎的类型取决于宿主的胃酸分泌功能。胃酸分泌增高者,HP 感染后发生慢性胃炎以胃窦炎为主,易发生 DU;胃酸分泌功能较低者,HP 感染后发生慢性全胃炎,倾向于发生近端胃溃疡。研究还提示消除 HP 可增加溃疡的愈合率,并有减少溃疡复发的倾向。

(4)非甾体类抗炎药(NSAIDs):NSAIDs 是产生消化性溃疡的一个重要因素。临床上任何年龄组的人使用 NSAIDs 均可导致急性胃黏膜损伤和 GU 的发生率增加。对 NSAIDs 研究最多的是阿司匹林,有人认为连续应用阿司匹林 4 天以上者发生 GU 的机会是不服用者的 3 倍,且在不伴有 HP 感染的 GU 患者多有应用 NSAIDs 的情况。

(二)诊断

1. 临床表现 主要症状为上腹部疼痛,但其节律性不如 DU 明显。进食后多数疼痛不缓解，多为餐后 0.5～1 小时起开始痛，持续 1～2 小时不等。不少患者诉稍食即饱，常伴恶心、食欲不振甚至呕吐，以致患者进食减少，体重减轻。发作的周期性较 DU 为长。体检可无特殊发现，有时上腹有轻压痛。一些患者可患无症状性溃疡，溃疡偶然由于 X 线钡餐或胃镜检查而发现，或由于并发症（穿孔、出血）手术而证实。

2. 实验室及其他检查

（1）X 线检查：X 线钡餐检查仍为最常用的检查方法。慢性 GU 主要表现为一个周围光滑而整齐的龛影，龛影的轮廓突出于胃腔之外，溃疡的深和宽几乎相等，其周围黏膜呈放射状集中。龛影的切面观常见"引项圈征""狭颈征""黏膜线征"（或称为 Hampton 线征）。溃疡边缘及底部不规则常表示病变仍处于活动状态。龛影直径以 1～1.5 cm 多见，但一般在 2.5 cm 以内，80% 的直径≤2 cm。溃疡的项圈征、狭颈征和黏膜线征是良性 GU 的重要 X 线特征。X 线诊断 GU 的敏感性由溃疡的大小和位置而定。沿胃小弯侧的小溃疡常易于发现，但同样大的溃疡在胃底和大弯侧则不易发现。

（2）胃镜检查：未经治疗的溃疡胃镜下所见的形状多为圆形或椭圆形，边缘稍呈红色，很少隆起，溃疡基底可见白色纤维蛋白沉积。溃疡周围有放射状的黏膜皱襞，每一皱襞均延伸至溃疡边缘，此现象用常规前视式内镜不易看到，用侧视镜则易看到。在溃疡愈合时，溃疡特征则有所改变，轮廓和颜色均变成不规则。内镜检查是 GU 必需的检查，可区分溃疡属活动期、愈合期还是或瘢痕期，胃镜下活检更可区别良性和恶性溃疡。内镜的细致观察，溃疡边缘多个标本的组织学活检和刷洗液的细胞学检查，可将诊断的正确率提高至 98%，尤其是对发现早期胃癌有重要的意义。

（三）治疗

1. 内科治疗　良性 GU 无并发症时开始可用内科治疗，溃疡愈合时间需 8～12 周，而大的溃疡则需更长的时间。首先必须免除致溃疡因素，包括戒烟、戒酒，避免严重的应激反应对胃黏膜的刺激，停止应用激素和 NSAIDs 等。

对 GU 最有效的药物是 H_2 受体拮抗剂和质子泵抑制剂。抗酸剂也可增加溃疡愈合率，但要达到和 H_2 受体拮抗剂相同的疗效必须采用大剂量的抗酸剂，可造成 30%～40% 的患者发生腹泻。在需继续使用阿司匹林或其他可致胃黏膜损伤的药物时，可合并应用 H_2 受体拮抗剂和抗酸剂。应用细胞保护剂理论上有很大的吸引力，因为胃黏膜屏障缺陷是 GU 形成的基础。硫糖铝是这类药物的代表，它是不吸收的化合物，当接触胃酸时变成黏性物，黏着于胃黏膜并形成物理屏障，且可中和胃酸，抑制胃蛋白酶的活性和消除胆盐，刺激黏液分泌。症状的缓解和溃疡的愈合常常不平行，故在治疗 8 周后须复查胃镜。胃镜优于 X 线钡餐检查，有时钡餐检查可见龛影消失，但胃镜检查仍能发现未愈合的溃疡。溃疡治愈后若症状复发，则需再做胃镜检查。GU 内科治疗的复发率较高，与溃疡的位置、大小和患者的年龄无关。未用维持量者一年内复发率高达 50%，若应用维持量其复发率则降至 10% 以下。持续吸烟和服用对胃黏膜有刺激的物质，可降低溃疡愈合率和增加复发率。

2. 胃溃疡的外科治疗适应证　原则上 GU 的外科手术适应证应较 DU 放宽。其理由基于以下几个特点：①GU 症状较剧，对内科治疗疗效较差，又易复发；②GU 患者多数年龄较大，体弱，一旦发生大出血、急性穿孔等严重并发症，手术危险性较大；③GU 可发生恶变，而 GU 溃疡恶变和早期胃癌有时难以鉴别；④手术治疗 GU 的效果满意。

GU 的手术适应证大致是：①经过短期（4～6 周）内科治疗无效或愈合后复发者；②年龄超过 45 岁的 GU 患者；③X 线钡餐或胃镜证实为较大溃疡或高位溃疡者；④不能排除或已证实为溃疡恶变者；⑤以往有一次急性穿孔或大出血病史，而溃疡仍为活动期者。

二、十二指肠溃疡

（一）病因与发病机制

1. 黏膜抵抗力下降　正常的胃、十二指肠黏膜有一系列的防护功能，包括胃黏膜分泌含有多种多糖、糖蛋白的黏液，具有润滑、保护、抵御 H^+ 向黏膜的逆行弥散和胃蛋白酶的作用；胃壁具有丰富的血液供应，给黏膜提供充足的氧和营养，带走进入胃壁的 H^+；十二指肠分泌的碱性重碳酸盐使黏膜细胞表面的 pH 值维持在中性并对抗 H^+ 的侵入。内源性前列腺素在维持胃黏膜的完整性方面具有重要的意义，其缺乏可能是溃疡病的病因之一。DU 患者的前列腺素分泌降低、黏液分泌也存在缺陷，致使黏膜保护大受影响。

2. 胃酸和胃蛋白酶的作用　在 DU 发病中最重要的侵袭因素是胃酸分泌过多。曾有学者认为"没有酸就没有溃疡"，人们目前仍普遍相信这一观点，因为胃酸和胃蛋白酶分泌增多时胃液的消化作用增强，从而发生溃疡。研究证明，胃蛋白酶仅在酸性胃液中才具有活性，当胃内 pH 值＞3.5 时，胃蛋白酶原呈非活性状态，在 pH 值 1.5 的酸性环境下，胃蛋白酶原转变为胃蛋白酶，这种活性形式有助于破坏完整的蛋白分子结构；相反，如果 pH 值＞6.5，胃蛋白酶就变性而失去作用。胃蛋白酶只作用于已被酸作用而失活的细胞，单纯的胃蛋白酶分泌增加而无酸分泌增多并不形成溃疡，而组胺刺激引起的胃酸分泌增多虽不伴有胃蛋白酶分泌增多，但仍可发生溃疡；当胃液中酸浓度增高达 100 mmol/L 时，胃蛋白酶活性则不能进一步增加，但此时致溃疡作用却增加。胃泌素瘤患者的异常高酸分泌可产生顽固性溃疡，迷走神经切断术或胃大部切除术可使 DU 永久愈合，H_2 受体拮抗剂和质子泵抑制剂可使大部分消化性溃疡愈合，均提示了胃酸是消化性溃疡的一个重要病因。然而，高酸分泌并非溃疡形成的必要条件，临床上仅约 40% 的 DU 患者属于高酸分泌者，这提示除酸以外尚有其他的因素。

3. 幽门螺杆菌（HP）感染　HP 不是消化性溃疡的唯一病因，但却是消化性溃疡诸致病因素中非常重要的因素。目前认为，当无别的诱发因素（如服用 NSAIDs 或胃泌素瘤等）HP 是绝大多数消化性溃疡发病的先决条件。这是基于下列两个重要的事实：一是 90% 以上的 DU 和 70%～80% 的 GU 患者可检出 HP 感染。二是有效根治 HP 可加速溃疡愈合和减少溃疡复发。HP 的致病机制主要有胃上皮化生学说和促胃液素-胃酸学说。近年来，该菌的致病机制已趋明了，认为 HP 能在酸性胃液中存活是由于 HP 能分解尿素，在菌体周围形成保护自己的氨环境。尿素酶水解尿素产生的氨可以干扰胃黏膜正常的离子交换，引起 H^+ 向胃黏膜反渗，导致黏膜损伤。HP 还产生过氧化酶、酯酶、磷脂酶、黏蛋白酶等有害酶及细胞毒素、溶血素、CagA、VacA 等毒素，这些毒素、毒性酶均可破坏胃黏膜表面黏液层的完整性，导致黏膜损伤。此外，HP 还可引起炎性介质的增加，导致上皮细胞的损伤。

4. 其他致病因素　NSAIDs 也是产生 DU 的一个重要因素，可能是通过抑制胃肠黏膜的保护因子而致病。NSAIDs 可抑制前列腺素（PG）的合成，PG 在胃黏膜中产量最高的是 PGI_2 和 PGE_2，两者有很强的生物活性，可增加胃黏膜的血流、抑制胃酸的分泌、增加黏膜和黏液的分泌，防止 H^+ 逆向扩散。

正常的十二指肠内有对 pH 敏感的受体，调节胃排空的快慢及胃酸的分泌，使十二指肠内容物的 pH 维持在 6 左右。近年来证明 DU 患者这种调节功能有缺陷，胃排空增快。

吸烟可以增加消化性溃疡的发生率，同时还可以延迟溃疡愈合。然而吸烟对溃疡病的作用机制仍不清楚，可能是由于吸烟可以降低幽门括约肌的张力，促进十二指肠液胃反流，并抑制胰液和碳酸氢盐的分泌。动物实验发现，尼古丁可以减少鼠的胃黏膜血流。此外，精神因素、应激和遗传因素等也与溃疡病的发生有关。

总之，在 DU 形成的病因中以侵袭因素更为突出，有高酸分泌存在壁细胞总数明显增多、对乙酰胆碱和胃泌素的敏感性增加、胃酸分泌的反馈抑制消失或减弱、胃排空过快等是 DU 形成的主要因素。

（二）诊断

1. 临床表现　DU 可发生于任何年龄，但常见于 20～40 岁，男性患者约为女性的 4 倍。主要症状为上腹部疼痛，典型的溃疡症状具有明显的节律性，与饮食有关并有季节性，疼痛的部位多在上腹中线偏右，较为局限，疼痛的性质为烧灼痛、隐痛、钝痛。一般在餐后 2～4 小时疼痛发作，或呈饥饿痛、夜间痛，进食或服用碱性药物、制酸药物后可缓解。可长期、反复发作，多在秋末春初。少数患者疼痛可放射至背部，提示溃疡可能穿透胰腺等脏器。体格检查可于上腹正中偏右有轻压痛。

2. 病理　慢性 DU 的组织学改变与慢性 GU 相似，溃疡周围的黏膜常有不同程度的慢性炎症，黏膜绒毛变短变厚，固有膜内有较多淋巴细胞、浆细胞浸润。有时黏膜上皮细胞呈胃上皮化生。DU 一般不发生癌变。有人将溃疡分成Ⅳ度，Ⅰ度者又称糜烂，仅为黏膜的缺损；Ⅱ度者黏膜、黏膜下层缺损，称为溃疡；Ⅲ度者溃疡底达肌层；Ⅳ度者肌层已断裂，溃疡中央的瘢痕组织已突出而形成胼胝性溃疡。Ⅱ至Ⅳ度溃疡治愈后有瘢痕残留。

3. 实验室及其他检查

（1）X 线钡餐检查：十二指肠壶腹部溃疡大多数表现为间接 X 线征象，如球部激惹征、球部畸形、幽门痉挛和幽门变形等。炎性水肿和瘢痕化可致球部偏离幽门管中央或假憩室形成。少数可见龛影及周围黏膜纹向龛影集中的表现。

（2）纤维胃镜检查：对症状典型或症状持续而 X 线表现不典型者，应行纤维胃镜检查。慢性 DU 绝大多数（90%）发生于十二指肠壶腹部，最多见于球部前壁，其次为后壁、小弯侧及大弯侧，距幽门 2 cm 以内。常为单个，也可在前壁和后壁出现对吻溃疡。溃疡直径多在 1 cm 以内，很少超过 3 cm。有时溃疡底部可见血管和凝血块。溃疡瘢痕收缩常引起十二指肠壶腹部变形，也可产生继发性憩室（假性憩室）。胃镜下可见到溃疡的形态、大小、活动期或愈合期等变化，还可取组织行病理学检查和检测有无幽门螺杆菌感染，在伴有上消化道出血时，更可确定出血的部位和原因，甚至可进行内镜下治疗及预示再出血的可能。

（3）胃液分析或胃分泌功能检查：目前常用的方法如下，测定每小时基础胃酸分泌量（BAO）和胃酸最大分泌量（MAO），再计算出 BAO/MAO 的比值。国人 BAO 的正常值为 2～5 mmol/h，MAO 为 3～23 mmol/h，最高胃酸分泌量（PAO）为 21 mmol/h，正常 BAO/MAO 约为 0.2。DU 者，BAO 常 > 5 mmol/h，MAO 或 PAO 常 > 40 mmol/h，BAO/MAO 为 0.4 左右。如 BA0 > 15 mmol/h，BAO/MAO ≥ 0.6，则需进一步排除促胃液素瘤的可能。

近年来，由于胃肠 X 线技术的提高和胃镜检查技术的普及，胃酸分析检查已不作为胃部疾病的常规检查方法，但它对某些胃部病变仍有诊断参考价值。如五肽促胃液素刺激的胃酸分泌功能检查在促胃液素瘤的诊断和治疗中具有重要意义。

胃液分析检查时要注意以下几点：一是禁食并停用一切影响胃酸分泌的药物 24 小时；二是胃管前端的位置应放置在胃体最低位，可用饮水回收法来确定，即饮水 20 ml，立即抽液，如抽出 16 ml 以上则表示胃管位置是正确的；否则应调整胃管位置，以达到以上标准为止，然后固定好胃管；三是胃液抽吸过程中，患者唾液不能咽下，应吐在盘中；四是持续用 30～50 mmHg 的负压吸取胃液，或用注射器每 5 min 抽吸 1 次；五是先抽尽空腹胃液，半小时后再抽尽胃液弃除，然后持续抽吸 1 小时，放置瓶中，准确计量。然后肌内注射刺激剂（五肽促胃液素 6 μg/kg）；六是使用刺激剂后，持续抽吸胃液，每 15 min 收集胃液标本，共 4 次，准确计量。

胃液分析计算方法：①BAO（mmol/h）= 空腹 1 小时胃液容量（L）× 可滴定酸浓度

（mmol/L）；②MAO（mmol/h）-注射五肽促胃液素后 4 次胃液标本的酸排出量之和（每次标本的酸排出量的测定方法同 BAO）；③PAO（mmol/h）-注射五肽促胃液素后 4 次胃液标本中 2 次最大数值的和再乘以 2。

（三）治疗

1. 内科治疗　无并发症的溃疡病应内科治疗，药物治疗的主要目的是解除症状和促进溃疡愈合，防止复发和并发症的出现。

（1）一般处理：患者应禁烟酒和对胃肠有刺激性的食物及药物，如咖啡、甾族化合物、NSAIDs 等治疗期间应软食，少食多餐，生活有规律，并适当休息。

（2）药物治疗：①H_2 受体拮抗剂：是治疗溃疡病的主要药物，对 DU 治疗效果较好。可用西咪替丁、雷尼替丁、法莫替丁等药物治疗。西咪替丁常用用法为：200 mg，日服 3 次，400 mg 临睡前再服；4 周愈合率为 70％～80％，8 周几乎为 100％，给予 800 mg/d 维持量，一年内复发率为 44％，如溃疡愈合后不给维持量预防复发，则一年内复发率 50％以上。雷尼替丁的常用方法为：150 mg，日服 2 次，愈合后给予维持剂量 150 mg 每晚临睡前再服；4 周溃疡愈合率为 50％～90％，8 周为 83％～93％，应用维持剂量者一年复发率为 35％左右。法莫替丁的用法为：20 mg，日服 2 次或 40 mg 每晚临睡前服；疗效与雷尼替丁相近。②H^+-K^+-ATP 酶（质子泵）抑制剂：以奥美拉唑（洛赛克）为代表，是目前最新和抑酸作用最强的药物，并具有黏膜保护和抗幽门螺杆菌的作用。奥美拉唑在消化性溃疡的治疗中不仅能迅速缓解活动性溃疡的症状，加速溃疡愈合，而且在长期治疗中有可靠的维持愈合的作用。每天应用 20～60 mg 的奥美拉唑，大约有 64％的患者在治疗 2 周后症状消失、溃疡愈合。与 H_2 受体拮抗剂相比，奥美拉唑对缓解疼痛的效果出现得更快，溃疡愈合率更高。

（3）抗幽门螺杆菌（HP）治疗：对 HP 有明确抑制或杀灭作用的药物主要有铋剂、甲硝唑或替硝唑、阿莫西林、克拉霉素、四环素、呋喃唑酮等。杀灭 HP 可提高疗效和防止复发。但目前尚无单一药物可有效根除 HP，二联用药根除率也不高，故目前主张三联用药。

（4）有关治疗方案很多，常用的方案有：①奥美拉唑 20 mg（或兰索拉唑 30 mg）+ 克拉霉素 250～500 mg + 甲硝唑 400 mg，2 次/天，疗程 7 天；②奥美拉唑 20 mg + 阿莫西林 1g + 甲硝唑 400 mg，2 次/天，疗程 14 天；③铋剂（如 De-Nol）120 mg + 四环素 250 mg + 甲硝唑 200 mg，4 次/天，疗程 14 天。

（5）保护胃黏膜，促进溃疡愈合的药物：此类药物有硫糖铝和胶体铋，它们对胃酸无抑制和中和作用，其主要作用是能与溃疡创面的蛋白质结合形成一层保护膜，使免受胃酸-胃蛋白酶的侵袭。枸橼酸铋钾（胶体铋，三钾二枸橼酸铋盐，De-Nol）对幽门螺杆菌有抑制作用，服药 6 周后，DU 的愈合率达 70％～90％，但停药后复发率高达 80％。

（6）其他：抗胆碱能药物能抑制乙酰胆碱对毒蕈碱受体的作用，减少胃酸分泌，但不如 H_2 受体拮抗剂有效用前已不是治疗溃疡病的首选药物，仅用于辅助治疗。多潘立酮（吗丁啉）可促进胃排空，利于溃疡的愈合。丙谷胺被认为能阻断促胃液素受体而减少胃酸分泌；前列腺素能抑制胃酸分泌并具有细胞保护作用，可增强黏膜的抵抗力。

2. DU 的外科治疗适应证　DU 外科治疗的适应证主要有两类：一是发生严重并发症的 DU，如急性穿孔、大出血和瘢痕性幽门梗阻。二是内科治疗无效或某些特殊类型的溃疡。

（1）急性穿孔：一般是指急性游离穿孔，出现下列情况须采取手术治疗：一是饱食后穿孔。二是腹腔渗液较多，就诊时间较晚，发生局限或弥漫性化脓性腹膜炎。三是一般情况欠佳或有休克表现。四是溃疡病史较长，有顽固性疼痛且发作频繁。五是伴有幽门梗阻、出血等并发症。六是保守治疗效果不佳。

（2）大出血：若溃疡病并大出血已经确诊，一般先行内科治疗，出现下列情况应考虑外科手术治疗。①出血迅猛，情况危急，出血后不久即发生休克者；②6～8 小时内输血 600～900 ml，生命体征不见好转或虽一度好转，但停止输血或输血速度减慢后，又迅速恶化，或在 24 小时内需输血 1000 ml 以上才能维持血压者；③内科治疗出血不止，或暂时止住出血，不久又复发者；④年龄大于 60 岁，血管硬化，估计难以止血者；⑤同时有溃疡穿孔或幽门梗阻者；⑥胃镜检查见活动性大出血，而内科治疗无效者。

（3）幽门梗阻：一旦诊断为瘢痕性幽门梗阻，应在充分做好术前准备后进行手术治疗。

（4）内科治疗无效或某些特殊类型的溃疡：内科治疗无效的 DU，是指经过严格的药物治疗，溃疡症状持续不缓解或反复发作影响患者的日常生活和工作者。从病理变化来看，大致相当于慢性穿透溃疡，或位于十二指肠壶腹后的溃疡，或胃泌素瘤、多发内分泌腺瘤等引起的溃疡。从临床特点来看，溃疡疼痛的节律性消失，多变为持续性疼痛，进食和抗溃疡药物不能止痛，或发作时间延长等。对于这种难治性溃疡，不能贸然诊断，急于手术治疗，但也不能无限制地继续药物治疗。虽然各医院掌握的标准不尽相同，但选择手术治疗的具体临床标准大致是：一是病史多年，发作频繁，病情越来越重，疼痛难忍，至少经一次严格的内科治疗，未能使症状减轻也不能制止复发，以致影响身体营养状态，不能正常生活和工作。二是经 X 线钡餐检查或胃镜检查，证实溃疡较大，球部变形严重，有穿透到十二指肠壁外或溃疡位于壶腹后部者。三是过去有过穿孔或反复大出血，而溃疡仍呈活动性。四是胃泌素瘤患者。

● 第三节　急性阑尾炎

1886 年 Reginald Fitz 首先对急性阑尾炎的临床症状、体征和病理的表现进行了清楚的描述，并提出把阑尾切除术作为急性阑尾炎的标准治疗方法，强调应在阑尾穿孔之前进行阑尾切除术，对手术治疗阑尾炎起到了巨大的推进作用。

McBurney 于 1889 年描述了阑尾炎的转移性疼痛及右下腹脐与髂前上棘连线的 1.5～2.5 in（1 in＝0.0254 m）处的体表压痛点即后来广为人知的麦氏点，在这之前（1894）还和 McArthur 提出了右下腹切口、分开腹壁肌肉切除阑尾，从而确立了急性阑尾炎的诊断及手术治疗的标准。根据近 30～40 年的统计，急性阑尾炎占外科住院患者的 10%～15%，青壮年的发病率高，20～30 岁的患者约占 40%，男：女为 1.4：1，病死率达到 1‰～5‰，夏季发病率要比冬季发病率高 11.3%，女性阑尾手术的风险较男性手术风险高 11.1%。

急性阑尾炎临床表现变化较多，需要与许多腹腔内外疾病鉴别。早期明确诊断，及时治疗，可收到良好的治疗效果。若延误诊治，则可出现严重的并发症，甚至导致死亡，因此对本病的处理必须予以高度重视。近年来随着腹腔镜技术的发展，进一步提高了阑尾炎的诊治水平。

一、病因及发病机制

蚯蚓状的阑尾位于右下腹，起至盲肠，一般长 6～10 cm，它有一个独立的阑尾系膜，系膜内有从回结肠血管分支分出的阑尾动脉和静脉。阑尾内衬结肠上皮，以具有很多淋巴滤泡为特征，淋巴滤泡数目约有 200 个，在 10～20 岁年龄组数目最多。30 岁以后淋巴滤泡的数目就减少至微量，60 岁正常人的淋巴组织完全消失了。阑尾壁内有丰富淋巴网，淋巴引流回流至回盲肠淋巴结或盲肠后淋巴结，向上至肠系膜上动脉附近淋巴结。阑尾神经来自肠系膜上动脉周围的交感神经丛，与脊髓第 10 胸节相接，因此当阑尾梗阻或炎症早期，疼痛开始于上腹部或脐周围；至炎症严重累及腹腔壁腹膜，疼痛逐渐转至右下腹部。由于盲肠在腹腔内的位置变动较大，再加以阑尾远端游离，有较大的摆动幅度，因此阑尾实际位置的变异很大。当盲肠未降至右侧髂窝而仍然在腹部右侧肝下位时，阑尾位于右上腹。急性阑尾炎的发病与阑尾解剖上的特点密切相关，一般认为有下列两种主要原因。

（一）梗阻

这是诱发阑尾急性炎症的基本原因，约有 60% 的患者与此因素有关，并且多数患者较为年轻。粪石是其中的主要原因，约占 35%。其他因素包括异物（食物碎屑和蛔虫等）炎性狭窄和其他罕见原因等。阑尾腔的梗阻引起黏液持续不断地向阑尾腔内分泌。阑尾系膜过短而形成的阑尾扭曲，影响管道通畅；阑尾壁内淋巴组织增生或水肿引起管腔变窄；梗阻引起淤滞，细菌大量繁殖，并分泌外毒素和内毒素，这些毒素损伤黏膜上皮，造成黏膜溃疡。然后，细菌穿过有溃疡的黏膜层而进入阑尾肌层，产生了炎性反应。阑尾腔内的压力增高也引起阑尾壁的间质压力的升高，继而堵塞动脉血供，引起阑尾壁缺血，最终引起阑尾的梗死和坏疽。当肌层变为坏死时，就出现了阑尾穿孔。根据炎性反应的持续时间，或是在局部形成包裹性脓肿，如果炎症的病理过程发展迅速，穿孔就会进入游离腹腔引起弥漫性腹膜炎，严重的可在盆腔、肝脏和膈下间隙等部位形成多发腹腔内脓肿。

（二）感染

阑尾腔与盲肠相通，本身就存在肠道内的各种革兰氏阴性杆菌和厌氧菌，一旦管腔阻塞，血供发生障碍，细菌可过度繁殖，损伤黏膜，并侵入阑尾壁中，加重感染，引起阑尾梗死和坏疽。邻近脏器的感染性病变，如胃十二指肠溃疡穿孔、盆腔炎等，感染也可波及阑尾引起急性阑尾炎。少数患者发生上呼吸道感染后，也可由血供传至阑尾。还有一部分感染起于邻近器官的化脓性感染，侵入阑尾。少数病毒感染使阑尾黏膜受损坏死招致细菌感染。

二、病理

急性阑尾炎的基本病理改变为管壁充血水肿，大量炎性细胞浸润，组织不同程度地破坏，因此可将其分成急性单纯性阑尾炎、急性化脓性阑尾炎、急性坏疽性阑尾炎三种类型。其实这三者通常就是炎症发展的三个不同阶段，但也可能是由于发病因素的不同而出现的三种不同的直接后果。

（一）急性单纯性阑尾炎

阑尾有轻度炎症改变，水肿充血不明显或浆膜充血发红，阑尾壁各层中均有炎性细胞浸润，黏膜层有浅表出血点或溃疡。术中可见浆膜面附有少量纤维素性渗出。阑尾腔内可见少量黏液，但多无明显梗阻。临床症状及机体反应较轻，如及时处理，可达到炎症吸收、感染消退，阑尾可恢复正常。

（二）急性化脓性阑尾炎

急性化脓性阑尾炎也称为蜂窝织炎性阑尾炎。由早期炎症加重而致，或由于阑尾管腔梗阻，内压升高，感染形成和蔓延迅速，以致数小时内即成化脓性直至蜂窝织炎性感染。阑尾肿胀明显，浆膜面高度充血并有较多脓性渗出物，或全部为大网膜包裹。阑尾腔内有脓性分泌物，有明显大肠埃希菌和厌氧菌感染的现象。化脓性阑尾炎可以引起阑尾周围的局限性腹膜炎，也可因为穿孔而导致弥漫性腹膜炎。此类阑尾炎的阑尾也有不同程度的组织破坏；即使保守恢复，阑尾壁的瘢痕挛缩，也可使管腔狭窄，导致炎症反复发作。

（三）急性坏疽性阑尾炎

由于阑尾化脓感染加重所致或因阑尾管腔中梗阻，阑尾血供在短时间内完全阻断而致阑尾坏疽，达到阑尾急性炎症中最严重的程度。阑尾炎合并局限性腹膜炎是指感染由急性阑尾炎扩展至周围腹腔，可以发生于阑尾穿孔早期或并无穿孔，仅仅是浆膜上的脓性渗出液聚集于阑尾周围而形成。腹膜炎症常因大网膜或周围肠襻包围而局限，脓性渗出液所产生的局限性腹膜炎也可以因未及时处理而转化成为阑尾周围脓肿。局限性腹膜炎可以吸收消失，但是如果形成脓肿，则感染对机体的影响较轻。多发生在阑尾炎症的 5～7 天。脓肿可因脓液多、腔内压力高、溃破脓肿壁而形成弥漫性腹膜炎；或者溃破至附近脏器（肠道、膀胱和阴道）而形成内瘘；或者溃破形成腹壁窦道；或因脓肿壁纤维化加重，形成局限性炎症包裹而误诊为肿瘤。

阑尾穿孔并发弥漫性腹膜炎是急性阑尾炎中最为严重的病理改变，多因为阑尾炎症进展迅速，而局部尚来不及有大网膜或者肠襻粘连保护，感染很快漫及整个腹腔，因腹腔面积较大，渗出量较多，很快导致患者有效血容量的不足，同时腹腔内感染的细菌和毒素大量被吸收，使患者很短时间内处于全身性的脓毒血症和休克之中，往往病情危急，出现死亡。据统计 1000 例急性阑尾炎中，有 21％的患者出现穿孔而只有 7％的患者并发弥漫性腹膜炎。婴幼儿大网膜过短、妊娠期的增大的子宫妨碍了大网膜的下降、老年体弱、有 HIV 感染和白血病患者，往往缺乏局限阑尾感染的能力，都是易于在阑尾穿孔后出现弥漫性腹膜炎的原因，需要加以重视。急性阑尾炎并发脓血症还可见于严重感染通过阑尾血供经门静脉系统侵入而形成化脓性门静脉炎或多发性肝脓肿时，死亡率较高。

三、诊断

多数急性阑尾炎患者具有比较典型的临床表现，这是因为多数阑尾炎的病理过程都大致相同。临床上表现大致可分成三期：初期梗阻表现、后期炎症表现、其后出现并发症表现。发病较急，腹痛为主，局部有体征是共同特点。

（一）症状

1. 腹痛 腹痛是急性阑尾炎的主要症状。在阑尾发病的起始阶段，约有 98％的急性阑尾炎患者以此为首发症状，有 70％～80％的患者腹痛表现在脐周及上腹部，定位模糊。经过一段时间后，时间较短者 2～3 小时，较长者 1～2 天，一般持续 6～36 小时（通常 12 小时）后，阑尾炎症涉及腹壁腹膜，腹痛变为持续性并转移至右下腹，疼痛加剧，不少患者同时具有呕吐、发热等全身症状。此种转移性右下腹疼痛是急性阑尾炎的典型症状，在诊断中具有重要意义。尚有少数患者自觉症状首先出现于腰部、会阴部、腹股沟部或大腿内侧。也不一定表现出典型的转移性右下腹疼痛，应引起临床医生的警觉。急性阑尾炎时腹痛性质与程度差异很大。单纯性阑尾炎多表现为隐痛或者钝痛，疼痛程度相对较轻；化脓性阑尾炎常可发生阵发性绞痛；坏疽性阑尾炎往往表现为难以忍受的持续性腹痛。急性阑尾炎一旦发生阑尾穿孔使管腔内压力降低，坏死使神经失去感受传导能力，腹痛可暂时缓解，可误以为病情改善，但体征未变，全身症状加重，很快出现腹膜炎的表现，均能说明病情加重。异位阑尾炎在临床上同样也可有初期梗阻性后期炎症性腹痛，位于肝下区或在左下腹的阑尾，其转移性腹痛的部位将在右上腹或左下腹。位于盲肠后位、妊娠子宫后位或腹膜后位的阑尾，其局部疼痛不明显，甚至出现腰痛重于腹痛，使诊断困难。盆腔位阑尾炎腹痛位置可在耻骨上区。年迈体弱的患者反应较差，腹痛程度往往不能代表其腹腔内感染的严重程度，必须严加警惕。

2. 胃肠道症状　恶心、呕吐也是急性阑尾炎常见的症状，尤其是阑尾腔内梗阻及其炎症程度较重时更为突出。呕吐与发病前有无进食有关，阑尾炎发生于空腹时往往仅有恶心、饱食后发生则有呕吐；当阑尾感染扩散至全腹时，恶心、呕吐更为显著。其他症状如食欲减退、食欲缺乏、便秘、腹泻等也偶有出现。便秘多为肠蠕动受抑制或者腹膜炎肠麻痹的结果。盆腔位阑尾炎，炎症刺激直肠和膀胱，引起腹泻和里急后重等症状。

3. 全身症状　一般急性阑尾炎的全身症状不重，早期只有体温升高（37.5 ℃～38 ℃）、乏力，但当阑尾化脓并有扩散性腹腔内感染时，可以出现明显的全身症状如寒战、高热、反应迟钝或烦躁不安。当弥漫性腹膜炎加重时，同时出现血容量不足与脓毒血症的症状，涉及心、肺、肾、肝等生命器官的功能衰竭。在早期尤其在阑尾腔内有梗阻时，可出现于右下腹皮肤感觉过敏现象，范围相当第 10～12 胸髓节段神经支配区，位于右侧髂嵴最高点、右耻骨嵴及脐周构成的三角区，也称 Sherren 三角。

（二）体征

1. 右下腹压痛　为最重要的体征，是诊断阑尾炎的重要依据，通常位于麦氏点或其附近，可以随阑尾位置的变异而改变。即使在发病早期，腹痛在上腹部或脐周时，右下腹便可出现固定的压痛，压痛可较为明显，压痛表明阑尾炎症的存在和其所在的位置，较之转移性腹痛有更重要的意义。一旦感染扩散至阑尾以外部分，出现腹膜炎时右下腹压痛范围可随之扩大，但仍以阑尾部位的压痛点最为明显。有时必须轻叩全腹方能发现最痛点在右下腹阑尾部位，才能辨明弥漫性腹膜炎来自阑尾穿孔。

2. 腹膜刺激征象　就是压在局部痛点的手突然松开，患者感到剧烈疼痛，更重于压痛，严重的会出现腹肌紧张，这是腹膜受到刺激的反应。阑尾部位压痛和反跳痛的同时存在对诊断阑尾比单一出现更有价值。反跳痛多提示阑尾炎症较重，部位较浅。较深在、炎症较轻的阑尾炎常不出现反跳痛。在老人、孕妇、肥胖或盲肠后段阑尾炎时，腹肌紧张也可不明显。急诊阑尾炎多根据典型的转移性右下腹痛的病史，结合患者体温、血常规变化及腹膜刺激征不难作出正确诊断。但对于表现不典型的患者有必要做如下物理检查：①结肠充气试验（Rovsing 试验）。患者仰卧位，检查者以双手交替向上按压降结肠，将肠腔内气体推向盲肠，如能引起右下腹痛则可作为诊断参考；②腰大肌试验（Psoas 试验）。患者仰卧位，将患者右下肢向后过伸，如能引起右下腹疼痛，提示阑尾位置深在，常位于盲肠后位；③Beck 试验。患者仰卧位，检查者轻扣及患者右下腹，遇有肌紧张时再用力深压，若患者疼痛加剧者为阳性，说明阑尾位置较深；④Rosenstein 试验。患者左侧卧位压迫阑尾点较仰卧位疼痛明显，则有诊断意义；⑤直肠指诊。直肠指诊如患者直肠右前壁感到明显触痛者为阳性，说明阑尾较低进入盆腔。如指诊直肠周围饱满并有灼热感者为阳性，说明阑尾穿孔引起直肠周围脓肿；⑥闭孔内肌试验。患者仰卧位，右髋和右大腿屈曲 90°，再将屈曲的右大腿向内旋转，出现右下腹疼痛者为阳性。说明阑尾位于盆腔靠近闭孔内肌。

（三）辅助检查

1. 实验室检查　急性阑尾炎时患者外周血白细胞总数均有不同程度的升高，并有核左移，中性粒细胞比例升高，是临床诊断的重要依据。白细胞计数一般为 $(10\sim15)\times10^9/L$，随着炎症的加重，白细胞计数会随之增加。在年老体弱的患者中，白细胞计数可无明显升高。急性阑尾炎患者尿液中出现少量红、白细胞，说明阑尾炎症波及输尿管和膀胱。

2. 彩色多普勒超声　超声检查可以发现肿大的阑尾或脓肿，阑尾炎的典型图像为横截面呈同心圆"靶心"似的改变。对单纯性及化脓性阑尾炎准确率可达 90％～96％，对坏疽性及阑尾穿孔发生腹膜炎的诊断正确率仅为 55％。

3. CT　急性阑尾炎的 CT 征象，可见阑尾管壁增厚，管腔闭塞或者积液而明显扩张，并可准确诊断阑尾以外的脓肿、蜂窝织炎及弥漫性腹膜炎，有助于急性阑尾炎的鉴别诊断。但 CT 检查对于急性阑尾炎诊断准确性并不优于彩色多普勒超声，仅用于必需时。有些学者认为适当地使用 CT 扫描可以使阑尾炎的误诊率降低到 2％以下。

4. 腹腔镜检查　对于诊断可疑的病例，目前可考虑腹腔镜手术探查，不仅可以明确与其他疾病的鉴别，而且可以同时进行阑尾切除术。

四、鉴别诊断

急性阑尾炎易与其他腹部急症相混淆和并存，极易造成临床的误诊误治，约有 20％的阑尾炎患者临床表现不典型，需要与其他急腹症相鉴别。

（一）外科疾病

1. 胃十二指肠溃疡穿孔　上腹部急性炎症或穿孔时，其渗出液、分泌物、血液、胆汁及消化道内容物，均可沿右侧结肠旁沟流至髂窝，可出现类似阑尾炎的转移性右下腹痛和局部压痛、反跳痛。但患者多有溃疡病史，突然出现上腹部剧烈的腹痛，腹部压痛范围较广，上腹部有压痛、反跳痛和腹肌板状强直，腹膜刺激征明显。腹部 X 线检查如发现膈下游离气体，则有助于鉴别。

2. 胃肠疾病　急性胃炎、回盲部肿瘤、急性胃肠炎、急性肠梗阻、急性梅克尔 (Meckel) 憩室炎、急性节段性肠炎或者急性坏死性肠炎等腹部急症，在未合并急性阑尾炎时，均无典型的右下腹痛病史，只要认真检查，易做排除。

3. 输尿管结石　右侧输尿管结石可以诱发右下腹疼痛，疼痛可以向会阴部、外生殖器放射。右下腹仅有轻压痛，反跳痛和腹肌紧张均不明显。尿常规检查发现有较多红细胞，B超或X线片多可发现泌尿系结石、右侧输尿管扩张或者右侧肾积水。

（二）妇科疾病

1. 异位妊娠破裂　表现为突发右下腹痛，与急性阑尾炎的腹痛和压痛相似。但女性患者常合并有失血症状和腹腔内出血的体征；病史中有停经和阴道不规则出血史，血常规发现血红蛋白进行性下降，妇科检查时有宫颈举痛，附件肿块，阴道后穹隆穿刺或腹腔穿刺有不凝血。hCG 检查提示阳性。这是与急性阑尾炎最容易混淆也是最为凶险的急腹症。

2. 卵巢滤泡或黄体囊肿破裂　临床表现与异位妊娠破裂相似，但病情较轻，多发病于排卵期或月经中期以后，有时术前不易鉴别，术中探查时才可发现。

3. 卵巢囊肿蒂扭转　起病急，腹痛剧烈，常表现为阵发性绞痛，发病初期常被误认为阑尾炎。但患者压痛点多不固定，可随蒂扭转的卵巢部位改变而改变，而且可以扪及有压痛的囊肿。

4. 急性输卵管炎和急性盆腔炎　女性患者出现下腹痛明显，但位置较低，有时左右下腹均有压痛，通常伴有明显发热及白细胞计数升高，妇科检查常有脓性白带，宫颈举痛，双侧附件区有压痛。

（三）内科疾病

1. 急性肠系膜淋巴结炎　消化道病毒感染所致的回盲部肠系膜淋巴结急性炎症水肿时，引起的右下腹疼痛、压痛及体温、血常规升高等表现几乎难与急性阑尾炎鉴别，国外文献报道，本病误诊急性阑尾炎手术者占急性阑尾炎手术病例的 4% ～ 5%。本病多发于少年儿童，多发年龄在 10 岁左右。症状以中腹绞痛为主，压痛点在右侧髂窝接近于脐周，轻柔的深部触诊可扪及淋巴结包块，一般无肌紧张和反跳痛。

2. 急性胃肠炎　患者可以有腹痛及全腹轻压痛，但呕吐、腹泻较重，有进不洁食物史，无转移性疼痛和右下腹局限性压痛。白细胞计数多正常，大便检查可发现白细胞和脓性细胞。

3. 其他　过敏性紫癜、传染性肝炎等均可有类似急性阑尾炎的腹痛症状，恶心、发热等表现，此类疾病均有误诊为急性阑尾炎的病例报道。

五、治疗

目前公认的急性阑尾炎的治疗方法为手术切除阑尾，但具体应根据患者的全身条件和局部病理变化选择治疗方法。

（一）非手术治疗

在急性阑尾炎中非手术治疗有一定作用，不应忽视。其适应证包括：①轻症急性单纯阑尾炎者；②客观条件不允许或者患者拒绝手术者；③合并严重的器质性疾病无法耐受手术者；④阑尾周围脓肿。非手术治疗包括卧床休息、禁食、控制感染，并发阑尾脓肿者还可以加用中药治疗。治疗期间应严密观察病情变化，如病情不见好转甚至加重，应及时手术治疗。

（二）手术治疗

1. 不同类型的急性阑尾炎的处理方法

（1）急性单纯性阑尾炎：行阑尾切除术，切口一期缝合。

（2）急性化脓坏疽性阑尾炎：行阑尾切除术，腹腔有脓性渗出液积聚应予以清除，根据情况决定是否放置腹腔引流。

（3）穿孔性阑尾炎及弥漫性腹膜炎：在切除病变阑尾的同时，应认真去除脓苔，腹腔充分引流，避免感染残留继发腹腔脓肿，可采用右下腹经腹直肌切口，利于术中探查和引流。

（4）阑尾周围脓肿：对保守治疗效果不佳，全身感染中毒症状加重，出现弥漫性腹膜炎者，宜行手术切开引流。切开引流应以引流为主，不必强行切除阑尾，可待炎症消散后行二期手术切除阑尾。如阑尾显露方便，也可在引流同时一并切除阑尾。急性阑尾手术时发现阑尾炎症状很轻，而临床表现较重，二者不相符合，或者阑尾仅浆膜层轻度红肿发红，而周围已经有较多脓液，说明阑尾炎症似为继发，则应首先探查发现原发病灶给予处理。至于阑尾是否切除可根据情况而定。

2. 开腹阑尾切除术

（1）切口：常用的是右下腹标准麦氏点（阑尾点）切口，该切口是 1894 年 Mcburney 提出的。麦氏点代表多数阑尾根部所在。但应用时应选在压痛明显的部位做切口较为实际，这个部位往往就在麦氏点附近。切口有斜行和横行两种，常用的是斜行。在右髂前上棘与脐连线的外 1/3 和中 1/3 的交接点上，作与连接线垂直的约 6 cm 长的切口，腹外斜肌腱膜沿纤维方向剪开，将腹内斜肌与腹横肌钝性分离，在腹膜外脂肪层下找到腹膜，剪开腹膜，进入腹腔。切口长度可随腹壁厚度而加以调整，任何过小的切口，必然增加手术难度，甚至产生不必要的意外。麦氏点斜行切口的可取之处有：①可以直接暴露阑尾；②不损伤腹壁的神经血管，进入腹腔切口较为方便；③腹肌各层交错保护，不易发生切口疝。其缺点：①暴露范围不大，手术出现复杂情况，处理就会遇到困难；②遇有合并或者误诊的消化道溃疡穿孔、急性胆囊炎或者女性生殖系统疾病不便延长切口。

（2）探查寻找阑尾：阑尾位于盲肠三条结肠带汇合处，沿结肠带向盲肠顶端追踪，多可找到。

（3）切除阑尾：用阑尾钳钳夹阑尾系膜，将阑尾提起。并用纱布将周围组织隔开，仅显露阑尾。分次钳夹、切断、结扎阑尾系膜及阑尾动脉。距离盲肠 0.5 cm 处钳夹阑尾后用丝线结扎阑尾，再距结扎线远 0.5 cm 处切断阑尾，残端用聚维酮碘、乙醇擦拭处理，阑尾残端应＜0.5 cm，在距离阑尾根部 1 cm 左右。如阑尾头部显露困难，可先处理阑尾根部，再分段切除阑尾，叫作逆行阑尾切除法。切除阑尾过程中要注意操作轻柔，不要挤破阑尾扩散感染；尽量不要用手直接接触已经感染的阑尾。阑尾根部处理有困难时也可紧贴盲肠切除阑尾不留根部，两层闭合盲肠，称为全阑尾切除术。

（4）残端处理：阑尾残端处理方法包括：①最常用的方法是将结扎的阑尾根部埋入盲肠法，将盲肠袋口缝合后形成的腔大小适中，正好将阑尾残端包裹而不留腔隙，否则腔隙过大，容易积液形成感染；②也有采用阑尾残端不结扎而埋入盲肠的方法；③也有采用阑尾残端结扎，不埋入盲肠的方法，但容易产生粘连。阑尾切除后，若髂窝仅有少量脓性纤维性渗出液可不处理，不宜行腹腔广泛冲洗，以免造成感染扩散，若腹腔内有大量脓液，必须吸尽脓液后彻底冲洗，并放置引流。

（5）切口处理：由于阑尾手术切口不大，张力不高，可用可吸收线分层间断缝合腹膜、肌层和腹外斜肌腱膜。根据手术过程中污染的程度，决定是否用盐水或甲硝唑液冲洗腹膜外切口，以防止切口感染。有人提出不缝合腹膜以利引流；也有人提出采用全层腹壁一次性缝合，切口不留缝线等改良缝合法，均属探讨。

（6）安置引流：局部渗出液不多，用纱布将其蘸净，不需放置引流。腹腔引流适用于①阑尾切除后仍有少量渗血者；②阑尾附近有较多脓性渗出液者；③阑尾位置较深或盲肠后阑尾，且阑尾坏疽，切除困难者；④阑尾根部结扎不很可靠，可能出现肠瘘者。

3. 开腹阑尾切除术后并发症

（1）切口感染：阑尾切除术后最常见的并发症就是切口感染。未穿孔的阑尾切除术后切口感染率＜1％；穿孔的阑尾切除术切口感染率达 7％～9％；穿孔并发弥漫性腹膜炎的手术切口感染率高达 30％。关于预防切口感染除早期手术外，还有预防应用抗生素、切口术中严加保护、切口缝合严密、切口严重感染时可采用延期缝合。

（2）腹腔脓肿：阑尾术后发生腹腔脓肿的发生率＜1％，脓肿常出现在膈下、盆腔和肠间隙。患者术后持续高热，白细胞升高。B 超检查可以发现局部积液。膈下脓肿可出现呃逆，盆腔脓肿可出现排便次数增加、里急后重及肛诊扪及包块和压痛。严重者需要手术引流。

（3）阑尾残株炎：发生率约为 0.5％，原因是阑尾残端切除时根部过长（1～5 cm），术后局部反复发作炎症，类似阑尾炎。残株炎在阑尾术后反复出现阑尾炎症状，并被延误治疗最长可达 30 年。钡泄肠对诊断有一定价值。

（4）粘连性肠梗阻：阑尾术后的肠梗阻是较常出现的一种并发症，多可行保守治疗，术后禁食减轻肠道负担、早期下床活动可缓解。

（5）粪瘘：阑尾手术时损伤肠管或阑尾根部结扎不牢，无法利用周围组织覆盖，出现术后肠壁溃破或根部结扎脱落，产生粪瘘。有时阑尾周围脓肿和肠管相通，切开后出现粪瘘。除术中误伤肠道而未曾发现较为危险外，术后粪瘘均较为局限，只要向外引流通畅，下段肠道无梗阻，可自愈。治疗原则在于积极支持治疗和创面清洁。

4. 腹腔镜阑尾切除手术　文献报道腹腔镜下探查腹腔可避免不必要的阑尾切除，因为有 10%～30% 的正常阑尾被误切而女性的误诊率更高。腹腔镜探查上腹部应注意胃、十二指肠及胆囊；下腹部探查应注意结肠、女性生殖器等是否存在与急性阑尾炎相混淆的疾患。

患者平卧位，采用全麻及气管插管。宜先放置导尿管，以避免穿刺时误伤膨胀的膀胱。自脐部导入腹腔镜后，在耻骨的两侧或者左侧麦氏点上下做两个穿刺孔。由于下腹部的腹膜与腹壁肌肉并无紧密的粘连，穿刺时已被穿刺针推开。顺利穿刺后，患者可采用头低足高位，并向左侧倾斜，使小肠向左侧腹偏移。如发现阑尾与邻近组织严重粘连或者阑尾炎合并严重的腹膜炎，应中转行开腹手术。腹腔镜阑尾系膜的处理并不困难，但若发现阑尾系膜充血、有炎性水肿时，可利用阑尾提取器提拉阑尾，牵拉游离时一定要注意适当用力；结扎阑尾动脉可应用钛夹或者可吸收夹，保证结扎严密确切及牢固。处理阑尾时从阑尾根部结扎阑尾，距离切缘 5 mm 套扎并切除阑尾，残端处理与开腹手术相同。阑尾残端无须荷包包埋。切除后的阑尾，可经 10 mm 套管取出体外。若炎症较重导致阑尾过于粗大，可放入标本袋中，扩大穿刺套管孔取出。然后，应用冲洗导管将脓液及积血彻底吸净，并以盐水冲洗腹腔，尤其注意肝下、盲肠右侧及盆腔，以防止出现腹腔脓肿。术中应注意器械的使用，避免灼伤肿胀的肠管。

六、争论的问题

随着 CT 扫描技术的发展，阑尾炎诊断的准确率得以大幅度地提高。有些学者认为适当地使用 CT 扫描可以使阑尾炎的误诊率降低到 2% 以下。过去诊断过程中，使用钡灌肠检查来了解阑尾肠腔内的充盈情况，但是随着更精确的 CT 技术的使用，钡灌肠检查并不是常规检查。此外，目前最新型的 CT 已经不需要任何造影剂来做对比检查了。虽然，多数学者不提倡对所有患者都进行 CT 检查，选择合适的病例进行 CT 检查还是可行的。针对男女患者生理情况的不同，术前的检查和诊断应当有所区别。男性患者中右下腹疼痛鉴别诊断非常有限。只要是尿常规检查不提示有肾盂肾炎，对于老年男性患者来讲，阑尾炎的鉴别诊断应当包括不典型的憩室炎和回盲部肿瘤，CT 检查有助于避免不必要的急诊手术。对于女性患者特别是育龄妇女，有些妇科疾病的症状和阑尾炎的症状相似，CT 检查可能有助于术前确定阑尾炎的诊断。并且可以同时检查子宫，双侧输卵管和卵巢，以排除卵巢扭转、异位妊娠或盆腔炎。

● 第四节　肠梗阻

肠梗阻是腹部外科常见的急腹症之一，发病率仅次于急性阑尾炎和胆道疾病。肠道内容物的正常运行受到阻碍，导致一系列的肠壁组织损害和全身性生理功能紊乱，称为肠梗阻。可以因为内在或外在的压迫，或因为胃肠道麻痹导致肠道内容物不能正常顺利通过肠道。一旦发生肠梗阻，可造成患者全身生理上的紊乱和肠管本身解剖和功能上的变化，严重的可能危及生命。因此，普外科医师应该掌握肠梗阻的诊治理论及基本技能，努力提高临床经验水平，尽量避免严重并发症的发生。

一、病因及发病机制

肠道内容物的正常运行需要有足够大小的肠腔、肠襻的分节性收缩和蠕动、肠壁正常的神经支配和血液供应。不管是肠道内还是肠道外，先天性、损伤、炎症、肿瘤或其他如粘连、疝、异物、妊娠等因素引起的肠腔狭窄，导致肠内容物的运行受阻，都可以造成机械性肠梗阻。而肠襻运动障碍（腹膜炎、脊髓损伤、电解质紊乱、药物所致）或肠壁神经节缺如（巨结肠）则引起动力性肠梗阻，其中最常见者为麻痹性肠梗阻，通常发生在手术后，这是对急性腹腔外因素或腹腔内炎症条件的反应。但也有少见的痉挛性肠梗阻如急性结肠假性梗阻、铅中毒等。另外肠壁血供障碍，如肠系膜动脉栓塞和静脉血栓形成、急性肠缺血等，则引起血供性肠梗阻。

机械性梗阻有几种划分方法：急性还是慢性；不完全还是完全；单纯梗阻还是闭襻；是否坏死？进行划分的目的在于，不同阶段的处理方法是不同的，并发症、死亡率有很大的差别。根据肠梗阻发生后所产生的病理和病理生理改变，可归纳为单纯性机械性小肠梗阻、绞窄性肠梗阻和结肠梗阻。食糜或气体能够通过梗阻的部位，则梗阻是不全性的，否则就是完全性的。当肠腔在某一部位梗阻以后，梗阻近端小肠扩张，分泌增加，细菌大量生长，而梗阻远端肠管空瘪，这是单纯肠梗阻；当一段肠道在某两个部位发生梗阻，则形成闭襻式梗阻。当闭襻肠段的血液供应受压，就会出现缺血，并最终导致肠壁坏死和穿孔，这时称为绞窄性梗阻。单纯性梗阻最常见的原因是腹腔内粘连、肿瘤和狭窄，闭襻性梗阻最常见原因是疝粘连和扭转。

二、诊断

对于外科医生来说肠梗阻的诊断最重要的目标是判断是否需要手术干预、何时进行手术干预以及如何进行手术干预。下面的目的就是要探讨安全、有效的方法，使患者获得最佳治疗方案。肠梗阻与所有疾病的诊断一样，只有详细地收集病史、认真的体检结合必要的实验室检测和影像学检查，才能得出正确的诊断。当临床怀疑有肠绞窄发生时，应果断地采用腹腔穿刺、腹腔镜甚至剖腹探查等措施。

（一）是否存在肠梗阻

腹痛、腹胀、呕吐、停止肛门排气和排便是肠梗阻的典型症状。当患者诉说出现急性便秘、腹部疼痛、恶心、呕吐时，肠梗阻的可能性非常大。假如影像学检查提示有明显气液平出现，诊断基本就确立了。应该询问患者：既往肠梗阻的发作情况；既往腹部或盆腔手术史；腹部肿瘤病史和腹腔内炎症病史，如炎性肠病、胆囊炎，或腹部损伤。以上任何因素都可以增加因为粘连而出现梗阻的危险。如果患者以往出现过梗阻则应该询问病因和对治疗的反应。如果患者做过手术，则应该尽可能了解手术中的情况，这可能会提供相当有用的信息。肿瘤患者应该询问肿瘤的分期、手术中的情况等，对判断梗阻的性质有非常大的帮助。临床机构可以提供梗阻原因和类型的线索。住院患者可能有相关的内科情况或代谢性疾病。彻底回顾患者的治疗史和住院情况，并且寻找导致梗阻的可能原因。应该询问患者的放射治疗史，并且记录所有的治疗情况，特别是抗凝药和具有抗胆碱副作用的药物。接受化疗和放疗的患者容易出现肠麻痹。严重感染、水和电解质失衡、镇痛药和抗胆碱治疗，任何来源的腹腔内感染易导致麻痹性肠梗阻。住院患者的急性极度腹胀常见于急性胃扩张、小肠麻痹、急性结肠假性梗阻。过量抗凝治疗可能会导致腹膜后、腹腔内或肠腔内血肿。

（二）是否存在绞窄性梗阻

腹痛以腹中部为主，阵发性腹部绞痛伴肠蠕动增加和肠鸣音亢进，是机械性肠梗阻的特征。当绞痛发作频繁，或者转为持续性疼痛，伴有腹膜炎体征，则提示肠梗阻已出现绞窄性改变。绞窄性肠梗阻有以下特点：①腹痛发作急骤，阵发性绞痛发作频繁，甚至为持续性疼痛；②早期肠鸣音亢进，但到后期肠鸣音可以不亢进甚至完全消失；③出现腹膜炎体征，查体可触及绞窄的肠襻，腹胀常为不对称性存在；④出现全身性中毒症状和血流动力学改变，水、电解质紊乱和酸中毒，甚至休克；⑤立位腹平片可见孤立扩大的肠襻，不随时间变化；⑥腹腔穿刺液为血性腹水；⑦正规非手术治疗难以改善腹痛和血流动力学改变。

（三）是否存在机械性肠梗阻

机械性梗阻与麻痹性或假性梗阻可以从腹痛的部位、特征和疼痛的严重程度来进行划分。常见的肠麻痹原因见表 6 - 1。

表 6 - 1　　　　　　　　　　　　　肠麻痹的原因

腹腔内原因	各种原因的腹膜炎	—
	腹腔脓肿	—
	炎性条件	机械性：手术、异物
		化学性：胃液、胆汁、血液
		自身免疫性
	小肠缺血	动脉性或静脉性，镰刀细胞危象
	腹膜后原因	
	胰腺炎	
	腹膜后血肿	
	脊柱骨折	
	主动脉手术	
	肾绞痛	
	肾盂肾炎	
	转移	
腹腔外原因	胸部问题	
	心肌梗死	
	肺炎	
	充血性心力衰竭	
	肋骨骨折	
	代谢性原因	
	电解质紊乱	
	败血症	
	铅中毒	
	甲状腺功能减退	
	甲状旁腺功能低下	
尿毒症	药物	
	阿片类药物	
	抗胆碱药	
	抗组胺药	
	脊髓损伤或手术	
	头部、胸部或后腹膜损伤	
	放疗、化疗、儿茶酚胺类药物	

1. 机械性梗阻腹痛的部位常常位于中腹部，而麻痹或假性梗阻的疼痛是弥漫性的。

2. 麻痹性梗阻的疼痛常常轻微些，而机械性梗阻的疼痛常常是非常剧烈的。

3. 机械性梗阻的疼痛常常随时间而加重。但是应该记住，患者可能因为疲劳或耐受而使疼痛的感觉减轻。

4. 周期性的疼痛对判断梗阻的部位有帮助，近端小肠梗阻的疼痛的周期短，间隔 3～4 min；而远端小肠或结肠梗阻疼痛的周期长，间隔 15～20 min。

（四）是否存在完全性肠梗阻

完全性肠梗阻患者的腹痛和呕吐明显，完全停止肛门排气和排便。而不完全性肠梗阻患者往往起病慢，症状轻，可因肛门排气而使腹部胀痛暂时缓解。完全性肠梗阻症状急，体征重，发生肠道绞窄可能性大，非手术治疗有效率低。所以一旦确定为完全性肠梗阻，应尽早积极手术干预。①腹胀出现在数周内提示这是一个慢性过程或不完全性梗阻。②极度腹胀而恶心、呕吐或绞痛轻微提示长期间断发作的机械性梗阻或某些慢性假性肠梗阻。③结合大便习惯的逐渐改变、进行性腹胀、早饱感、餐后轻微腹痛和体重下降也可以提醒慢性不全性机械性肠梗阻。④如果患者在以前经历过类似的症状，则应该回顾以前的腹部 X 线片或造影片。⑤询问患者最后的排气时间，患者停止排气是转变为完全性梗阻的信号。

（五）是否可明确肠梗阻部位

梗阻部位不同，梗阻的原因及病变转归也不尽相同，将影响到治疗方案的选择。肠梗阻的部位大致可分为小肠或结肠梗阻，前者又可分为高位和低位小肠梗阻。梗阻部位越高，呕吐出现越早，越频繁，高位小肠梗阻常呕吐频繁而腹胀不明显，而低位小肠梗阻则呕吐次数较少，呕吐物呈粪便性，但腹胀一般比较显著。如果梗阻位于末段回肠或结肠，则呕吐出现更晚，甚至可能没有呕吐症状。立位腹平片可提供诊断依据，典型小肠梗阻所造成的肠襻阴影呈阶梯式，空肠壁环状皱襞呈羽毛状，低位小肠梗阻膨胀积气的小肠多位于腹部中央。结肠梗阻时腹部两侧可见扩张的结肠影，充气长轴呈垂直状。

（六）可否明确肠梗阻的病因

在病情允许时，可以结合病史、查体及各种辅助检查，尽可能地明确造成肠梗阻的原因，比如 CT、造影、肠镜等。因为病因涉及治疗方案的制定和预后判断。常见的结肠及小肠梗阻原因见表 6-2、表 6-3。

表 6-2　　　　　　　　　　小肠梗阻的常见原因

外部原因	粘连
	疝（内疝、外疝、切口疝）
	转移性癌
	扭转
	套叠

续表

外部原因	腹腔内脓肿
	腹腔内血肿
	假性胰腺囊肿
	腹腔内引流
	造口狭窄
肠腔内原因	肿瘤
	胆石
	异物
	蛔虫
	粪石
肠腔内异常	肿瘤
	狭窄
	血肿
	套叠
	节段性肠炎、放射性肠炎

注：85％的小肠梗阻继发于粘连、疝或肿瘤

表 6 - 3　　　　　　　　　　　　　　　结肠梗阻的原因

常见原因	肿瘤（原发、转移）	
	扭转	
	憩室炎	
	假性梗阻	
	疝	
	吻合口窄	
少见原因	套叠	
	便秘	
	狭窄	炎性肠病
		子宫内膜炎
		放疗
		缺血
	异物	
	外压性原因	假性胰腺囊肿
		血肿
		原发性或转移性肿瘤

但是当患者已经有肠道绞窄、坏死可能时，为了术前明确病因，过多的检查有延误治疗的可能。对此类患者，就没有必要强求手术前明确梗阻的原因。

三、辅助检查

（一）立位腹平片检查

所有怀疑肠梗阻的患者都应行立位腹平片检查，在鉴别有无肠梗阻方面和 CT 一样敏感。如前所述，立位腹平片可以提供足够的信息，来判断有无肠梗阻，以及梗阻的部位、性质。但在病因诊断方面，提供的信息是不充足的，需要进一步行 CT 检查。

（二）结肠镜检查

当结肠内存在大量气体时，纤维或硬质结肠镜对于排除直肠或远端乙状结肠梗阻是非常必要的。如果结肠镜检查正常，很可能诊断结肠部分梗阻时，应该立即进行水溶性造影剂的钡灌肠检查。

（三）超声检查

腹部超声检查可以诊断 85％以上的结肠梗阻，但是超声检查受到很多方面的限制。小肠梗阻的超声波标准如下：观察到孤立扩张的肠段；腹腔内游离气体；逆向蠕动；无蠕动的固定包块；充满液体的扩张肠襻；肠腔内液体高度反流；浆膜和黏膜间肠壁水肿。超声检查适合于危重患者，可以在床旁进行，没有搬运的危险。可以对梗阻的部位、性质和严重程度提供非常重要的信息，所有的患者都可以在早期使用。

（四）CT 扫描

完全、闭襻、绞窄的患者应该彻底检查腹部。因此，如果患者的临床表现和查体结果与小肠梗阻相符合，尽管腹部放射线、超声检查正常，如果需要进行，则立即进行 CT 检查，对小肠梗阻是高度敏感和特异的，而且可以明确梗阻的原因以及是否存在闭襻性、绞窄性梗阻。CT 的优势在于可以确定梗阻的水平，估计梗阻的严重程度和原因，寻找闭襻性梗阻和早期绞窄。同时可以观察到放射学不能观察腹腔内或外的炎症或肿瘤原因，传统方法无法观察的腹腔内少量气体，以及肠气囊肿症。回顾性研究显示，诊断肠梗阻的准确性和特异性分别可以达到 95％和 94％。

（五）造影检查

通过胃管向小肠内注入硫酸钡是鉴别肠麻痹或不完全性梗阻的一种方法，对粘连性梗阻的敏感性可以到达 80％以上，但是有一个担心是会促使不全梗阻发展成为完全性梗阻，通过使用非离子的泛影葡胺可以有效避免。如果没有机械性梗阻而且超声检查正常，则应该考虑肠麻痹。

（六）MRI

研究表明在肠梗阻的诊断中 MRI 并没有比 CT 提供更多的信息，而且受到很多限制，一般不建议选用。

四、治疗

对于外科医生而言，肠梗阻患者必须区分梗阻的类型，并且决定患者是否需要手术治疗。可以划分为：紧急手术、急症手术、延期手术（表6-4）和非手术治疗。为了达到这个目的，区分机械性梗阻或非机械性梗阻是非常重要的，如果是机械性梗阻，应该确定梗阻是否完全。除了少数情况以外，完全性梗阻需要立即手术，相反，不完全性梗阻则通常不需要手术治疗。最后应该尽可能明确梗阻的部位和原因，因为这对指导治疗非常有用。

表6-4　　　　　　　　　　手术与保守治疗原则

紧急手术	嵌顿、绞窄疝
	腹膜炎
	怀疑或证实肠绞窄
	闭襻性梗阻
	乙状结肠以外部位的扭转
	完全性肠梗阻
	肠气囊肿症
	气腹
急症手术	保守治疗后肠梗阻进展
	保守治疗24～48小时后病情无改善
	技术原因导致的手术后肠梗阻
即使延期手术仍然是安全的情况	手术后立即出现的肠梗阻
	经乙状结肠镜成功减压的乙状结肠扭转
	憩室炎、放射性肠炎、克罗恩病急性加重
	慢性复发性不全梗阻
	幽门梗阻
	手术后粘连
	缓解的结肠不全梗阻

（一）紧急手术

所有完全性肠梗阻患者，不论是小肠还是结肠，除非有特殊情况，都应该紧急手术。特殊情况包括：腹腔内弥漫性肿瘤，终末期疾病或乙状结肠扭转。后者有可能通过低压灌肠缓解。紧急手术也适合于以下情况：①伴有腹膜炎；②绞窄的嵌顿疝；③怀疑或证实绞窄；

④伴有全身中毒症状或腹膜刺激的乙状结肠扭转；⑤乙状结肠以上部位的扭转或粪便阻塞；⑥肠气囊肿症。以上情况非手术解决或治疗延误将明显增加并发症和病死率。唯一需要延迟手术的情况是需要先稳定心肺功能或急救，当怀疑以上任何情况时，应该采用辅助检查来证实或排除。

1. 绞窄或闭襻性梗阻　当肠梗阻出现绞窄以后，并发症和病死率明显增加。绞窄性梗阻大约发生于10％的小肠梗阻患者中。单纯性梗阻病死率小于5％，而绞窄性梗阻的病死率达到10％～37％。早期识别和紧急手术是降低病死率的唯一手段。绞窄性梗阻常常发生于嵌顿疝、闭襻性梗阻、扭转和完全性梗阻。因此，注意识别以上情况，是紧急手术的适应证。肠梗阻患者出现游离气体或肠气囊肿症是出现绞窄、穿孔的指征。静脉造影下的高分辨率CT检查可以发现早期可逆的绞窄或进展期绞窄。超声检查同样可以发现小肠的出血、水肿。因此，对于所有的住院患者和初始不需要手术的患者都应该进行这项检查。很多外科医生将患者的手术指征定于是否存在典型的绞窄：持续性腹痛、发热、心动过速、腹膜炎的体征和白细胞增加。但是以上典型的体征，即使结合放射和临床判断，也不能准确地诊断闭襻性和坏死性梗阻。事实上，一个前瞻性的临床试验证实，以上5个绞窄性梗阻的体征结合临床经验判断对诊断绞窄并不敏感。以上研究是在没有超声波或CT辅助的情况下，绞窄性肠梗阻早期非手术治疗的识别是不全面的。

2. 嵌顿或绞窄疝　嵌顿疝出现红肿热痛是紧急手术的指征。

3. 有全身中毒或腹膜炎体征的乙状结肠扭转或非乙状结肠扭转　小肠扭转是闭襻性梗阻，容易发展成为绞窄、缺血或穿孔。患者常有急性腹痛、肠管极度扩展、恶心、呕吐。乙状结肠扭转是最常见的结肠扭转，然后是盲肠扭转。腹部放射学对诊断结肠扭转容易，相反，对小肠扭转不易观察，因为闭襻内完全充满液体而没有气体，但是超声波或CT检查比较容易。小肠扭转是紧急手术的指征。乙状结肠扭转患者如果出现全身毒性、血性排便、发热、白细胞增加、腹膜炎则需要紧急手术。如果没有以上任何体征，可以行乙状结肠镜检查。没有腹膜炎的体征或全身毒性，95％病例低压灌肠是安全有效的手段。结肠镜检查时如果有黏膜坏死或血性渗出，即使没有绞窄的症状或体征也应该紧急手术。乙状结肠以上部位的扭转，不论是否存在腹膜刺激均应该紧急手术。这些患者出现绞窄缺血的几率很高，非手术治疗常常是失败的。

4. 便秘　便秘可以导致结肠的完全性梗阻，将大便排出就可以完全缓解。但是，对于患者来说可能是非常痛苦的，而在麻醉下进行操作，患者可能痛苦小些。

（二）急症手术

急症手术是指在正规非手术治疗24～48小时以后没有明显缓解时进行手术干预。

1. 不完全性肠梗阻开始可以通过非手术治疗　胃肠减压、解痉止痛药、奥曲肽对于许多患者是有效的，但是总是存在发展成为完全梗阻或绞窄的可能性。而且总是存在误诊的可能性。因此应该非常警惕患者情况的变化。

由同一个医生对患者进行重复查体是观察患者变化的最敏感的手段。至少应该每3个小时检查1次。如果腹痛、压痛、腹胀增加、胃肠减压液由非粪便性转变为粪便性，这些情形应该进行手术。腹部放射学检查应该在胃肠减压后每6～12小时重复，如果近端小肠扩张增加或远端肠道内气体减少，则提示非手术治疗失败，具有手术指征。

相反，如果患者的情况稳定或改善，X线提示梗阻在一定程度上缓解，或至少没有进展，通常可以继续观察12～24小时是安全的，如果观察24小时以后，临床稳定，则必须决定是否进行手术或继续保守治疗。临床医生的判断和经验、对患者诊断和临床状态准确的判断是做出决定的最可敬的标准。即使是病情稳定的患者，继续观察也承担了一定的风险。

2. 早期手术后技术性并发症　腹部手术后早期正常的肠功能开始恢复，然后出现手术后早期机械性肠梗阻的临床征象。这可能归因于手术技术并发症，例如蜂窝织炎、脓肿、套叠、吻合口狭窄、内疝或造口的梗阻。应该尽可能采用各种检查，排除这些情况，而这些情况对胃肠减压和其他形式的保守治疗是没有反应的。

如果患者在手术前有腹膜炎或结肠吻合，则应该进行CT检查观察腹腔内脓肿。吻合口附近的脓肿通常是继发于吻合口漏，是再次手术的指征。CT检查可以发现腹腔内血肿，应该再次进行手术。如果患者进行的是直肠手术，则很可能是穿过盆腔腹膜的小肠梗阻。口服造影剂对诊断内疝、套叠、吻合口梗阻有帮助，应该在CT检查后进行。如果能够排除以上原因，则医生应该考虑继发于手术后粘连的梗阻。

手术后早期肠梗阻患者传统的手术指征是临床状况恶化、梗阻的症状加重、保守治疗2周无效。

（三）择期手术

1. 非毒性无压痛的乙状结肠扭转　经过乙状结肠镜减压以后，仍存在复发结肠梗阻的危险。因此，患者应该进行选择性手术，切除过长的乙状结肠。

2. 粘连或狭窄相关的小肠不完全梗阻　很多有粘连性梗阻的患者，以后不再复发。如果患者再次出现梗阻，应该用造影剂检查狭窄的部位。对于没有复发高危因素的患者，二次梗阻以后是否进行选择性手术有很大的争论。同样，任何因为狭窄再次机械性梗阻的患者，如果原因不能解决，则应该进行选择性手术。

3. 结肠不完全梗阻　结肠不完全梗阻最常见的原因是结肠癌、狭窄和憩室炎。肿瘤和狭窄必须通过手术治疗来解决。因为缺血或子宫内膜炎导致的狭窄需要进行选择性结肠切除。憩室炎导致的炎性狭窄可能会缓解，但是如果梗阻症状持续存在或存在结肠狭窄的证据，则需要进行选择性手术。

4. 无手术史患者的结肠梗阻   没有腹部手术史患者出现小肠梗阻并自行缓解，应该仔细检查寻找原因。可能会存在导致再次梗阻的潜在因素，如内疝、肿瘤、肠旋转不良、肿瘤转移等。应该进行各种包括 CT、超声波、钡灌肠等检查。如存在病理性改变，则进行选择性手术。

5. 其他   当放射学检查提示远端结肠梗阻，进行指诊和硬质乙状结肠镜检查排除便秘、肿瘤和乙状结肠扭转；如果梗阻在乙状结肠以上，则需要钡灌肠检查。如果钡灌肠检查没有发现机械性梗阻，则应该考虑结肠假性梗阻。

（四）非手术治疗

1. 对于某些选择性病例，不完全性肠梗阻的非手术治疗成功率很高，这些病例包括：腹腔内粘连、出现在手术后短期内或因为炎症过程如炎性肠病、放射性肠炎、憩室炎而导致的不全性梗阻。

2. 粘连性部分小肠梗阻   粘连性部分小肠梗阻采用非手术治疗，缓解率在 90％左右。某些情况下，保守治疗效果不佳，很可能需要手术治疗，这些情况包括与主动脉有关的手术、盆腔手术、阑尾手术以及缓解肿瘤梗阻的手术。对于存在以上手术使患者出现的粘连性部分小肠梗阻，保守治疗的缓解率低一些。

3. 对于保守治疗的时间一直存在争议，保守治疗 48 小时以后，出现并发症的风险明显增加，缓解的可能性减少。一般说来，如果对保守治疗有效，则在 12 小时以内有相当迅速的反应，因此，如果患者在观察 12 小时以后，病情恶化或没有明显改善，则应该进行开腹探查。应用止痛药，反复查体，每 3 小时 1 次。重复放射检查，在胃肠减压后 6 小时重复，梗阻部位远端气体减少，近端气体增加表示病情恶化；反之，则表示病情缓解。腹胀的情况、排气情况、胃肠减压液的性状应该定期评价，如果腹胀没有减轻、胃肠减压液由胆汁样转为粪便样，则存在手术指征。

4. 早期手术后肠梗阻   早期手术后肠梗阻有时诊断困难，因为在某些症状和体征方面与手术后肠麻痹是相似的：痛吐胀闭。90％的病例原因在于粘连，在没有全身症状和急性腹部体征的情况下，通常可以用胃肠减压来治疗。75％的患者在 2 周内对胃肠减压有反应，70％的患者在 7 天内缓解，25％在以后的时间内缓解。如果保守治疗 2 周以后不能缓解，则不应该继续保守治疗，可能需要手术。例外情况是反复多次手术，严重腹腔粘连的患者，这些患者出现闭襻、扭转和较窄的可能很小。试图再次手术松解粘连可能会导致严重并发症，如出现肠外瘘、加重粘连。最好的方法是进行观察，有时可以达数月。

5. 非机械性肠梗阻   肠麻痹，在腹部手术后常见，但是也可以在其他医学条件和代谢性疾病下产生。其病理生理机制并不完全清楚，可能与神经体液反应有关。可以分为两大类：手术后肠麻痹和非手术史患者的肠麻痹。这些情况都需要非手术治疗。

6. 炎症条件　继发于炎性肠病、放射性肠炎或憩室炎导致的不完全梗阻通过保守治疗可以缓解。伴有急性加重期 Crohn 病的肠梗阻通过胃肠减压、静脉抗生素和抗炎药物。但是如果 CT 检查发现腹腔内脓肿、有慢性狭窄的证据或者患者持续存在梗阻的症状，则手术时是有必要的。同样，放疗或化疗导致的急性肠炎通常也可以通过保守治疗缓解。慢性放射导致的狭窄处理是困难的，临床医生必须决定何时手术是最合适的。

急性憩室炎患者通常有左下腹的肠运动障碍、发热、白细胞增加局限性疼痛、压痛和肌紧张。20% 的结肠憩室炎可以表现出不全梗阻的症状和体征。CT 检查可以确定憩室炎患者是否有结肠旁脓肿，后者需要经皮穿刺引流。结肠不完全梗阻通过保守治疗多数可以缓解。如果梗阻症状持续存在数天以上或因为有明确的狭窄部位，则具有手术指征。

五、肠梗阻治疗的进展及问题

（一）腹腔镜手术

目前成功的肠梗阻腹腔镜手术报道越来越多。报道称约 60% 的小肠粘连可经腹腔镜手术治愈。报道的手术中转开腹率为 20%～51.9%，并发症（肠管损伤）发生率为 6.5%～18.0%。中转开腹原因主要是致密的粘连造成无法修复结构、肠坏死、肠穿孔。先前手术小于两次、发病症状时间较短的患者腹腔镜手术成功机会大。腹腔镜手术所需时间没有缩短，但手术后腹壁疝的发生率明显较低。

适合腹腔镜手术的患者包括：①腹痛轻微的；②近段梗阻；③不完全性梗阻；④预先判断单处梗阻的患者。目前认为，进展性完全性梗阻、远端小肠梗阻不适合进行腹腔镜手术治疗。但大多数肠梗阻患者在此之内。以理推之，紧密粘连患者以及鼻胃管减压后仍然肠管扩张的患者应行经典的开腹探查手术。

（二）空肠减压管的使用

最近的随机对照研究表明，在减压效果、非手术治疗成功率、手术后的病死率等方面，空肠减压管和鼻胃管没有明显差别。相反，使用空肠减压管的患者手术后住院时间延长，手术后肠麻痹时间长，术后并发症多。因为空肠减压管未能给鼻胃管带来益处，故不建议使用更长的减压管。

（三）抗生素的使用

目前肠梗阻非手术治疗过程中，为防止肠道细菌移位的发生，一般给予广谱抗生素。但是还没有临床随机对照研究支持或者反驳这种观点，关于抗生素的使用问题，还是经验用药，缺乏循证医学中较高水平的证据。

（四）生长抑素的使用

最近几年经过大量临床病例研究发现，使用奥曲肽可以减少肠道液体的丢失，对肠梗阻非手术治疗效果的提高起到了一定的推动作用。

（五）透明质酸钠的使用

临床研究表明，手术中是否使用透明质酸钠对手术后肠梗阻的发生率没有明显降低，但是可降低发生肠梗阻时需要手术的几率（1.8%vs3.4%）。

（六）手术治疗

目前认为，腹平片发现肠梗阻的患者，并且出现临床症状时（包括发热、白细胞升高、心跳加快、代谢性酸中毒以及持续疼痛不缓解）需要手术探查。未出现上述症状的患者，包括不完全性或者完全性肠梗阻可以安全地进行非手术治疗，尽管完全性肠梗阻失败机会较大。而经过3～5天的非手术治疗不缓解的患者可能需要手术治疗。但是没有随机对照研究明确手术干预的最佳时机，需要在这方面进一步研究。

● 第五节　结肠癌

结肠癌是胃肠道常见的恶性肿瘤。近年来，我国的结肠癌发病率呈明显上升且有多于直肠癌的趋势，以51～60岁居多。好发部位依次是乙状结肠、回盲部、升结肠、降结肠、横结肠。

一、病因

结肠癌的发病原因可能是多方面的。近年来认为结肠癌的发生与发展是经过黏膜增生、腺瘤及癌变的多步骤多基因起作用的遗传性疾病。

（一）癌前疾病

1. 腺瘤　目前国内外研究已取得共识，认为结肠癌约半数左右来自腺瘤的癌变。

2. 溃疡性结肠炎　特别是长期慢性溃疡性结肠炎，由于肠黏膜反复破坏和修复，因而癌变率随病史的延长而增高，其病变程度及范围也与癌变呈相关。

（二）膳食和运动

食物中过多的动物脂肪及动物蛋白的摄入，缺少新鲜菜果及纤维素食品，缺乏适度的体力活动，使肠的蠕动功能下降，肠道菌群发生变化，肠道中胆酸和胆盐含量增多等，其结果都会引起或加重肠黏膜损害。

（三）环境因素

下列因素也与结肠癌的发病有关：①精神因素；②钼的缺乏；③阳光与维生素D的

缺乏。

二、病理与分期

绝大多数结肠癌为腺癌。

（一）根据肿瘤的大体形态分类

1. 肿块型　肿瘤向肠腔内生长，好发于右侧结肠，特别是盲肠。

2. 浸润型　肿瘤沿肠壁浸润，易引起肠腔狭窄和肠梗阻。多发生于左侧结肠，特别是乙状结肠。

3. 溃疡型　肿瘤向肠壁深层生长并向周围浸润，是结肠癌的最常见类型。

（二）结肠癌的分期普遍采用 Dukes 分期法

A 期：癌仅局限于肠壁内。又分为三个亚期，即 A_0 期，癌局限于黏膜内；A_1 期，癌穿透黏膜达黏膜下层；A_2 期，癌累及黏膜肌层但未穿透浆膜。

B 期：癌穿透肠壁但尚无淋巴结转移。

C 期：癌穿透肠壁且有淋巴结转移。又分为两个亚期，即 C_1 期，淋巴结转移限于结肠壁和结肠旁淋巴结；C_2 期，肠系膜淋巴结，包括系膜根部淋巴结转移。

D 期：远处淋巴结转移或腹腔转移，或广泛侵及邻近脏器而无法切除。

结肠癌的转移方式主要为淋巴转移，首先转移到结肠壁和结肠旁淋巴结，再到肠系膜血管周围和肠系膜根部淋巴结。血行转移多见于肝，其次是肺、胃等，也可直接浸润邻近器官和腹腔种植。

三、临床表现

结肠癌早期症状不明显，发展后可出现以下症状。

（一）排便习惯和粪便性状的改变

排便习惯和粪便性状的改变常为最早出现的症状。多为排便次数增多，粪便不成形或稀便，粪便带血、脓或黏液，亦可发生便秘。

（二）腹部不适

腹部不适也是早期症状之一。常为定位不确切的持续性隐痛、不适或腹胀感，初为间歇性，后转为持续，发生肠梗阻则腹痛加重。

（三）腹部肿块

在结肠部位出现呈结节状质硬肿块，横结肠和乙状结肠部位肿块可有一定活动度。如肿块肠外浸润或并发感染，则肿块固定且有明显压痛。

（四）肠梗阻症状

肠梗阻症状是结肠癌的后期症状。多呈慢性低位不完全肠梗阻。一旦发生完全肠梗阻则症状加重。

（五）全身症状

患者可出现贫血、消瘦、乏力、低热等。晚期还可出现肝大、黄疸、水肿、腹水、锁骨上淋巴结肿大及恶病质等。

由于右侧结肠和左侧结肠癌病理类型不同，临床表现也有区别。一般右侧结肠癌的临床表现以全身症状、贫血和腹部肿块为主，而左侧结肠癌则以肠梗阻、便秘、腹泻、便血等症状为主。

四、诊断

（一）早期症状

结肠癌的早期症状多较轻或不明显，易被忽视。应重视对高危人群和怀疑为结肠癌患者的监测。凡 40 岁以上有以下任何一种表现者应视为高危人群。

1. 直系亲属中有结直肠癌患者。

2. 有癌症史或有肠道癌前病变。

3. 大便隐血试验持续阳性。

4. 具有以下 5 项中的两项以上者：慢性腹泻、慢性便秘、黏液血便、慢性阑尾炎史及精神创伤史。

（二）辅助检查

1. X 线钡剂灌肠或气钡双重造影及乙状结肠镜或纤维结肠镜检查，有助于明确诊断。

2. B 型超声和 CT、MRI 对了解腹内肿块和肿大淋巴结、肝内转移灶及肠外浸润等均有帮助。

3. 血清癌胚抗原（CEA）约 60% 患者高于正常，虽特异性差，但对判断复发和预后有帮助。

4. 直肠黏液 T-抗原试验或大便隐血试验可作为对高危人群的筛查。

五、治疗

原则应采用以手术为主的综合治疗。

（一）手术治疗

1. 术前准备　结肠癌术前肠道准备十分重要，主要方法是：术前 3 天进流质饮食，并发肠梗阻时应禁饮食、补液、胃肠减压；口服肠道抗生素（如新霉素、甲硝唑等）和缓泻剂（如蓖麻油或硫酸镁）；术前晚及术日晨做清洁灌肠。

2. 结肠癌根治性手术　切除范围包括肿瘤所在肠袢及其系膜和区域淋巴结。适用于

Dukes A、B、C 期患者。

（1）右半结肠切除术：适用于盲肠、升结肠、结肠肝曲的癌肿。切除范围包括右半横结肠、升结肠、盲肠和末端回肠 15～20 cm。对结肠肝曲的癌肿应加切整个横结肠和胃网膜右动脉组淋巴结。

（2）横结肠切除术：适用于横结肠癌，切除范围包括结肠肝曲和脾曲的全部横结肠及胃结肠韧带的淋巴结组。

（3）左半结肠切除术：适用于结肠脾曲、降结肠癌，切除范围包括横结肠左半、降结肠及部分或全部乙状结肠。

（4）乙状结肠癌根治术：切除范围包括全部乙状结肠和全部降结肠或部分降结肠及部分直肠。

3. 其他术式　姑息性切除术、结肠造口术，单纯肠吻合旁路术，适用于 DukesD 期和不能根治的 DukesC 期患者。

（二）化学药物治疗

辅助化疗用于根治术后 DukesB、C 期结肠癌的综合治疗。化学治疗配合根治性手术，可提高 5 年生存率。目前常用的化疗方案均以氟尿嘧啶为基础用药。最常用静脉化疗，也可经肛门用氟尿嘧啶栓剂或乳剂用药的方法，以减轻化疗的全身毒性。还有经口服、动脉局部灌注及腔内给药等方法。常用的化疗药物有氟尿嘧啶、铂类、表柔比星、羟喜树碱等。

● 第六节　直肠癌

直肠癌是发生于乙状结肠与直肠交界处至齿状线之间肠段的癌，是消化道常见的恶性肿瘤，占消化道癌的第二位。发病年龄多在 40 岁以上，男性多于女性，发病率和病死率近年呈上升趋势。

与西方国家比较，我国直肠癌有其自身特点：①大肠癌中以直肠癌最为常见，占 70%～75%。②低位直肠癌（腹膜返折处以下距肛缘 7～8 cm 的癌灶）所占比例最高，约占 75%。③青年人（<30 岁）直肠癌发病率较高，占 10%～15%。直肠癌治疗首选外科手术，根治性切除术后总的 5 年生存率在 60%左右，早期直肠癌术后 5 年生存率可达 80%～90%。

一、病因病理

（一）病因

直肠癌病因尚未完全明确，可能与下列因素有关。

1. 饮食因素　流行病学研究表明，高脂、高蛋白饮食和膳食纤维摄入不足是直肠癌的诱发因素。亦有研究显示直肠癌的发生与膳食中维生素和钙的缺乏有关。

2. 慢性炎症　如溃疡性结肠炎、血吸虫病使肠黏膜反复破坏和修复而癌变。

3. 癌前病变　如直肠腺瘤，尤其是绒毛样腺瘤。

4. 遗传因素　近年来遗传因素参与的证据正不断增加，主要表现在多发性大肠腺瘤。直肠癌患者家族成员中，直肠癌发病率明显高于一般人群。

（二）病理

1. 大体分型

（1）溃疡型：多见，形状为类圆形，中心凹陷，边缘隆起，向肠壁深层浸润性生长，易出血。该型分化程度较低，转移发生较早。

（2）肿块型：也称髓样癌或菜花型癌。肿块向肠腔内突出，表面可有溃疡，向周围浸润较少，预后相对较好。

（3）狭窄型：亦称硬癌或浸润性癌。癌肿沿肠壁浸润性生长，致肠腔狭窄，分化程度低，转移早，预后差。

2. 组织学分型　腺癌最为多见，占 75%～85%；其次为黏液腺癌：占 10%～20%；其他少见类型包括未分化癌、鳞状细胞癌等。

3. 直肠癌的 TNM 分期　T_{is}：原位癌（局限于腺上皮内或侵犯固有层）。

T_1：肿瘤侵犯黏膜下层。

T_2：肿瘤侵犯固有肌层。

T_3：肿瘤穿透固有肌层达浆膜下层，或侵犯无腹膜覆盖的直肠旁组织。

T_4：肿瘤侵犯直肠周围组织或器官，和（或）穿透脏腹膜。

N_0：无淋巴结转移。

N_1：有 1～3 个区域淋巴结转移。

N_2：区域淋巴结转移≥4 枚。

M_0：无远处转移。

M_1：有远处转移。

二、临床表现

直肠癌起病隐匿，早期常仅见粪便隐血阳性，随后出现下列临床表现。

（一）直肠刺激症状

排便习惯改变，伴里急后重。晚期出现下腹痛。

（二）肠腔狭窄症状

大便形状变细，肠管部分梗阻时，有腹痛、腹胀、肠鸣音亢进等不完全肠梗阻表现。

（三）癌肿破溃感染症状

大便表面带血及黏液，甚至出现脓血便。

（四）癌肿侵犯症状

癌肿侵犯前列腺、膀胱，可出现尿频、尿痛、血尿。侵犯骶前神经可出现骶尾部持续剧痛。晚期肝转移时可出现腹腔积液、肝大、黄疸、恶病质等。

三、声像图表现

（一）二维显像

直肠癌超声表现依分期不同而异，超声分期以直肠超声解剖为基础，并与国际抗癌协会建议的 TNM 分期保持一致，前面加"U"代表超声分期，可分为四期。

1. UT1 期　病灶侵犯黏膜层或黏膜下层，超声表现为肠壁局限性增厚，壁内见低回声肿物，局限于黏膜层及黏膜下层，外形不规则，无包膜，边界不清或尚清，肠壁固有肌层的低回声带连续性良好。也可表现为低回声肿物向肠腔内突出，基底部侵犯黏膜层或黏膜下层，多由腺瘤或息肉恶变而来。

2. UT2 期　肿瘤侵犯固有肌层，超声表现为肠壁明显增厚，肠壁固有肌层连续性中断，而最外层高回声带连续性完整。

3. UT3 期　肿瘤穿透肌层至浆膜或直肠周围脂肪组织，超声表现为正常肠壁层次结构消失，最外层高回声带受侵，有毛刺状、角状隆起。浸润范围较大时，可于直肠旁见不规则实性低回声，与直肠病灶相连。

4. UT4 期　肿瘤穿透浆膜层，侵犯直肠邻近器官或组织，超声表现为直肠病灶与周围脏器界限不清，受侵脏器边缘回声中断或消失。严重受累时，脏器形态失常，正常结构消失。

黏液腺癌除上述表现外，于肠腔内常可见大量呈低至无回声的黏液成分。

直肠癌浸润肠管周径程度与病理分期呈正相关，因此结合肠管浸润周径程度，有助于提高直肠癌分期诊断的准确性。众多文献报道，经直肠腔内超声是判断直肠癌 T 分期的有效手段，准确率达 64%～96%。大量对照试验结果表明，在评价局部浸润程度上，经直肠腔内超声能提供比 CT 和 MRI 更为准确的信息。

（二）CDFI

显示直肠癌病灶内充满点状、线状及迂曲紊乱的蚓状血流信号，呈搏动性。病变愈进展，血供愈丰富，病灶基底部与病灶周围有丰富的动、静脉血流信号，PW 显示病灶内呈低速低阻的血流频谱，阻力指数 RI 较正常肠壁动脉低。

（三）淋巴结转移

受探头分辨率和穿透力的影响，腔内超声对直肠周围转移性淋巴结的诊断准确性远低于对病灶本身的分期。转移性淋巴结多呈类圆形的低回声，纵横比<2，多与直肠癌灶相邻，边界清晰，皮髓结构消失，少数内部可见点状钙化。随着直肠癌的进展，淋巴结转移的阳性率呈上升趋势。淋巴结越大，受累的可能性越大。据报道，以直径>5 mm 为标准，诊断转移性淋巴结的准确率可达 50%～70%；而直径<4 mm 的淋巴结被累及的概率小于 20%。

四、其他检查方法

（一）直肠指检

该方法简便易行，是诊断直肠癌的重要方法，直肠指检可检出癌肿的部位，距肛缘的距离以及癌肿的大小、范围、固定程度，与周围脏器的关系。

（二）内镜检查

不仅可在直视下作出诊断，而且可行内镜下活检。另外直肠癌 5%～10% 为多发癌，在直肠癌需手术治疗前，应行结肠镜检查。

（三）CT 检查

CT 无法分辨肠壁层次，术前 T 分期准确性远低于经直肠腔内超声，对转移性淋巴结的识别与超声接近。主要用于了解直肠癌盆腔扩散及远处转移情况。

（四）MRI 检查

其术前 T 分期准确性与经直肠腔内超声相近，但价格昂贵，一般不作为常规检查。

五、诊断及鉴别诊断

（一）诊断

直肠癌的临床诊断需结合病史、临床表现、大便潜血试验、直肠指检、影像学检查（主要是超声和 CT）以及内镜检查进行综合评价，最终确诊主要依赖于内镜下活检行病理检查。癌胚抗原（CEA）主要用于预测直肠癌的预后和监测复发。

（二）鉴别诊断

一些肿物也表现为突入肠腔的低回声，包括脓肿、子宫内膜异位囊肿、直肠腺瘤、平滑肌瘤、淋巴瘤等，需与直肠癌进行鉴别。声像图特征如肠壁层次的破坏及血供特征等，可为鉴别诊断提供一定的依据。另外，孤立性直肠溃疡可表现为息肉状、溃疡形或扁平的低回声，尽管肠壁增厚，特别是固有肌层增厚明显，但肠壁层次无破坏，可与直肠癌进行鉴别。

六、治疗

手术切除是主要疗法。术前放疗和化疗可一定程度地提高手术疗效。

（一）手术治疗

凡能切除的应尽早进行根治术，不能切除时，亦应进行姑息性切除，使症状缓解。如伴发能切除的肝转移癌时切除肝转移癌。最近临床病理学研究提示，直肠癌向远端肠壁浸润的范围较结肠癌小，只有不到 3% 的直肠癌向远端浸润超过 2 cm，这是手术方式选择的重要依据。

1. 局部切除术　适用于早期瘤体小、局限于黏膜或黏膜下、分化程度高的直肠癌。手术方式有经肛局部切除术、骶后径路局部切除术。

2. 腹会阴联合直肠癌根治术（Miles 手术）　原则上适用于腹膜返折以下的直肠癌。于左下腹行永久性乙状结肠单腔造口。

3. 经腹直肠癌切除术（直肠前切除术，Dixon 手术）　目前应用最多的直肠癌根治术，适用于距肛缘 5 cm 以上的直肠癌。

4. 经腹直肠癌切除、近端造口、远端封闭术（Hartmann 手术）　适用于因全身一般情况差，不能耐受 Miles 手术或急性梗阻不宜行 Dixon 手术的直肠癌患者。直肠癌侵犯子宫可切除子宫，称为后盆腔脏器清扫；侵犯膀胱行直肠和膀胱或者直肠子宫和膀胱切除时，称为全盆腔清扫。行癌根治时考虑生活质量，尽量保护排尿功能和性功能。两者有时需权衡利弊，选择手术方式。晚期可行乙状结肠双腔造口。

（二）放疗

术前提高切除率，降低术后复发率。术后放疗仅适用于晚期患者、手术未达到根治或局部复发的患者。

（三）化疗

可提高 5 年的生存率，给药途径有动脉灌注、门静脉、静脉给药、术后的腹腔置管灌注以及温热灌注化疗等。

（四）其他治疗

基因治疗、导向治疗、免疫治疗等，但尚处于摸索阶段，尚待评价。

●病例 1　直肠癌

一、基本信息

患者，男，52 岁。

（一）主诉

患者因"便血 3 个月伴排便习惯改变"入院。

（二）现病史

患者于入院前 3 个月无明显诱因下出现便血，鲜红色或暗红色，血液有时与大便相混，有黏液，无脓血便，大便偶不成形，伴有排便习惯改变，排便次数增多，每天 3～4 次，有里急后重、排便不尽感，无腹痛腹胀，无恶心呕吐，无发热腹泻，使用"痔疮栓"后症状无明显好转，遂至我院就诊，肠镜检查示直肠占位，病理学检查提示直肠腺癌，为进一步诊治，门诊拟直肠癌收入院。

（三）既往史

无。

（四）家族史

无。

（五）过敏史

无。

二、检查

（一）专科检查

腹平，未见胃肠型及蠕动波，全腹软，无压痛，肝脾肋下未及，包块未及，肠鸣音不亢。肛指检查距肛口 8 cm 处可触及肿块下缘，占据肠腔 2/3 圈，菜花样、质硬，无触痛，指套见暗红色血便。

（二）化验结果

白细胞计数 $9.7×10^9$/L（↑），血红蛋白 127 g/L（↓），红细胞计数 $4.32×10^{12}$/L，血小板计数 $258×10^9$/L；血清碱性磷酸酶 75 U/L，血清总胆红素 6 μmol/L，血清直接胆红素 3 μmol/L，血清白/球蛋白比 1.2，L-γ-谷氨酰基转移酶 21 U/L，血清丙氨酸氨基转移酶 10 U/L，天冬氨酸氨基转移酶 13 U/L，人血白蛋白 36 g/L，血清球蛋白 31 g/L，血清总蛋白 67 g/L；血清氯 103 mmol/L，血清钠 140 mmol/L，血清钾 4.98 mmol/L，总二氧化碳 31.6 mmol/L（↑）。

（三）辅助检查

2017 年 9 月 8 日，肠镜检查示直肠占位。2017 年 9 月 15 日，病理学检查示直肠腺癌、中分化。

（四）特殊检查

1. 病理检查　管状腺癌，中分化、隆起型，大小 5.2 cm×4.8 cm×1.3 cm，浸润浆膜外脂肪组织。

2. 脉管侵犯阴性、神经侵犯阴性，周围见管状腺瘤，标本上、下切缘阴性，未累及膀胱壁。

3. 淋巴结　肿瘤旁 9 枚、肠系膜 4 枚、肠系膜根部 7 枚均阴性。

4. 免疫组化结果 A2：CK7 阴性，CK20 局部阳性，Villin 阴性，CDX2 阳性，SATB2 阴性，EGFR 局灶阳性，CD31 脉管阳性，D2-40 脉管阳性，S100 神经阳性，Ki-67 约 40% 阳性。

三、诊断

直肠癌。

四、治疗

患者入院后完善各项相关检查及术前准备，于 2017 年 9 月 20 日全身麻醉下行腹腔镜下直肠癌根治术。

（一）术中所见

距肛缘约 8 cm 处一个 5 cm×4 cm×2 cm 隆起溃疡型肿块，质中偏硬，边界清，占据腹腔约 2/3 周。探查肝脏未及转移灶，腹膜无转移结节，未见明显腹水。

（二）步骤

1. 麻醉成功后，取截石位，常规消毒铺巾。脐孔下作切口置入套管，建立气腹压力终 10 mmHg，腹壁常规两侧孔戳创置入器械。探查所见如上述。

2. 游离乙状结肠 提起乙状结肠，切开其左侧腹膜，将乙状结肠系膜和左髂血管前的脂肪淋巴组织从后腹膜游离，显露腹膜后脏器。显露左侧输尿管，观察其走向并保护之。以同样方法分离乙状结肠系膜的右侧，并注意输尿管的位置及走向。

3. 游离直肠后侧 分离乙状结肠系膜后，将乙状结肠提起，在左结肠动脉分支以下用长钛夹结扎切断肠系膜下动脉及其伴行静脉，切开乙状结肠系膜，以粗纱带结扎提起肠管。于直肠深筋膜和骶前筋膜之间，分离直肠后壁和侧壁的系膜向下达肿块下 5 cm 后切断直肠系膜直至直肠壁。

4. 分离直肠前方 将直肠两侧后腹膜切口向下延伸，膀胱后方切开直肠前的腹膜反折而会合。于肿块下 3 cm 处用 ENDO-GIA 关闭切断直肠。

5. 关闭气腹，于下腹部正中作一个 4 cm 切口，切开皮肤、皮下、白线、腹膜，经切口取出病变肠段，并切断近端结肠，置入吻合器套头。注意保护切口。

6. 冲洗远端直肠后，降结肠直肠吻合器端端吻合；冲洗腹腔及盆腔后，于盆腔置引流管 2 根，经两侧下腹腔穿刺术刺处引出；仔细止血后关闭戳创孔。

7. 手术顺利，术后患者安全返回病房。

7

Chapter Seven ● 第七章
肝胆外科

● 第一节 肝硬化

肝硬化是临床常见的慢性进行性肝病，由一种或多种病因长期或反复作用形成的弥漫性肝损害。在我国大多数为肝炎后肝硬化，少部分为酒精性肝硬化和血吸虫性肝硬化。病理组织学上有广泛的肝细胞坏死、残存肝细胞结节性再生、结缔组织增生与纤维隔形成，导致肝小叶结构破坏和假小叶形成，肝脏逐渐变形、变硬而发展为肝硬化。早期由于肝脏代偿功能较强可无明显症状，后期则以肝功能损害和门静脉高压为主要表现，并有多系统受累，晚期常出现上消化道出血、肝性脑病、继发感染、脾功能亢进、腹水、癌变等并发症。

一、病因

引起肝硬化的病因很多，可分为病毒性肝炎肝硬化、酒精性肝硬化、代谢性肝硬化、胆汁淤积性肝硬化、肝静脉回流受阻性肝硬化、自身免疫性肝硬化、毒物和药物性肝硬化、营养不良性肝硬化、隐源性肝硬化等。

（一）病毒性肝炎

目前在中国，病毒性肝炎尤其是慢性乙型、丙型肝炎，是引起门静脉性肝硬化的主要因素。

（二）酒精中毒

长期大量酗酒，是引起肝硬化的因素之一。

（三）营养障碍

多数学者承认营养不良可降低肝细胞对有毒和传染因素的抵抗力，而成为肝硬化的间接病因。

（四）工业毒物或药物

长期或反复地接触含砷杀虫剂、四氯化碳、黄磷、氯仿等，或长期使用某些药物如双醋酚汀、异烟肼、辛可芬、四环素、氨甲蝶呤、甲基多巴，可产生中毒性或药物性肝炎，进而导致肝硬化。黄曲霉毒素也可使肝细胞发生中毒损害，引起肝硬化。

（五）循环障碍

慢性充血性心力衰竭、慢性缩窄性心包炎可使肝内长期淤血缺氧，引起肝细胞坏死和纤维化，称淤血性肝硬化，也称为心源性肝硬化。

（六）代谢障碍

如血色病和肝豆状核变性（亦称 Wilson 病）等。

（七）胆汁淤积

肝外胆管阻塞或肝内胆汁淤积时高浓度的胆红素对肝细胞有损害作用，久之可发生肝硬化，肝内胆汁淤积所致者称原发胆汁性肝硬化，由肝外胆管阻塞所致者称继发性胆汁性肝硬化。

（八）血吸虫病

血吸虫病时由于虫卵在汇管区刺激结缔组织增生成为血吸虫病性肝纤维化，可引起显著的门静脉高压，亦称为血吸虫病性肝硬化。

（九）原因不明

部分肝硬化原因不明，称为隐源性肝硬化。

二、临床表现

（一）代偿期

部分患者可无任何不适。多数患者早期以乏力、食欲缺乏较为突出，可伴有恶心、厌油腻、腹胀、腹泻及上腹不适等症状。症状多呈间歇性，常与劳累有关，休息和治疗后可缓解。患者多消瘦，肝脏可轻度肿大，质硬，伴轻度压痛。脾亦可有轻、中度肿大。肝功能正常或轻度异常。

（二）失代偿期

失代偿期主要表现为肝功能减退和门静脉高压所致的症状和体征。

三、诊断

失代偿期肝硬化诊断并不困难，依据下列各点可做出临床诊断：

1. 有病毒性肝炎、长期大量饮酒等可导致肝硬化的有关病史。

2. 有肝功能减退和门静脉高压的临床表现。

3. 肝功能试验有人血白蛋白下降、血清胆红素升高及凝血酶原时间延长等指标提示肝功能失代偿。

4. B 超或 CT 提示肝硬化以及内镜发现食管胃底静脉曲张。必要时肝穿刺活检可获确诊。

四、治疗

本病目前无特效治疗，关键在于早期诊断，针对病因给予相应处理，阻止肝硬化进一步发展，后期积极防治并发症，至终末期则只能有赖于肝移植。

（一）支持疗法

病情重、进食少、营养状况差的患者，可通过静脉纠正水及电解质平衡，适当补充营养，视情况输注白蛋白或血浆。

（二）限制钠和水的摄入

钠摄入量限制在 60～90 mmol/d（相当于食盐 1.5～2 g/d）。部分轻、中度腹水患者经此治疗可发生自发性利尿，腹水消退。应用利尿药时，可适当放宽钠摄入量。有稀释性低钠血症（<125 mmol/L）者，应同时限制水摄入，摄入水量在 500～1000 ml/d。

（三）利尿药

临床常用的利尿药为螺内酯和呋塞米。前者为潴钾利尿药，单独长期大量使用可发生高钾血症；后者为排钾利尿药，单独应用应同时补钾。先用螺内酯 40～80 mg/d，4～5 天后视利尿效果加用呋塞米 20～40 mg/d，以后再视利尿效果分别逐步加大两药剂量（最大剂量螺内酯400 mg/d，呋塞米 160 mg/d）。理想的利尿效果为每天体重减轻 0.3～0.5 kg（无水肿者）或 0.8～1 kg（有下肢水肿者）。

（四）提高血浆胶体渗透压

对低蛋白血症患者，每周定期输注白蛋白或血浆，可通过提高胶体渗透压促进腹水消退。

（五）难治性腹水的治疗

1. 大量排放腹水加输注白蛋白。在 1～2 小时放腹水 4～6 L。同时输注白蛋白 8～10 g/L，继续使用适量利尿药。

2. 自身腹水浓缩回输。

3. 经颈静脉肝内门体分流术（TIPS）。

（六）肝移植

肝移植是对晚期肝硬化治疗的最佳选择，掌握手术时机及尽可能充分做好术前准备可提高手术存活率。

● 第二节　肝囊肿

肝囊肿是一种比较常见的肝脏良性疾病。它可分为寄生虫性和非寄生虫性肝囊肿。前者以肝棘球蚴病为多见；后者又可分为先天性、创伤性、炎症性和肿瘤性肝囊肿，其中以先天性肝囊肿最常见，通常指的肝囊肿就是先天性肝囊肿。由于近年来影像诊断技术的发展和普及，肝囊肿在临床上并不少见。

也有人将先天性肝囊肿称为真性囊肿；创伤性、炎症性和肿瘤性肝囊肿称为假性囊肿。由于肿瘤性囊肿在临床上罕见，所以在这里主要讨论先天性肝囊肿。

一、病因

先天性肝囊肿的病因尚不清楚。一般认为起源于肝内迷走的胆管，或因肝内胆管和淋巴管在胚胎期的发育障碍所致。也有人认为可能为胎儿患胆管炎、肝内小胆管闭塞，近端小胆管逐渐呈囊性扩大；或因肝内胆管变性后，局部增生阻塞而成。

二、病理学

肝囊肿一般是多发性的，单发性少见。小的直径数毫米，大的可占据整个肝叶，有的囊液可达 10000 ml 以上。囊肿呈圆形或卵圆形，多数为单房性，也有呈多房性，有时还有蒂。囊肿有完整的包膜，表面呈乳白色，也有呈灰蓝色，囊壁厚薄不一，厚者可达 0.5～5 cm，内层为柱状上皮细胞，外层为纤维组织，被覆有较大胆管血管束。囊液清亮透明，或染有胆汁，如囊内出血时，可呈咖啡色。囊液呈中性或碱性，含有少量蛋白、黏液蛋白、胆固醇、红细胞、胆红素、酪氨酸和胆汁等。多发性肝囊肿很少引起门静脉高压和食管静脉曲张，但可并发胆管狭窄、胆管炎和肝炎。

三、临床表现

先天性肝囊肿生长缓慢，小的囊肿可无任何症状，临床上多数是在意外体检 B 超发现，当囊肿增大到一定程度时，可因压迫邻近脏器而出现症状，常见有食后饱胀、恶心、呕吐、右上腹不适和隐痛等。少数可因囊肿破裂或囊内出血而出现急腹症。若带蒂囊肿扭转时，可出现突然右上腹绞痛。如囊内发生感染，则患者往往有畏寒、发热、白细胞增高等。体检时右上腹可触及肿块和肝大，肿块随呼吸上下移动，表现光滑，有囊性感，无明显压痛。

四、诊断

肝囊肿的诊断并不困难，除上述临床表现外，B 超是首选的检查方法，对诊断肝囊肿，是经济可靠而非介入性的简单方法。放射性核素肝扫描能显示肝区占位性病变，边界光整，对囊肿定位诊断有价值。CT 检查可发现 1～2 cm 的肝囊肿，可帮助临床医师准确病变定位，尤其多发性囊肿的分布状态定位，有利于治疗。在发现多发性肝囊肿的同时，还要注意肾、肺以及其他脏器有无囊肿或先天性畸形，如多囊肾，则对确诊多囊肝很有帮助。

在诊断巨大孤立性肝囊肿过程中，应注意与卵巢囊肿、肠系膜囊肿、肝包虫囊肿、胆囊积水、胰腺囊肿和肾囊肿相鉴别。只要考虑到了，一般容易鉴别。同时还要注意与肝海绵状血管瘤、肝癌等相鉴别。临床上误诊的并不罕见。

五、治疗

对于小的肝囊肿而又无任何症状者，可不需特殊治疗，但对大的而又出现压迫症状者，应给予适当治疗。肝囊肿的治疗方法包括囊肿穿刺抽液术、囊肿开窗术、囊肿引流术或囊肿切除术等。

（一）囊肿穿刺抽液术

在 B 超定位下进行经皮穿刺，进入肝囊肿内，尽量抽出囊液，此法只适用于表浅肝囊肿。抽液后常易复发。临床上并不常采用，仅对一些巨大肝囊肿又不能耐受手术者采用。反复多次穿刺抽液应严格无菌操作，以免发生感染。

（二）囊肿开窗术

即在剖腹术下将囊肿部分切除，吸尽囊液，切缘仔细止血后，囊腔开放。开窗术适用于单纯性囊肿，疗效满意，但也有少数病例开窗小，一定时间后周围组织粘连封堵而复发。对囊腔与较大的胆管相通，囊液有多量胆汁者必须缝合胆管。对并发感染或囊内出血或染有胆汁时，术后需放置通畅引流，待囊腔缩小或塌陷萎瘪后，可拔出引流管。

（三）囊肿内引流术

对囊壁坚厚的囊肿可考虑做内引流术，如囊肿空肠 Y 型吻合术，吻合口必须够大，Y 臂不少于 60 cm，以免发生逆行感染。目前选择此法治疗逐渐减少，因开窗或摘除方法不仅效果好，手术也不困难。

（四）囊肿摘除术

带蒂的囊肿可行囊肿切除术。即使非带蒂的巨大肝囊肿，也并非一定要做肝叶切除。当吸尽排空囊内液体后，囊肿立即缩小，手术操作空间大，且囊肿壁与肝组织间有明确界线易于剥除，并不多见大的胆管和血管穿入囊内。囊肿摘除手术一般并不困难，预后良好。多发性肝囊肿仅限于处理引起症状的大囊肿，可按单纯囊肿处理。

● 第三节　细菌性肝脓肿

细菌性肝脓肿系指由化脓性细菌引起的肝内化脓性感染，又称化脓性肝脓肿。

一、病因

细菌性肝脓肿是肝的继发性化脓性感染，由于肝同时接受肝动脉和门静脉的血液供应，并通过胆道和肠道相通，细菌可经以下途径入肝。

（一）胆道系统

胆石症、胆管炎、胆囊炎、胰腺炎或胆道恶性肿瘤、胆道蛔虫等导致急性梗阻性化脓性胆管炎时，细菌沿着胆管上行至肝，是引起细菌性肝脓肿的最主要原因。胆道感染引起的肝脓肿常为多发性。

（二）门静脉系统

腹腔内的感染性疾病，如坏疽性阑尾炎、痔核感染、化脓性盆腔炎、溃疡性结肠炎、菌痢等，可引起门静脉属支的化脓性门静脉炎，细菌随脱落的脓毒栓经门静脉进入肝内。目前这种途径的感染已经大为减少。

（三）肝动脉

体内任何部位的化脓性疾病并发生菌血症时，细菌可经肝动脉侵入肝。这种途径的感染几乎均为多发。

（四）淋巴系统及邻近脏器的直接蔓延肝毗邻感染

病灶的细菌可循淋巴系统进入肝，如化脓性胆囊炎、胃及十二指肠穿孔、膈下脓肿、肾周脓肿等；由异物（主要是鱼骨）所致的胃或十二指肠穿孔受累肝，能导致肝脓肿。

（五）肝外伤或肝手术后继发感染

开放性肝外伤时，细菌从体外直接侵入肝，引起感染而形成脓肿；闭合性肝外伤时，肝实质坏死、肝内胆汁瘤或肝内血肿容易继发细菌感染。肝手术时由于止血不彻底或引流不通畅，肝内积血积液时易继发感染形成肝脓肿。

（六）医源性感染

由于各种侵入性诊疗技术可能将病原菌带入肝形成脓肿，肝肿瘤的局部毁损治疗（如射频消融、微波、氩氦刀）或经肝动脉栓塞化疗，肿瘤坏死液化也可能并发细菌性肝脓肿。

（七）隐源性

有一部分肝脓肿，患者呈隐匿发病，临床上无法找到病因。这一类患者常伴有糖尿病、尿毒症等全身性疾病。

细菌性肝脓肿60%以上为肠源革兰氏阴性杆菌，肺炎克雷伯菌已经取代大肠埃希菌成为细菌性肝脓肿最常见的致病菌，常见的革兰氏阳性菌主要为肠球菌属、链球菌属、葡萄球菌属，以肠球菌属为主。20%的肝脓肿是混合性感染，25%～45%患者可检出厌氧菌。

二、临床表现与鉴别诊断

（一）临床表现

本病无典型的临床表现，急性期常被原发疾病的症状所掩盖，一般起病急、全身脓毒性反应明显。

1. 寒战和高热　起病较急，骤起寒战，继而高热，热型常为弛张型，体温常可高达 38 ℃～40 ℃，最高可达 41 ℃，伴有大量出汗。

2. 肝区疼痛　右上腹持续性胀痛，后期可呈剧烈锐痛，常有右肩背部牵涉痛或放射痛。如果继发胸腔积液还可以伴有胸痛和呼吸困难。

3. 乏力、食欲缺乏、恶心及呕吐　多数患者有不同程度感染中毒性症状和全身消耗，如乏力、食欲缺乏、恶心、呕吐、多汗，体重减轻等。

4. 体征　右上腹部压痛、肝大并有压痛，右下胸及肝区叩击痛。如脓肿位于上方则出现肝上界抬高，或有右侧胸腔积液征，如脓肿在肝前下缘比较表浅部位时，可伴有右上腹肌紧张和局部明显触痛。巨大的肝脓肿可使右季肋呈现饱满状态，有时甚至可见局限性隆起，局部皮肤可出现凹陷性水肿。并发胆道梗阻者可出现黄疸。其他原因的肝脓肿如出现黄疸，表示病情严重，预后不良，晚期患者可出现腹水。

目前上述典型表现已不多见，常以腹痛、乏力和夜间盗汗为主要症状。

（二）辅助检查

1. 实验室检查

（1）血常规：白细胞计数明显升高，总数可达 $(15～20)×10^9/L$ 或更高，中性粒细胞多在 0.90 以上，并可出现核左移或中毒颗粒；白细胞也可不明显增高或不增高。肺炎克雷伯菌感染的肝脓肿患者常常发生白细胞减少和血小板降低。部分患者出现贫血。

（2）肝功能检查：碱性磷酸酶、谷氨酰转肽酶增高，转氨酶和胆红素以及清蛋白随着肝破坏程度的不同也有一定程度的改变。

（3）C-反应蛋白（CRP）检测：CRP 是由肝内皮细胞合成并分泌的急性期反应蛋白，反映炎症的程度，还可作为监测治疗效果。

（4）血清降钙素原（PCT）检测：PCT 升高，健康人血浆中 PCT 的含量极少（< 0.1 mg/ml），在细菌内毒素或各类炎性细胞因子的刺激下，患者血浆中 PCT 可异常升高，2 小时即可检测到、6 小时急剧上升、8～24 小时持续高水平，其水平随着感染的控制及病情的缓解逐渐降低。PCT 对细菌感染的诊断具有较高的特异性和敏感性，对细菌性肝脓肿的早期诊断及治疗有一定的指导价值。

（5）细菌培养、抗生素敏感试验：取化脓病灶的脓液或血液作培养，如获得阳性结果，可根据药敏指导抗生素的使用。

2. 影像学检查

(1) 超声检查：其敏感性可以达到 96%，是诊断肝脓肿的常规和首选方法。典型肝脓肿病程初期，超声可以发现病变呈不均匀的低至中等回声，随病情的进一步发展，脓肿区开始出现坏死、液化，呈蜂窝状结构，回声较低，液化处出现无回声区，慢性肝脓肿的脓肿壁回声较强，有时伴有钙化病灶。

(2) X 线检查：缺乏特异性，可见肝阴影增大，右膈肌升高和活动受限；有时出现反应性胸膜炎、胸腔积液、右下肺不张，膈下有液气面。左肝脓肿，X 线钡餐检查有时可见胃小弯受压、推移现象。

(3) CT：敏感性可达到 98%。CT 平扫表现为肝内低密度灶，CT 值介于水与肝组织之间，脓肿壁密度低于肝组织、高于脓腔，脓肿壁周围可有环状水肿带，边界不清。增强 90% 肝脓肿壁明显强化，脓腔及周围水肿带无强化，呈不同密度的环形强化带，即"环靶征"；部分肝脓肿可以见到脓腔内气泡影或气液平面。动脉期脓肿周围肝可出现一过性强化。脓肿液化坏死不彻底时，CT 平扫表现为肝内低密度影，密度不均，可见分隔；增强扫描表现为花瓣征（脓肿边缘和分隔强化，类似花瓣样改变）和簇形征（病灶内部的多个小环状强化，相互靠近堆积成簇或类似蜂窝）。CT 检查可以发现并存的胆道疾病。

(4) MRI：敏感性则不如 CT 和超声，但是可以作为辅助分析的一种方法。脓腔在 T_1WI 上呈类圆形或分叶状低信号区，T_2WI 呈不均匀高信号，扩散加权成像 DWI 呈明显高信号；脓肿壁呈等或者稍高信号，即"环靶征"。增强扫描在动脉期脓肿壁出现轻度强化，脓肿周围肝实质可见明显片样强化，肝腔不强化，呈"晕环样"，门静脉期及延迟期，脓肿周围肝实质异常强化消失，脓肿壁仍有持续强化。

(三) 诊断与鉴别诊断

1. 诊断　根据病史、临床表现以及超声和 X 线检查，即可诊断本病。必要时可在肝区压痛最剧烈处或超声引导下行诊断性穿刺，抽出脓液即可证实本病。

2. 鉴别诊断

(1) 阿米巴性肝脓肿：细菌性肝脓肿与阿米巴性肝脓肿在临床症状和体征上有许多相似，主要鉴别见表 7-1。

表 7-1　　　　　　　　　细菌性肝脓肿与阿米巴性肝脓肿的鉴别

	细菌性肝脓肿	阿米巴性肝脓肿
病史	继发于胆道感染或其他化脓性	继发于阿米巴痢疾后疾病
症状	起病急骤严重，全身中毒症状明显，有寒战、高热	起病较缓慢，病程较长，可有高热或不规则

续表

	细菌性肝脓肿	阿米巴性肝脓肿
血液化验	白细胞计数及中性粒细胞可明显增加。血液细菌培养可阳性	白细胞计数可增加,如无继发细菌感染,血液细菌培养阴性。血清学阿米巴抗体检测阳性
粪便检查	无特殊表现	部分患者可找到阿米巴滋养体或包囊
脓液	多为黄白色脓液,涂片和培养可发现细菌	大多为棕褐色脓液,无臭味,镜检有时可找到阿米巴滋养体。若无混合感染,涂片和培养无细菌
诊断性治疗	抗阿米巴治疗无效	抗阿米巴治疗有好转
脓肿	较小,常为多发性	较大,多为单发,多见于肝右叶

（2）肝囊肿合并感染：多数患者在未合并感染前已经诊断肝囊肿。对于不知原先有肝囊肿的，需结合病史、体检、影像学检查鉴别。

（3）胆囊炎、胆石症：患者有典型的右上腹痛反复发作病史，疼痛向右肩部或肩胛部放射，右上腹肌紧张、可触及增大的胆囊或胆囊区压痛明显，X线检查无膈肌抬高、运动正常。超声检查有助于鉴别。

（4）膈下脓肿：常有腹膜炎或腹部手术史，全身感染症状和局部体征轻于细菌性肝脓肿，相当一部分患者以胸痛为主要表现，在深吸气时加重。超声检查发现膈下有液性暗区。肝脓肿穿破合并膈下感染者，鉴别诊断比较困难，CT检查对鉴别诊断有重要价值。

（5）原发性肝癌：巨块型肝癌中心区坏死液化继发感染时、伴癌性高热的肝癌容易误诊为肝脓肿，但肝癌患者多有肝炎及肝硬化背景、甲胎蛋白升高，影像检查有助于鉴别。增强CT或MRI扫描，原发性肝癌呈"快进快出"强化特点，而肝脓肿呈缓慢渐进性强化，延迟扫描病灶缩小。MRI扫描的DWI可作为辅助诊断的手段，原发性肝癌边缘扩散受限，表观扩散系数（ADC）值常低于周围肝实质，而脓肿由于炎性反应，扩散通常不受限，ADC值较高。必要时可行肝穿刺活检。

（6）肝转移癌：肝转移癌患者有明确的原发肿瘤病史，临床无发热等感染症状，MRI上 T_2WI 图像信号不及脓肿高，呈稍高信号，转移癌病灶内坏死伴囊性变时，坏死区部分不及脓液黏稠，在DWI上信号低于脓肿，其ADC值较高。必要时可行肝穿刺活检。

（7）肝内胆管细胞癌：需要与蜂窝状的早期肝脓肿进行鉴别。胆管细胞癌多见于老年女性患者，病变远端多伴发肝内胆管扩张，动态增强扫描常表现为片絮状的延迟强化。必要时可行肝穿刺活检。

（8）其他病变：肝脓肿发病初期影像学特异性不明显，容易与肝局灶性结节性增生、炎性假瘤、肝结核等疾病相混淆，需要动态观察，必要时可行肝穿刺活检。

三、治疗

细菌性肝脓肿是一种继发性疾病，如能及早治疗原发病可预防本病的发生，细菌性肝脓肿一经诊断，应积极治疗。

（一）内科治疗

1. 全身支持疗法　给予充分营养支持，纠正水、电解质及酸碱平衡失调，给予维生素 B、维生素 C、维生素 K，纠正贫血、低蛋白血症，增强机体抵抗能力，必要时多次少量输血、血浆和免疫球蛋白。

2. 抗生素治疗　对急性期，已形成而未局限液化的肝脓肿和多发性小脓肿宜使用大剂量有效抗生素治疗，也可以作为肝脓肿穿刺引流和手术治疗的辅助治疗。由于肝脓肿的致病菌以肺炎克雷伯菌、大肠埃希菌、金黄色葡萄球菌、厌氧性细菌为常见，在未确定病原菌以前，可根据经验选用能同时覆盖革兰氏阳性菌和革兰氏阴性菌的广谱、高效的抗菌药物，如头孢菌素、氟喹诺酮类及抗厌氧菌药物如甲硝唑、替硝唑等，如果病原菌为产超广谱 β 内酰胺酶的肺炎克雷伯杆菌可以选择碳青霉烯类药物，然后根据细菌培养和药物过敏试验结果调整用药方案，选用敏感抗生素治疗。多发性小脓肿经全身抗生素治疗不能控制时，可考虑在肝动脉或门静脉内置管滴注抗生素。

3. 原发病和伴发疾病的防治　应注意原发疾病，如胆道疾病的治疗和肺部并发症的预防，对胆源性者应利胆治疗。肝脓肿患者多伴有糖尿病，易发生中毒性休克或糖尿病酮症酸中毒等并发症，应注意予以控制；对于伴有 SIRS 或者 MODS 者，在采取穿刺引流或者手术治疗时应积极抗休克、抑制炎性反应，必要时可以采用血液滤过来清除体内炎性介质和毒素。

（二）外科治疗

1. 经皮肝穿刺抽脓或置管引流术　在超声或 CT 引导下行穿刺操作简便、创伤小、疗效满意，并能够留取样本进行细菌培养以指导进一步治疗，适用于年老体弱或者全身状态差而无法耐受手术的患者。以粗针穿刺脓腔，尽量抽尽脓液后反复注入生理盐水或无水乙醇进行冲洗，直至抽出液体清亮，拔出穿刺针。穿刺抽脓后每隔一周左右进行复查，必要时可多次进行穿刺抽脓。直径较大的肝脓肿可考虑置管引流，置管引流术后的第二日起，可用生理盐水或无水乙醇冲洗脓腔，待治疗到冲洗出液体变清澈、脓腔直径<1.5 cm，即可拔管。

2. 切开引流　适用于：①较大脓肿，估计有穿破可能；②脓肿已穿破胸腔、腹腔或者胆道者；③需要处理原发疾病，如胆源性肝脓肿；④位于肝左外叶脓肿，穿刺易污染腹腔；⑤穿刺引流无效的慢性厚壁肝脓肿；⑥不能排除恶性肿瘤者。

对于脓腔较大的脓肿，可以在引流脓液、清除坏死组织后将带蒂大网膜填塞脓腔并固定于脓肿壁，可起到控制感染和消灭无效腔的作用。

常用的手术途径有以下几种：①经腹腔引流术：最为常用，病灶定位明确，引流充分，可同时探查并处理原发病。进入腹腔后，明确脓肿部位，穿刺抽得脓液后，切开脓肿排出脓液，用手指分离脓腔分隔组织，以生理盐水冲洗脓腔，脓腔内安置双套管引流，引流管经腹壁戳孔引出。②经前侧腹膜外引流术：位于肝右前叶和左外叶的肝脓肿，与前腹膜已发生紧密粘连，可采用前侧腹膜外入路引流脓液。方法是做右肋缘下切口或经腹直肌切口，在腹膜外间隙，用手指推开肌层直达脓肿部位，穿刺抽得脓液后处理方式同上。采用腹膜外途径引流术，具有创伤小、引流直接而不污染腹腔等优点。③经后侧腹膜外引流术：适用于肝右叶膈顶部或后侧的肝脓肿，经肩胛中线第 11 肋床的后腹膜进路引流，具有创伤小、引流直接而不扩散感染的优点。④腹腔镜下肝脓肿引流：腹腔镜下肝脓肿引流安全、可行，在手术时间、失血量、住院时间等方面优于开腹引流并且机体创伤小、切口感染发生率低、术后恢复快，也可同时处理伴发的胆道疾病。

3. 肝切除术

适用于：

（1）病期长的慢性局限性的厚壁脓肿，切开引流后脓肿壁不塌陷，长期留有无效腔，伤口经久不愈者。

（2）肝脓肿切开引流后，窦道长期不愈者。

（3）合并肝内胆管结石反复感染伴有肝组织破坏、萎缩者。

（4）较大肝脓肿致使肝组织严重破坏、位置靠近边缘，脓肿有随时破溃可能者。肝脓肿在急性炎症反应期的治疗原则主要是脓肿引流，急诊肝切除有导致炎症扩散的危险，应严格掌握手术指征。

四、围术期并发症的处理要点

（一）肝脓肿穿破

细菌性肝脓肿如得不到及时、有效的治疗，脓肿容易向邻近脏器穿破。穿破的部位可以为胸腔、肺、心包、胸腹壁、膈下、腹腔，少数可穿至小肠、结肠、胃、胆、肾、下腔静脉和纵隔等。

1. 临床特点　临床特点与脓肿穿破的部位、穿破发生的缓急相关。

（1）腹腔穿破：①穿破入腹膜腔者可引起局限性腹腔脓肿或弥漫性腹膜炎，表现为急性腹痛、局限或全腹压痛、反跳痛、腹肌紧张，并有肝区压痛和叩击痛；如果腹腔脓肿局限于肝胃之间，可在上腹部触及压痛之包块，不随呼吸移动；若脓肿局限于肠间或腹腔深处，缺乏典型表现，常需穿刺或手术探查证实，术前 CT 检查有助于诊断；②穿破至胃者可有呕血和呕脓，穿破至结肠者表现为突然大便次数增多、大量脓血便，但腹痛不显著，亦无里急后重。胃肠穿破后，肝缩小，肝区疼痛减轻，由于肠道气体进入肝的脓腔内，X 线可见膈下或肝脓肿腔内有液气面，超声可见脓腔的气体强回声；③穿至胆囊或胆道者，可引起胆道出血，表现为右上腹痛、呕血、黑便，伴寒战、高热、黄疸、出血量大可引起贫血、休克；④穿至肾者可形成肾脓肿或肾周脓肿，出现腰部肿痛、尿路症状、脓尿、血尿等。

（2）膈下穿破：肝脓肿破入膈下间隙形成膈下脓肿，临床症状常被肝脓肿症状掩盖，X 线出现膈下液平面有助于诊断，超声检查可发现膈下有液性暗区，CT 检查可明确诊断。

（3）胸腔、肺、支气管穿破：肝脓肿破入胸腔引起的脓胸常与肺脓肿并存。肺炎或肺脓肿患者可出现咳嗽、咳痰并有相应的体征和 X 线表现；支气管胸膜瘘表现为痰量明显增多，X 线有脓气胸表现，胸腔注入美兰后痰液感染。肝脓肿支气管瘘表现为患者突然咳出大量痰液，而肺野多无异常。

（4）心包穿破：表现与心包炎相似，有心前区痛或上腹痛，疼痛向左肩胛区放射，伴胸闷气短。急性穿破者可发生致死性急性心脏压塞。

（5）其他部位穿破：胸腹壁穿破可形成胸腹壁脓肿，或进一步穿破引起单发或广泛性的皮肤溃疡，可引流大量脓液。纵隔穿破可能有前胸后背胀痛或产生压迫症状，超声或 CT 检查有助诊断。

2. 肝脓肿穿破的处理要点　对巨大脓肿、脓肿侵袭邻近肝膜或已出现穿破先兆者，应避免局部受压、外伤、胸腹部压力增高等诱因，积极引流排脓，防止穿破发生。肝脓肿经皮肝穿刺抽脓或置管引流术应经过正常肝组织，避免脓肿破裂、出血，脓液污染腹腔；一旦确定穿破发生，必须采取紧急措施，予以恰当处理。

（1）脓肿溃破、感染扩散合并感染性休克：一旦发生感染性休克，应积极抗休克治疗。

（2）充分引流：既要有效地引流已溃破的肝脓肿，阻断脓液来源，又要清除被穿破脏器内的脓液。①对已有腹腔或心包穿破，引起弥漫性腹膜炎或急性心脏压塞者，应紧急穿刺排脓或手术引流；②对胸腔穿破或慢性心脏压塞者，可先行超声引导下的穿刺抽脓或置管引流，穿刺抽脓可反复进行，脓液黏稠者，可用生理盐水冲洗稀释，但应注意注入量不可过多，以免压力过大导致脓液外溢。如引流效果不佳应及时手术引流；③向支气管或胃肠等空腔脏器穿破者，相当于脓肿自动引流，可根据临床表现酌情处理。支气管胸膜瘘者应取半侧卧位，侧卧于患侧，以防止大量脓液涌入健侧支气管引起窒息。肝脓肿胆内瘘者，应解除胆道梗阻，如胆道和脓肿均引流通畅，瘘口可能会自行愈合，不必常规探查瘘口。

（3）抗生素使用：应"重拳出击"，联合应用大剂量广谱、高效抗生素治疗，并根据细菌培养和药物过敏试验调整用药。

（4）积极的支持疗法：提高患者抵抗力，促进康复。饮食以高蛋白、高糖、高维生素为主，不能进食者需静脉营养支持。间断少量输注新鲜血液、血浆或清蛋白等。

（二）糖尿病酮症酸中毒

糖尿病已成为引发细菌性肝脓肿的重要危险因素之一，患者血糖控制不佳易发生肝脓肿，同时肝脓肿使患者血糖升高，容易出现糖尿病酮症酸中毒、高渗性昏迷等临床急危重症。

1. 糖尿病酮症酸中毒临床表现

（1）严重脱水。

（2）酸中毒。

（3）电解质紊乱。

（4）厌食、食欲缺乏、恶心、呕吐，少数患者可有急性腹痛、腹肌紧张、有压痛、酷似急性胰腺炎或外科急腹症表现。

（5）意识障碍，轻者可有精神萎靡、头痛、乏力，重者出现烦躁或嗜睡，甚至昏迷。

2. 处理要点

（1）小剂量胰岛素持续静脉滴注控制并监测血糖：若血糖＞18 mmol/L，则在生理盐水（如血钠高用平衡盐液）内加胰岛素，以 0.1 U/(kg·h) 速度静脉滴注，每 1 小时检测 1 次血糖，每 4～6 小时检测 1 次血钾及尿酮。如 2～4 小时后血糖值下降大于静脉滴注前 30%，则按原剂量持续滴注；如 4 小时后已给足够液体，血糖下降＜30%，则增加胰岛素用量 30%～100%。待血糖下降至 13.9 mmol/L 时，应将胰岛素用量减至 1.0～2.0 U/h，维持 12 小时以上，并及时给予葡萄糖。一般胰岛素和葡萄糖按 1∶(4～6) 给药，直至酮体消失、尿糖（＋）。当糖尿病酮症酸中毒基本纠正，患者可进食时，可改用胰岛素皮下注射。

（2）大量补液：补液除利于失水的纠正外，还有助于血糖下降和酮体消除。补液过程要遵循"先快后慢，先盐后糖"的原则。输液量及速度要根据患者年龄、失水程度及心肾功能情况决定。开始一般补给生理盐水或复方氯化钠溶液，当血糖降至 13.9 mmol/L 时，应使用 5% 葡萄糖液或 5% 葡萄糖氯化钠溶液。一般患者前 2 小时应快速补液 1000～2000 ml，4 小时补脱水量的 1/3～1/2；接下来的 5～8 小时补液 1000～2000 ml，以后可每 4～6 小时补液 100 ml，24 小时补液 4000～6000 ml。对限制输液量的患者可以口服温水，对年老体弱、伴有心功能衰竭的昏迷患者放置胃管补液。对于已经发生休克者，可给予血浆。

（3）预防性补钾：治疗初期的血钾不能反映真实的血钾情况，要预防性补钾，并且密切监测血钾。补钾时应根据患者血钾、尿量和肾功能等情况决定是否进行补钾和补钾量，开始应用胰岛素后，如果患者血钾低或正常，并且有尿者可开始补钾，补钾量为 6～8g/24 小时；若患者无尿，暂不补钾，待有尿排出后再补钾；若患者伴有蛋白尿、肾功能不全或血钾超过 5 mmol/L 时也暂不补钾。

（4）慎重补碱：对于轻中度的酮症酸中毒患者，在经过补液和应用胰岛素治疗后，其血液的酸碱度可逐渐恢复正常，故不必进行补碱治疗。然而，重度酮症酸中毒（血 pH 值＜7.10，$CO_2CP<10\ mmol/L$）应考虑应用碳酸氢盐。补碱时不要过量，速度也不宜过快，补碱后及时复查血气分析，pH 值＞7.11 即停止补碱。

（5）消除诱因：积极控制感染，超声引导下穿刺抽脓或置管引流，联合应用大剂量广谱、高效抗生素治疗，并根据细菌培养和药物过敏试验调整用药。

（6）对症、支持治疗：对于低蛋白伴有低血压或休克者，给予清蛋白静脉滴注，有利于血压回升，防治脑水肿。

（三）经腹或腹膜外引流术后并发症

1. 引流不畅 脓液稠厚，置管位置不佳是肝脓肿引流不畅的主要原因。术中应在脓肿低位穿刺，抽出脓液后，沿着穿刺针道切开脓肿，吸尽脓液并以生理盐水冲洗脓腔。脓液稠厚的肝脓肿，脓腔内可放置大口径的双套管，术后间断冲洗、负压吸引，对超声或 CT 明确的遗留脓肿的治疗，原则上应再次引流。

2. 胆瘘 脓肿溃烂使肝内胆管破裂及手术中探查脓腔时手指强力撕裂胆管可造成胆瘘，术中操作应轻柔，避免撕裂肝内脉管组织，以免术后胆瘘和出血。胆瘘的处理要点：

（1）应保证引流通畅，少量的胆瘘逐日减少，可自行愈合。

（2）如胆瘘量较大，经引流后胆汁量仍无明显减少，则应行内镜下逆行胰胆管造影术（ERCP）检查，如发现造影剂外渗则可以确诊胆瘘，并明确胆瘘部位及胆总管下端有无梗阻。如果引流效果不理想可考虑置入内支撑管或鼻胆管进行引流，可有效地减少胆汁外漏量，有利于胆瘘的愈合。

（3）也可以在 14 天后瘘管形成后行经瘘管造影，如果发现有主要胆管显影，说明瘘管与主要胆管相通，否则，说明胆瘘来自肝外周细小胆管。对于瘘管造影没有胆管显影，或造影仅显示外周胆管而与主要胆道不直接相通者，可经窦道用无水乙醇或乙醇多次冲洗，直至瘘管愈合。

（4）若瘘管与主要胆管相通且胆瘘量不能减少，或胆瘘伴活动性出血及明显腹膜炎者，需及时再次手术探查。

3. 炎症扩散 经腹腔引流术进入腹腔后，明确脓肿部位后，在切开引流前，应该用纱布妥善隔离保护腹腔和周围脏器，避免脓液污染术野或腹腔，并保持引流通畅。

● 第四节 急性梗阻性化脓性胆管炎

一、概述

急性梗阻性化脓性胆管炎（acute obstructive suppurative cholangitis，AOSC）亦称急性重症型胆管炎（acute cholangitis of severe type，ACST）。多继发于胆管结石、肿瘤、蛔虫或 Oddi 括约肌炎性水肿、痉挛引起的胆管阻塞。病情凶险，进展迅速，病死率高，是导致良性胆管疾患患者死亡的最主要原因，引起死亡的最常见原因是胆管感染所致的多系统器官功能不全，器官衰竭发生频率的顺序常为肝、肾、肺、胃肠道、心血管、凝血系统和中枢神经系统。

二、病因

急性梗阻性化脓性胆管炎的基本病理改变是胆管梗阻和在胆管梗阻基础上发生的胆管感染。任何引起胆管梗阻的因素均可成为急性梗阻性化脓性胆管炎的发病原因，诱发急性梗阻性化脓性胆管炎的原因可因不同地区而异，主要病变和诱因是胆管蛔虫病、胆管结石和胆管狭窄。

引起急性梗阻性化脓性胆管炎的细菌种类与一般胆管感染相同，主要为革兰氏阴性细菌，如大肠埃希菌、变形杆菌和铜绿假单胞菌等，其中以大肠埃希菌最多见，厌氧性细菌感染也较多见，厌氧菌中以类杆菌属多见。

三、病理

胆管的梗阻及感染是急性梗阻性化脓性胆管炎的基本病理改变。胆管梗阻可发生在肝外胆管、左肝管或右肝管。梗阻早期，胆汁淤滞，胆总管扩张多不明显，因为化学刺激等因素胆管黏膜充血、水肿，随病变的进一步发展，胆管压力升高，可见胆总管显著扩张，但胆管扩张情况亦与病情无明显相关，肠道内细菌可逆性感染，胆管黏膜充血、水肿更加明显，黏膜面上常有溃疡；当胆管内压升高至 $20\ cmH_2O$ 时，即可发生胆血反流，大量内毒素及细菌经肝内毛细胆管破溃进入血循环，造成菌血症和败血症，引发严重的全身感染，急性梗阻性化脓性胆管炎的死亡原因多由此引发。肝脏受感染表面常充血、肿大，镜下见肝细胞肿胀、胞浆疏松不均，肝素紊乱，胆管壁及周围有炎性细胞浸润，可有大片的肝细胞坏死以及多发性肝脓肿。含游离胆红素颗粒的胆汁可经坏死的肝细胞而进入肝窦、肝静脉等，临床上引起程度不同的急性肝静脉阻塞综合征。这些病理改变一旦发生，即使手术解除了胆管高压，但在肝实质和胆管仍会留下损害。胆砂性血栓还可经下腔静脉进入肺循环，造成肺局部梗死。

晚期患者可发生感染性休克、多脏器功能损害等一系列病理生理性变化。

四、分型

临床上按 ACST 的病理类型，可分为：

（一）重症急性化脓性胆管炎

指胆管的低位阻塞，引起肝内、外胆管广泛的化脓性炎症，表现有腹痛、寒战、高热和明显的黄疸，由于是全胆管的急性炎症，病情可以十分严重，进展十分凶险，甚至出现多种并发症。这种类型亦可见于继发性胆管结石的壶腹部嵌顿，而且由于结石突然由胆囊降至胆管，胆管突然高压，整个临床表现及过程往往比原发性胆管结石的梗阻更严重，也易并发急性胰腺炎。

（二）重症急性化脓性肝胆管炎

指左、右肝管开口阻塞的以半肝范围为主的胆管炎，这同样也是嵌闭性炎症，又可不出现黄疸，亦不表现典型的绞痛发作，而以中毒性感染最为突出。

（三）复合性重症急性化脓性胆管炎

指同时有肝内、外大胆管的阻塞。

五、临床表现

（一）病史

患者常有胆管结石、肿瘤、蛔虫或胆管手术病史。

（二）症状

起病急，进程快，急性梗阻性化脓性胆管炎患者多呈典型的 Charcot 三联征，常表现上腹痛，而腹痛的性质可因原有疾病不同而异，如胆总管结石、胆管蛔虫多为剧烈的绞痛，肝管狭窄、胆管肿瘤梗阻则可能为右上腹胀痛。患者常有寒战，继之出现体温变化，一般可达 39 ℃以上，有时每天可能有不止一次的寒战、高热。黄疸也是常见症状，但随病程的长短和胆管梗阻的部位不同而异，由一侧肝胆管阻塞引起的急性梗阻性化脓性肝胆管炎，可能不表现黄疸或黄疸较轻。病程长者，多有明显的黄疸。

约半数患者于 Charcot 三联征后很快出现烦躁不安、意识障碍、昏睡及昏迷等神志改变，同时出现血压下降，有时血压可一度略呈升高，随后很快地下降，即 Reynolds 五联征，后期患者可并发肝脓肿、多器官功能衰竭，并出现相应症状、体征，严重者可出现中毒性休克，在发病后数小时内死亡。

（三）体征

多有程度不同的黄疸，约 20% 的患者亦可无明显的黄疸。腹部检查右上腹有压痛和肌紧张，肝脏可肿大，若梗阻位于一侧的肝管，则肝脏常呈不均匀的肿大，肝区可有叩击痛，有时胆囊亦肿大。

六、辅助检查

（一）实验室检查

1. 同一般胆管感染，白细胞计数常高于 $20 \times 10^9/L$，其上升程度常与胆管感染的严重性成比例，白细胞发生核左移，可出现中毒颗粒。尿中常有蛋白及颗粒管型。肝功能常呈损害表现，血清胆红素、转氨酶、碱性磷酸酶值升高。

2. 血气分析有明显酸碱平衡紊乱表现，常发生严重的水、电解质紊乱。代谢性酸中毒及低血钾均较常见。血培养常有细菌生长。

（二）影像学检查

B 超最为实用，简单、无创，及时可见结果，检查时可见梗阻近段胆管扩张，并可了解梗阻部位性质等，必要时行 MRCP、ERCP 或 CT 检查。

七、诊断

根据急性梗阻性化脓性胆管炎患者的临床表现可做出初步诊断，同时可做下列检查。

1. 白细胞计数常显著增高，其上升程度常与胆管感染的严重性成比例。
2. 部分患者血培养有细菌生长。
3. 肝功能常呈损害。
4. 尿中常有蛋白及颗粒管型。
5. 代谢性酸中毒及低钾血症均较常见。

八、鉴别诊断

本病需与急性胆囊炎、消化性溃疡穿孔、急性坏疽性阑尾炎、重症急性胰腺炎以及右侧胸膜炎、右下大叶肺炎等鉴别诊断。在这些疾病中，都难以具有重症急性胆管炎的基本特征，综合分析，不难得出正确的结论。

九、治疗

急性梗阻性化脓性胆管炎是一个紧急的病症，严重威胁患者生命，及时解除胆管梗阻是救治急性梗阻性化脓性胆管炎患者的关键。

（一）非手术治疗

非手术治疗既是治疗手段，也是为手术治疗做准备。部分患者经上述紧急处理后，若病情趋于稳定，生命体征保持平稳，可于度过急性期之后，再择期施行手术。但当有胆管梗阻、胆管内积脓时，非手术治疗多不能达到预期的效果，延长非手术治疗的时间，反而加重感染及休克对全身的不良影响，若经过紧急处理，病情未能稳定，则应积极地进行急诊手术。非手术治疗应控制在 6 小时之内。

1. 非手术治疗

疾病早期，在严密观察下可实行非手术治疗，包括以下几方面：

（1）监测生命体征、吸氧、降温、禁饮食、止痛、解痉。

（2）补充血容量，改善组织灌注，预防急性肾功能不全等脏器功能障碍，必要时应用血管活性药物，常用药物多巴胺、多巴酚丁胺等。

（3）依据血气分析等化验室检查纠正代谢性酸中毒及水、电解质平衡紊乱。

（4）使用肾上腺皮质激素，抑制全身炎症反应。

（5）抗感染：宜早期、足量应用广谱抗生素及对厌氧菌（特别是类杆菌属）有效的抗生素，如有可能，可依据细菌培养药敏试验选用敏感抗生素。近年来，随着强力有效的抗生素问世和普遍应用，急性梗阻性化脓性胆管炎患者死亡率明显下降，但不可盲目过分依赖抗生素而错过最佳的手术时机。

（6）全身营养支持治疗，静脉内给予维生素 K_1。

2. 经内镜鼻胆管引流术（ENBD）　通过十二指肠镜经十二指肠乳头于胆管内置入导管，如可跨越胆管梗阻平面，即可有效引流梗阻近段胆管内高压感染的胆汁，达到胆管减压目的，部分患者可避免急诊手术。鼻胆管引流术一般只适用于胆管下端的梗阻，在高位的胆管阻塞时，引流常难以达到目的，如经 ENBD 治疗，病情无改善，应及时改行手术治疗。

（二）手术治疗

1. 手术原则　积极做好术前准备，紧急手术、解除胆管梗阻、通畅引流。手术力求简单、有效，选择有利的时机施行才能达到目的，如果已出现严重的并发症，则单纯的引流胆管不能达到目的，治疗的策略上又需要做相应的改变。

2. 手术方式　通常采用胆总管切开减压、T 管引流。手术时必须注意解除引流口以上的胆管梗阻或狭窄，胆管引流管的一臂必须放置于最高梗阻平面的上方，手术才能达到目的，在梗阻远端的引流是无效的，病情不能得到缓解。如病情条件允许，还可切除炎症的胆囊，待患者度过危险期后，再彻底解决胆管内的病变。禁忌手术中的造影、加压冲洗和反复搔刮，甚至对于胆总管下端结石引起的梗阻，如手术中患者情况不允许，不必强行取石，可待术后 6～8 周后，待患者病情稳定经胆管镜取石。多发性肝脓肿是本病严重而常见的并发症，应注意发现和及时处理。胆囊造瘘术因胆囊管细、迂曲，不能有效引流胆管，手术常常无效，应不予采用，所以强调对胆总管的直接减压、引流。

●第五节　原发性硬化性胆管炎

一、概述

原发性硬化性胆管炎（PSC）是一种病因不明的慢性炎症性纤维化疾病，导致胆总管、肝总管和肝内外胆管狭窄和闭塞。胆管病变为均一性或节段性、不规则性，病变可累及整个胆道系统，以肝外胆管病变明显，胆囊一般不受侵犯。临床表现为持续时间不一的胆汁淤积，最终进展为胆汁性肝硬化、门静脉高压症、肝衰竭而死亡。病因至今不明，可能与某些先天性遗传因素，免疫机制，肠源性感染、中毒等因素有关，多种意见认为与自身免疫密切相关，PSC 的等位基因 HLA-B8、DR3 等检出率增加。PSC 常伴炎症性肠病，患者以溃疡性结肠炎最多见，少数伴有纤维性甲状腺炎及后腹膜纤维化等疾病。

二、诊断

（一）临床表现

本病多发生在 25～45 岁，好发于男性，男女之比为（5～2）∶1，起病缓慢。

1. 症状

（1）腹痛：初期部分患者症状可不明显，部分有右上腹痛，而腹绞痛少见。

（2）黄疸：主要是梗阻性黄疸，初期呈间歇性加重，后期表现为进行性持续性黄疸，伴有明显的皮肤瘙痒，有食欲减退、恶心和乏力等。

（3）发热：部分患者可发热，提示继发胆道感染。

（4）体重下降：若短期内体重急剧下降，考虑并发胆管癌。

2. 体征　患者有肝脾肿大，伴有皮肤瘙痒，有食欲减退、恶心和乏力等。黄疸初期呈间歇性加重，后期表现为进行性持续性黄疸，可有门静脉高压、肝硬化所致的腹水，部分因脾大可伴有慢性溶血性贫血。

（二）辅助检查

1. 实验室检查　血清 AKP 在疾病早期开始升高，可达正常人的 3～5 倍、中晚期可高达 20 倍。血常规可有嗜酸性粒细胞升高。部分血清总胆红素，直接胆红素轻至中度升高，GGT、AST、ALT 升高，SGPT 轻度升高。部分患者血清免疫学检查抗线粒体抗体（AMA）阴性，而抗平滑肌抗体（ASMA）、抗核抗体（ANA）可阳性。

2. 影像学检查

（1）内镜逆行胰胆管造影（ERCP）：有重要诊断价值，常作为首选，可显示病变范围、部位、性质，必要时行相关的内镜下治疗。其表现为胆管呈多发性、弥漫性狭窄与局部的扩张，扩张可呈串珠样或不规则样，肝外胆管和肝内胆管狭窄可单独出现，也可同时受累。在PSC病程中可并有胆石症或胆管癌，诊断时要注意。

（2）经皮经肝胆管造影（PTC）：肝内胆管明显扩张者可经皮经肝胆管造影（PTC）检查。可表现为胆管硬化，胆管走向强直，管壁僵硬，胆管周围纤维组织使肝内小分支扭曲、聚拢等，可有胆管多发节段性狭窄，狭窄段一般为环形，边缘光滑，较局限，两狭窄段间可见囊状扩张，肝内常为节段性狭窄与扩张相同。

（3）磁共振胰胆管造影（MRCP）：胆管造影见肝内外胆管多灶性狭窄，常呈弥漫性的、间隔的扩张与狭窄，有串珠样征象。可清楚地显出异常的胆管支和中央狭窄以外稍扩张的周边胆管支，对诊断有特异性。因 ERCP 可有严重的并发症如胆管炎、胰腺炎、穿孔或出血，MRCP 优点为可清楚显示胆管基部到梗阻的区域，且无创伤性；MRCP 是诊断早期无症状、无胆汁淤积，或只有中等量的胆汁淤积的原发性硬化性胆管炎的最好方法。

（4）B超：显示肝外胆管和肝内胆管的局灶性扩张，胆管管壁增厚，管腔狭窄甚至闭塞。

（5）CT：可见肝内、外胆管是否扩张，若见肝内实性占位病变应考虑是否并有胆管癌等。可注意肝外胆管的结节状改变、肝内外胆管的狭窄与扩张，以及肝内胆管的枯枝样改变；还可判断肝外胆管壁增厚和胆管壁密度增高，可提示胆管造影不能分辨的硬化性肝管炎的胆管外并发症。

（三）病理改变

病变大多累及包括胆囊在内的胆道系统，少数于肝外胆道系统，以肝管汇合部受累严重，胆总管呈硬索状，病理变化为黏膜下层与浆膜下层的炎症和纤维化，使胆管壁增厚、硬化及管腔狭窄；肝内胆管受累时，可出现胆管周围炎症和纤维化、门静脉炎症和门静脉周围纤维化，可见小叶中心性胆汁淤积及肝细胞界板部分破坏，后期可发生胆汁性肝硬化和门静脉高压症。

（四）诊断依据

关于PSC，目前尚无统一的诊断标准。诊断主要有：①原发病：注意原发病如溃疡性结肠炎、系统性硬化症等；②临床：黄疸、肝区不适及皮肤瘙痒；③实验室检查：AKP 升高或同时 GGT 升高，轻到中度的 SGPT 升高；④影像学检查：ERCP 显示胆管呈不规则、弥漫性狭窄及串珠样改变；⑤B超或 CT 检查：除外肝内占位病变。有上述症状、体征及实验室检查，加之典型的 ERCP 表现可诊断。目前 PSC 的诊断也有参考 Mayer 诊断标准修改的，即：①胆管造影显示胆管系统有明显狭窄，典型者呈枯枝状；②手术探查发现病变胆管呈纤维性狭窄，管壁增厚，管腔缩小，病变长度在 2～3 cm 以上；③无胆道结石存在；④既往无胆道手术史；⑤病理学检查证实胆管壁纤维化，并排除原发性胆汁性肝硬化；⑥病理组织学检查排除胆管癌；⑦无继发性硬化性胆管炎证据。PSC 诊断也有参考美国胃肠病学会于

2002 年公布的原发性硬化性胆管炎诊疗指南内容的，其指出本病的诊断主要依据患者的临床表现，有关实验室检查及影像学检查，如 ERCP、MRCP 及有关病理学检查进行判断。主要为：①有炎症性肠病史，尤其是溃疡性结肠炎病史；②血清碱性磷酸酶（ALP）高于正常值上限的 2 倍以上，连续 6 个月；③核周型抗中性粒细胞胞质抗体（pANCA）呈阳性，抗核抗体（ANA）及平滑肌抗体（SMA）呈低滴度；④行 ERCP 或 MRCP 示肝内外胆管有多发性狭窄，呈"串珠样"或"枯树枝样"；⑤肝活检有胆道闭塞，胆管周围纤维化，胆汁性肝硬化的改变。

三、鉴别诊断

（一）原发性胆汁性肝硬化

女性多见，黄疸有波动性，伴皮肤瘙痒，肝脾肿大，血清免疫学检查时抗线粒体抗体（AMA）阳性，免疫球蛋白增高。

（二）继发性硬化性胆管炎

有胆管疾病反复发作或胆道手术史，胆管狭窄部分较短，多呈环状，黏膜上皮有明显损伤，可有糜烂、溃疡及肉芽肿，多伴有结石。而 PSC 胆管狭窄部分较长，病变于黏膜下层。

（三）胆管癌

患者黄疸快速加重，病情恶化，腹痛加重，胆管造影见胆管突然明显扩张，狭窄进行性加重，影像学检查 B 超或 CT 见肝内占位性病变。

四、治疗

对于 PSC 的病情进展目前尚无很好的治疗方法，而目前对其症状的缓解及并发症进行治疗方面，主要采取药物治疗、内镜治疗及外科治疗，本病内科药物治疗，目的是减轻黄疸、控制感染和保护肝脏，有显著胆道梗阻者可行手术或内镜诊疗。

（一）药物治疗

可用熊去氧胆酸、糖皮质激素、抗炎制剂、免疫抑制剂和抗纤维化制剂，摄取高蛋白、低脂肪饮食，补充维生素 A、维生素 D、维生素 E 等，合并胆道感染者，给予抗生素治疗。

1. 对并发症进行治疗

（1）瘙痒：高温或高脂饮食可加重症状，机理尚不明，多用考来烯胺治疗，对不能耐受本药者，可应用盐酸降脂树脂。

（2）骨病：PSC 患者的代谢性骨病多为骨质疏松，可用熊去氧胆酸、钙剂等治疗。

（3）维生素缺乏与脂肪泻：PSC 晚期患者，多有维生素 A 及维生素 D、维生素 E 的缺乏，应行脂溶性维生素检查，若缺乏可及时补充。

（4）胆管炎：可应用广谱抗生素治疗，但未必能阻止 PSC 的发展。

（5）胆管癌：为 PSC 最严重的并发症，其预后差，患者即使接受手术或肝移植，亦不理想，对于狭窄的胆管可行内镜处理，全身系统性化疗等。

2. 常用药物治疗

（1）熊去氧胆酸（UDCA）：是亲水性胆汁酸，可使血清中胆汁酸的浓度增加，促进胆汁和尿中胆汁酸排泄，增加胆汁的流量。参考剂量为每天 13～15 mg/kg，停药后可能复发，需长期治疗。

（2）免疫抑制剂与抗炎药物：免疫抑制剂常用硫唑嘌呤、环孢素、甲氨蝶呤等，抗炎药物常用糖皮质激素。

（3）他克莫司：他克莫司是一种大环内酯类抗生素，在移植患者中有免疫抑制作用，通过 FKBP12 抑制细胞因子的转录来起作用，但治疗剂量及不良反应仍在探讨中。

熊去氧胆酸、免疫抑制剂与抗炎药物为目前治疗的常用药物，联合应用效果相对较好。

（二）外科治疗

外科手术治疗适用于肝外胆管的节段性狭窄及对并发症的处理，如反复胆道感染、胆管结石，持续梗阻性黄疸等。

常用手术方式为：①胆总管探查；②胆管狭窄者可切除，狭窄以上扩张胆管与空肠行 Roux-en-Y 吻合或间置空肠吻合术，可置 T 型管或 U 型管；③或用气囊导管扩张胆管缓解胆道梗阻，以控制胆道感染。目前手术治疗局限于肝外或肝门部病变为主的病例，但未能阻止原发性硬化性胆管炎的自然病程发展。

原位肝移植有持续性黄疸并胆汁性肝硬化或属于弥漫型原发性硬化性胆管炎患者，不能用上述手术方法纠正者，应用肝移植可能有长时间治愈的希望。

由于肝移植所需的供体来源不足，手术费用昂贵，使其难以深入广泛地开展。

（三）内镜治疗

内镜诊疗对于 PSC 的诊断及治疗有重要意义，常用内镜治疗方法有内镜下行逆行性胰胆管造影（ERCP），行乳头括约肌切开术，胆管狭窄的内镜下扩张，可用气囊扩张，放置内支架，行鼻胆管引流术、胆道灌洗等。内镜治疗可减轻胆汁的淤积及瘙痒症。

●第六节　胆囊结石

一、概述

胆囊结石病是指原发于胆囊内的结石所引起的各种胆囊病理改变。胆囊结石主要是胆固醇结石，其次为混合结石和黑结石。多年来对胆囊结石的研究多集中在胆石的成分方面，对胆石的形成机制仍缺乏清楚的了解。近年对胆石的病因和形成机制研究取得了一些进展，但距离防止结石形成和结石溶解的目标仍很远。胆囊结石在我国胆石症中发病率最高，成年女性患者多见，男女之比约为 1∶3。

二、病因及发病机制

（一）相关因素

病因研究和流行病学调查表明胆囊结石的发生与以下因素有关。

1. 年龄　青少年少见，成年人胆石症发病率随年龄增长而增长，高发年龄为 50～59 岁。

2. 性别　胆囊结石发病以女性为多，男女发病之比约为 1∶2.57。

3. 饮食　动物脂肪、蛋白质和精细碳水化合物摄入的增加，纤维素食物摄入的减少，均可使胆囊结石的发病率升高。

4. 肥胖　研究表明，肥胖者胆汁酸池较小，胆囊胆汁胆固醇常呈过饱和状态，容易析出形成结石。有研究发现，体重、性别和身高相同者的平均体重×100，高出 20％以上的人群，其患胆囊结石病的危险性比高 10％以下者增加近两倍。

5. 经产次数　经产次数多者胆石症的发病率明显高于未经产妇女。

6. 药物　关于药物与胆石形成的关系仍有争论。有文献报道，某些药物可促进胆石形成，如噻嗪类利尿剂、雌激素、氯贝丁酯及口服避孕药等。但也有研究认为，口服避孕药对胆囊功能无影响，与胆石的形成无明显关系。

7. 疾病　胆结石病与许多内科疾病有关，如镰状细胞贫血、地中海贫血、糖尿病及肝硬化等。一些学者对肝硬化与胆石症的关系进行了研究，发现肝硬化并发胆结石病比无肝硬化者高 1～4 倍，肝硬化者胆色素结石占 64.52％。

8. 胆囊收缩功能异常　多数学者研究结果表明胆囊结石的形成与胆囊动力学障碍有关。胆囊收缩功能减退是结石形成的重要因素。Festi 发现胆囊结石患者在空腹状态下的体积和进食脂肪餐后的残余体积均较正常者为大，胆囊排空减慢，胆囊收缩功能下降。此外，迷走神经切断术后患者，全胃肠外营养患者及老年人也存在胆囊收缩功能减退，易患胆囊结石。

（二）胆石形成机制

关键是生理情况下呈溶解状态的胆固醇和葡糖醛酸双酯胆红素不能在胆汁中保持溶解状态而析出沉淀形成结石。胆固醇结石形成机制有：

1. 胆汁中胆固醇过饱和　胆固醇分子具有疏水性，只有与胆汁酸、卵磷脂共同形成微胶粒时，才能在胆汁中保持溶解状态。若胆固醇分子呈过饱和状态，超出了胆汁酸和卵磷脂的溶存能力，则易析出形成结石。

2. 胆汁中促、抗成核因子在胆石形成中的作用　人们在研究中发现，人类肝胆汁的胆固醇饱和度要比胆囊胆汁高得多，而胆固醇结石极少在肝胆管内形成；40％～80％正常人的胆囊胆汁是胆固醇过饱和胆汁，却也未形成结石。近年研究发现胆汁中存在着促成核因子和抗成核因子，二者组成了调节胆固醇成核的动力体系。正常人胆汁这两种因子处于平衡状态，而胆固醇结石患者的胆汁，成核因子则处于优势。

（1）促成核因子：现已证实黏蛋白、糖蛋白、免疫球蛋白、胆红素、Ca^{2+} 小分子多肽等具有促进胆固醇结石形成的能力。

（2）抗成核因子：1984 年，Holgbach 发现由胆汁中蛋白介导的抑制成核效应，即正常人胆囊胆汁中存在小分子量蛋白质，可抑制模拟过饱和胆汁胆固醇单水结晶（CMC）形成。后来证实这类小分子量蛋白质是载脂蛋白 A_1、A_2，它们能延长模拟过饱和胆汁的成核时间。近年又先后发现 58KD、63KD、16KD、74KD 和 28KD 糖蛋白也有抗成核活性。但有关抗成核因子研究的文献报道较少。

三、临床表现

（一）症状

胆囊结石的症状取决于结石的大小和部位以及有无梗阻、炎症和胆囊的功能。部分胆囊结石患者终身无任何症状，即"隐性结石"，常在体检时经 B 超发现。有症状的胆囊结石常表现为中上腹或右上腹不适、厌油腻食物等消化不良症状，常误诊为"胃病"。胆囊结石也可于进食油腻饮食后或睡眠时体位改变，移位梗阻于胆囊管或胆囊壶腹部而引发胆绞痛。较大结石可持续压迫胆囊壶腹部或胆囊颈部，引发"Mirrizzi 综合征"。由于胆囊的收缩，较小的结石有可能通过胆囊管进入胆总管而诱发梗阻性黄疸，甚至胆源性胰腺炎。部分患者结石压迫和炎症可引起胆囊胆道瘘，甚至排入肠道引发肠梗阻。部分结石或可停留在胆管内成为继发性肝外胆管结石。结石亦可长期梗阻胆囊管不发生感染，而仅形成胆囊积液，积液呈无色透明，称为"白胆汁"。

（二）体征

多数无阳性体征。胆囊结石在无感染时，一般无特殊体征或仅有右上腹轻度压痛。但当有急性感染时，可出现中上腹及右上腹压痛，肌紧张有时还可扪及肿大、压痛明显的胆囊，莫菲征常阳性。如同时伴有其他并发症时，可出现相应体征，如高热、寒战和黄疸等。

四、辅助检查

（一）B 超

B 超是最可靠的检查方法。当发现胆囊液性暗区内有强回声信号伴声影，且随体位的改变，而在胆囊内移动时，诊断的准确率可高达 96％以上。但超声诊断的正确率很大程度上取决于检查者的经验。

诊断错误的常见原因有：①含有气体的十二指肠对胆囊的压迹可产生酷似结石的回声并伴有声影。②胆囊或附近淋巴结的钙化、胆囊内积气或稠厚胆汁、胆囊内的沉淀物等，可误认为结石。③胆囊颈部螺旋瓣和胆囊壁生理性折叠，其断面有时呈一强回声突起，甚至可伴有声影。胆囊萎缩，结缔组织增厚，也可产生结石假象。④若胆石很小或胆囊内充满结石或胆囊管内结石，可发生漏诊。

（二）X 线检查

在 X 线平片上，约 20％的胆囊结石因含钙量高，可呈阳性影像。由于结石阳性率低，肝胆区的 X 线平片已不作为临床诊断要求。但 X 线平片可显示肿大的胆囊及炎性肿块的软组织影以及在急性胆囊炎时可见胆囊内及胆囊周围的气体影。此外，一些间接的 X 线征象，往往有助于急性胆囊炎的诊断：①胆囊下方小肠的扩张、充气等反射性肠淤积症；②胆囊区软组织阴影增大；③腹膜的刺激征象，如右侧的腹膜脂肪线模糊或消失、右侧膈肌抬高；④右侧胸膜反应性积液或右下肺叶盘状肺不张等。

（三）其他检查

在十二指肠引流术中所取得的胆汁中发现胆砂或胆固醇结石，也有助于诊断。CT、MRI 和 MRCP 等对诊断胆囊结石均有一定帮助，但价格昂贵，准确率不及 B 超，不宜作为首选检查手段。

五、诊断

胆囊结石病临床症状常不典型。有急性发作病史的胆囊结石，一般根据临床症状体征不难作出诊断，但若无急性发作史，诊断则主要依靠辅助检查。B 超检查能正确诊断胆囊结石，诊断正确率可达 95％。口服胆囊造影有时可显示胆囊内结石，也可观察胆囊收缩功能。

诊断要点如下：①反复发作急性胆囊炎、慢性胆囊炎、胆囊积液或胆绞痛，而皮肤黏膜无黄染或黄疸轻。②反复多年发作胆囊炎而无黄疸，此次发作伴有黄疸，应考虑胆囊结石伴继发性胆总管结石。③B 超发现胆囊内有结石，胆囊肿大、积液，壁增厚或萎缩；口服胆囊造影证实胆囊内结石。B 超诊断正确率可达 95％以上。

六、鉴别诊断

胆囊结石病并发急性胆囊炎时应注意与以下疾病相鉴别。

（一）胃、十二指肠溃疡穿孔

患者多有溃疡病史。腹痛发作突然并很快波及全腹。腹壁呈板状强直；腹腔内有游离气体。较小的十二指肠溃疡穿孔，或穿孔后很快为网膜所包围，形成一个局限的炎性病灶时，易与急性胆囊炎混淆。

（二）肝脓肿

位于肝右前叶下方的脓肿，临床上表现有发热、腹痛、右上腹部肿块，可误诊为急性胆囊炎。

（三）急性阑尾炎

高位急性阑尾炎的临床表现与急性胆囊炎相似，二者的鉴别在于详细地分析病史及症状。急性胆囊炎多有胆道疾患病史。

（四）急性胰腺炎

急性胰腺炎常并发于急性胆囊炎及胆管炎，需及时加以识别，合理处理。急性胰腺炎呈持续性疼痛，范围较广泛并偏向腹部左侧，压痛范围也较广泛，血、尿淀粉酶一般均升高。

七、治疗

（一）手术治疗

当患者高龄和严重心、肺功能不全以及体弱不能耐受胆囊切除术的情况下，可施行胆囊造瘘术治疗急性结石性胆囊炎，其余患者行胆囊切除术是主要的治疗方式。对于有症状的胆囊结石，需及时行胆囊切除术，并适当地处理胆囊外并发症。在90%左右的患者中可收到良好的远期效果。在一般情况下，胆囊切除术的难度并不大，但此手术有一定潜在的危险性，"容易的胆囊切除"和"无经验的外科医生"构成了一个危险组合。第一肝门处血管和肝外胆道常有各种不可预测的解剖学变异，过小的手术切口，常需强力牵引，改变了肝外胆管、血管的正常解剖关系，可能导致严重的后果。在有急性或慢性炎症改变时，局部的炎症、水肿、纤维性粘连、肿大的胆囊淋巴结、嵌顿于胆囊颈部的巨大结石、长期梗阻所致的胆囊管改变等解剖及病理上的因素均增加手术难度。因此术中要有良好的腹肌松弛和充分的手术野显露，以便能够从容不迫地处理意外情况。在合并肝硬化门静脉高压或门静脉栓塞的患者，胆囊切除术有时是非常危险的，胆囊及胆管周围常满布异常扩张的侧支循环血管，使手术无法进行或会发生大量难以控制的出血。

对于无症状的胆囊结石，一般不需立即行胆囊切除。下列情况宜采用手术治疗：①胆囊结石逐渐增大至 2 cm 以上；②胆囊结石多发且直径小于 0.5 cm，部分小颗粒结石易滑入胆总管，引起胆管炎或胰腺炎；③胆囊壁钙化或胆囊壁明显增厚；④伴发胆管炎或胰腺炎；⑤结石充满胆囊，胆囊已无功能；⑥合并糖尿病及心、肺功能障碍患者。

部分学者认为，远离治疗中心和长期旅行的无症状的胆囊结石患者亦宜行胆囊切除术。行胆囊切除术时，如发现如下情况，应同时行胆总管探查术：①术前高度怀疑或已证实存在胆总管结石，有梗阻性黄疸的临床表现或病史，反复发作胆绞痛、胆管炎；有胰腺炎病史；术中胆道造影证实有结石、胆道梗阻、胆管扩张。②术中扪及胆总管内有结石、蛔虫或肿块；发现有胰腺炎表现。③胆管穿刺抽出脓性、血性胆汁或泥沙样胆色素颗粒。

下列情况应行胆道造影，明确胆道状况，决定是否进一步手术方式：①发现胆总管扩张（直径 1.2 cm 以上），管壁明显增厚。②胆囊结石小，可进入胆总管。③胆囊内见脓性、血性胆汁或泥沙样胆色素颗粒。

近年来，腹腔镜胆囊切除术已广泛开展，它的适应证在逐渐扩大，绝对禁忌证和相对禁忌证逐渐缩小，使一些原来不能进行的手术成为可能。尽管如此，也应该清楚地认识到，腹腔镜手术适应证的不断扩大并不代表腹腔镜手术无所不能，如在术中发现大出血、解剖不清、腹腔内严重粘连和高度怀疑恶性肿瘤者，应及时中转开腹。中转开腹并不表示腹腔镜手术医师的无能，而应视为明智的选择。

（二）溶石治疗

1972 年，首先应用鹅脱氧胆酸成功地使 4 例胆囊胆固醇结石溶解消失，但此药有肝毒性，反应大，服药时间长，价格昂贵，而且停药后易复发，对于老年患者合并严重心血管疾病无法耐受手术者方可考虑应用。目前，溶石治疗的药物主要是鹅脱氧胆酸和熊去氧胆酸。

治疗适应证：①胆囊结石直径在 2 cm 以下；②胆囊结石为含钙少的 X 线能透过的结石；③口服胆囊造影片上能证明胆囊有功能；④患者的肝脏功能正常；⑤无明显的慢性腹泻史。

治疗剂量为每天 15 mg/kg，疗程为 6～24 个月，溶解结石的有效率一般为 10%～30%。治疗期间每半年复查 1 次以了解结石溶解情况。

8

血管外科

●第一节　血管及淋巴管疾病技术操作规范

一、动脉疾病

（一）Fogarty 球囊导管取栓术

1. 适应证　急性主动脉骑跨栓塞、急性肢体主动脉栓塞。

2. 禁忌证　患肢已出现不可逆的组织坏死；腘动脉或肱动脉（静脉）远端支血栓栓塞，不宜手术取栓；心肺、肝肾功能不全，全身情况不能耐受手术者。

3. 操作方法及步骤

髂股动脉栓塞：

（1）麻醉：硬膜外麻醉、腰麻、局部麻醉。

（2）切口：患侧股上内侧纵行或"一"字形皮肤切口，切开深筋膜。

（3）80 cm 长的 Fogarty 囊导管，管径 2F～7F 数根。远端装置一小乳胶橡皮囊并有一小孔与导管相通，可从导管末端注入少许液体使囊袋充盈。

（4）腹股沟切口显露股总、股浅、股深动脉，分别绕过橡皮带，先中等度收紧但不完全阻断血流。

（5）在股总动脉上做一长 1～1.5 cm 的纵切口，将 F3～F4 Fogarty 管插入股浅动脉或股深动脉，导管尽量插向远端，然后一手按管壁标明的容量注入生理盐水，另一手在体表按扪导管并逐渐拉出导管。栓子即能从动脉切开处取出。也可插入近端取除髂动脉栓子。取栓后近端动脉出现喷血，远端涌血良好提示血栓取尽。取栓次数每端-侧以 3～5 次为宜，过多对血管内膜损伤较大。Fogarty 导管不可能进入每一个动脉分支，因此取栓后若在远侧动脉内注入 5 万～6 万单位尿激酶，阻断 10 min，效果可能更好。连续缝合关闭动脉切口，彻底止血，不放引流管。

（6）经腘动脉取栓术：经股动脉取栓后，应有血流自远端涌出。如流出不畅或经 X 线动脉造影怀疑远端有栓子残存时可经腘动脉取栓。膝关节内侧切口，显露腘动脉及其分叉，分别绕过橡皮带，切开脂动脉插入 2F～3F Fogarty 管，插至远端后注入少许生理盐水并向上拉出，如有血栓可在切口处取出。

（7）经双侧股动脉腹主动脉分叉处血栓取出术：如栓子嵌塞在腹主动脉分叉处，则需经双侧股动脉取栓。双侧腹股沟切口，显露双侧股总动脉，游离 5～6 cm，每侧分别绕过两道橡皮带。先用无损伤阻断钳阻断右侧股动脉，收紧左侧股动脉的两根橡皮带，在两道之间切 1～1.5 cm 小口，向上插入 5～6F Fogarty 管，至分叉以上水平，导管囊内注水后慢慢拉出，取出白色血栓头，近端喷血良好。用同样方法取出对侧栓子。直至两侧股动脉搏动恢复。

（8）修补动脉切口：通过逐一放开阻断钳，确定无残留栓子、新鲜血块后，肝素生理盐水冲洗切口部位动脉壁，按血管吻合技术要求修复股动脉切口。逐层缝合关闭切口。

4. 注意事项

Fogarty 球囊导管取栓术术后做如下处理：

（1）全身应用抗生素预防感染。

（2）手术后第 1 天起继续抗凝治疗，给予肝素皮下注射，肝素用量以使用试管法测定的凝血时间维持在 15～20 min 为宜。

（3）密切观察切口有无出血。如有渗血应妥善处理。

（4）观察肢体血供情况，必要时进行多普勒 B 超检查或动脉造影了解血管通畅情况。

（5）导管戳破动脉引起出血，因此插管不能用力过猛。

（6）充盈过大的囊拉出时会损伤动脉内膜，或使粥样斑块脱落再次形成栓子，因此管径选择要适当，囊不能充盈过大。

（7）导管在拖出时断裂而残留，或囊与导管分离，使囊壁残留在血管内，因此导管在使用前必须仔细检查，一般应一次性使用。

（二）腹主动脉及髂动脉内膜剥脱术

1. 适应证　用于动脉狭窄相对局限，即限于腹主动脉肾下段、腹主动脉分叉、髂总动脉、髂内动脉。而髂外动脉基本完好者。动脉壁有钙化者也可行此手术。

2. 禁忌证　长段的动脉粥样硬化性狭窄或闭塞；病变段腹主动脉有局限性扩张或宿样改变者不宜行内膜剥脱术。

3. 操作方法及步骤

（1）麻醉：气管插管全身麻醉。平卧位。切口根据术前确定的动脉闭塞段部位选择进路。

（2）显露及解剖：游离腹主动脉及两侧髂总动脉、髂外动脉及髂内动脉，以超过病变范围 2～3 cm 为准，同时游离出腹主动脉和相应平面的腰动脉并加以控制。

（3）切开动脉壁：分别用血管阻断钳控制腹主动脉及双侧髂内、外动脉后沿病变血管前壁切开进入血管腔内。切口应超过病变范围以便清楚显露拟留下的内膜。对维持男子性功能有重要作用的交感神经丛位于腹主动脉分叉部左侧，应加以保护。为此，避免血管做"人"

字形切口。

（4）剥离内膜：准确找到动脉内膜下间隙，用内膜剥离器或钝头弯组织剪剥离病变内膜。可自一端开始，或自中部开始剪断，继续向上下方剥离直到病变内膜终止处，此处内膜变薄，与中膜粘连紧密。先在上端将内膜切断，然后检查远端剥离是否足够，确认无误后将其切断。

（5）缝线固定内膜游离缘：用肝素盐水（肝素 5000 U/100 ml）冲洗血管腔，检查远端有无游离飘起的内膜，如有，将其仔细修剪干净。用 6 - 0 prolene 线将内膜边缘与血管壁做间断缝合固定，线结朝外。

（6）动脉缝合或补片修复：用 4 - 0 或 5 - 0 prolene 线连续缝合血管或缝合聚四氟乙烯（PIFE）补片。切口下端缝线拉紧结扎之前，分别瞬时开放远、近端血管阻断钳，以冲出可能残留的碎片或血凝块。结扎完毕后，先开放远端阻断钳，检查有无漏血，必要时，间断补针。再开放近端阻断钳。用盐水纱垫压迫片刻以止住小的漏血。

（7）关闭切口：按层缝合切口，视渗血情况决定放置引流管或负压引流装置。

4. 注意事项

（1）游离动脉段时，宜保留外膜。除阻断部位外，后壁不要游离。

（2）正确掌握内膜剥离层面，剥离后血管腔面光滑完整。

（3）远端内膜游离缘必须做固定缝合，应取双针缝线由内向外缝合，在动脉腔外打结，双针针距不可过宽。

（4）缝合动脉口前，应清除碎屑，暂时开放两侧阻断钳，排出血块与空气。直接缝合可能造成管腔狭窄的，应用人工血管或自体静脉补片修复。切口缝合后应检查血流通畅情况。

（5）患者多属老年，术后应严密监测生命体征，保持好心脏功能和适当的循环血容量。注意观察有无内出血。

（6）注意观察下肢血运情况，及时发现内膜剥离段动脉内血栓形成或内膜碎片或凝血块造成的下肢动脉栓塞，并予以相应处理。

（7）术后低分子量肝素抗凝。

（三）腹主动脉-髂、股动脉旁路术

1. 适应证　远端腹主动脉（包括主动脉分叉）和一侧或两侧髂-股动脉严重狭窄或闭塞范围较广，内膜剥脱难以达到治疗目的者。

2. 禁忌证　有严重心肺、肝肾等脏器功能不全者；或存在局部或全身感染不宜经腹行大血管手术者。

3. 术方法及步骤

（1）麻醉：气管插管全身麻醉。平卧位。

（2）切口：从剑突到耻骨联合的正中大切口，用于显露腹主动脉及髂动脉。另加做双侧大腿上内侧纵切口，用于显露股动脉，上端超过腹股沟韧带 1 cm，必要时还可向外上方延长；下端应超过股动脉分叉处。

（3）显露及探查腹主动脉：进入腹腔后，将用盐水纱垫包裹小肠拉向右侧，切断屈氏韧带，将十二指肠牵向右上方。在肠系膜根部左侧沿腹主动脉切开后腹膜，显露腹主动脉及其分叉部。检查腹主动脉硬化病变情况，选择适宜做近端吻合口的位置，并将该平面的腹主动脉游离直至可以阻断血流，以备吻合。在腹股沟部股动脉处做纵切口，显露股总、股浅和股深动静脉，并用塑胶带控制血流备用。病变位置很高，向上继续游离直到左肾静脉，偶尔不得不切断左肾静脉。紧贴汇入下腔静脉处切断左肾静脉，一般不会引起严重回流障碍。中线偏左侧有肠系膜下静脉向上行走，将其牵向左方。狭窄部近段腹主动脉相对正常，血管壁柔软，可做人造血管主动脉端-侧吻合者，不必做主动脉全周径游离。但如该段主动脉仍有明显增厚内膜造成管腔狭窄，则宜将其切断后行端-端吻合术。为此需切断 1 或 2 对腰动脉。将 2～3 cm 一段主动脉行全周径游离。

（4）人造血管预凝处理：无论采用编织的还是纺织的人造血管，都需做预凝处理，以封闭纤维间的孔隙不使满血，并在腔内壁形成一层光滑的纤维蛋白衬里，减少血栓形成的机会。首先选好口径与腹主动脉相同或略细的人字形人造血管，将两个细臂末端夹闭，置于弯盘内。在全身肝素化之前从腹主动脉或下腔静脉抽出 100 ml 血液，吸入洗疮器或注射器中血液缓缓注入人造血管进行预凝处理，然后放出血液并用肝素生理盐水反复冲洗，去除管腔中的凝血块后备用。

（5）建立隧道：拟架桥到股动脉者，需建立隧道。先将横跨髂动脉的输尿管从后方分开，术者手指紧贴髂总及髂外动脉前壁钝性向远端分离。另一手指从大腿根部紧贴股动脉前壁向上分离，直到两手指会师。用大弯钳自下而上穿过隧道，放一乳胶管引过隧道备用。

（6）按 100 U/kg 剂量静脉注入肝素，再次检查人造血管腔内有无凝血块或纤维蛋白碎块，如有，可用钳取出并用肝素液冲净。

（7）近端吻合口：做端-侧吻合（端-端吻合）者，分别用阻断钳控制拟吻合处的上下两端，下端的钳应呈斜行以便同时阻断腰动脉。在两钳间将腹主动脉前壁剪去一块使成一椭圆形孔。把人造血管粗臂端剪成斜面，用 3 - 0 或 4 - 0 双针 prolene 线吻合。缝合从斜面根部即远端开始，先缝一针打结。然后从一侧做连续缝合直到斜面尖端即向心端。再以同法缝另一侧，到尖端后两线打结。注意缝合腹主动脉时应从内膜进针，外膜出针，否则有造成内膜剥离的可能。

（8）远端吻合口：选择好吻合部位，以血管壁较少受累处。向股动脉架桥应尽量做到股动脉分叉处，使从切口能清楚地看到股深动脉开口，必要时可加做该处内膜剥脱，或将切口延长到股深动脉开口以保证有足够血流量。吻合方法与近端端-侧吻合相同。只是斜面朝向相反，用 5 - 0 prolene 线。吻合口最后一针打结之前，用血管钳紧靠分叉处夹住人造血管另一臂，间断松开近端吻合口下方的阻断钳，血流即从吻合处缺口喷涌，将可能存在的血凝块冲出。同样目的短暂松开远端阻断钳。确认无凝血块后，缝线打结完成吻合，同时移除上述阻断钳，恢复该肢体血流。同样方法完成对侧的远端吻合。

（9）关闭切口：彻底止血后，缝合后腹膜切口，将人造血管全部覆盖。回纳肠管，正确放置引流管，逐层缝合切口。

4. 注意事项

（1）人工血管长度适当，不应过长或过短，不应有扭曲成角。

（2）缝合技术正确，全层缝合，无渗漏，无内膜掀起。

（3）完全吻合前排除动脉和人工血管腔内的气体及血块。

（4）动脉阻断钳宜前后向错夹，有益于减少夹碎动脉粥样斑块的可能性。

（5）腹主动脉-髂动脉架桥术及腹主动脉-股动脉架桥术术后处理：①加强监护，维持好循环系统功能；②注意观察有无内出血和酸中毒并给予相应处理；③术前有高凝状态者，手术后可每天再给肝素 100 U/kg，共 2 天；④每天输注 500 ml 葡萄糖酐- 40 葡萄糖注射液，共 7～10 天；⑤术后不用促凝血药。

（四）腰交感神经节切除术

1. 适应证　下肢血栓闭塞不适宜行动脉重建术者；下肢动脉痉挛性疾患；经腰交感神经阻滞，临床症状一时性改善明显或消失者。

2. 禁忌证　上述疾病临床症状轻，可采用非手术疗法；经腰交感神经阻滞，症状无明显改善者；全身情况差，不能耐受手术。

3. 操作方法及步骤

（1）麻醉和体位：全身麻醉或硬脊膜外麻醉。取仰卧位，手术侧腰部垫以沙袋，使身体倾斜与手术台面呈 30°角。

（2）切口：同侧腰背部纵切口，自肢后线肋缘下起，向下前行，止于髂前上棘平面的稍下方。或侧腹部斜切口，由腋中线肋下缘起，沿腹外斜肌方向，切达腹直肌外缘。

（3）腹膜后分离：切开皮肤、皮下组织及腹横筋膜，腹膜后脂肪层钝性推开至中线。

（4）显露腰交感神经节：以深部腹膜牵开器随腹膜囊连同腹腔内容物，用手指轻轻剥离推向内侧，找到腰方肌和腰大肌内缘，在腹膜外将输尿管随腹膜推开。沿腰大肌内缘，右侧手术时可找到下腔静脉，左侧者找到腹主动脉。右侧者在腰大肌内缘与下腔静脉的间隙内，左侧者在腰大肌内缘与腹主动脉的间隙内，做钝性剥高，小心不要损伤腰动、静脉，在有脂肪组织内找出交感神经干，沿交感干上、下找出交感神经节。

（5）切除腰交感神经节：游离腰交感神经干和神经节后，切除第 2、3、4 交感神经节及神经干，截端置钛夹。

（6）关闭切口：切除标本经病理证实为腰交感神经节，彻底止血后，分层缝合各层肌肉、筋膜、皮下脂肪和皮肤。

4. 注意事项

（1）解剖时应避免撕裂腹膜，如发生应予修复。

（2）避免损伤腰静脉，如损伤应仔细止血。

（3）防止损伤输尿管，或误将生殖股神经作为腰交感神经。

（4）第 4 腰交感神经节可以不切除；第 1 腰交感神经节与性功能有关，不能切除。

（5）腰交感神经节及节间神经干数量可有变异，切除时要仔细辨认，以免残留。

（6）手术后应注意肠蠕动情况，如有蠕动差和腹胀时，应行胃肠减压。

二、静脉疾病

（一）大隐静脉高位结扎＋剥离术

1. 适应证　下肢浅静脉曲张明显，伴有小腿胀痛和肿胀，色素沉着，慢性复发性溃疡。大隐静脉及交通支瓣膜功能不全者。既往无深静脉血栓形成病史，且深静脉瓣膜功能良好者。

2. 禁忌证　年老体弱，有心肺、肝肾等重要器官的疾病，手术不能耐受力者，深静脉有阻塞者；并发有急性静脉炎或全身化脓性感染。

3. 操作方法及步骤

（1）麻醉、体位：腰麻或硬膜外麻醉，取仰卧位。

（2）切口：在患肢腹股沟韧带下股动脉搏动内侧一横指处作斜行切口或纵向切口，长约 4 cm。

（3）分离大隐静脉：切开皮肤，皮下组织，在股动脉内侧切开浅筋膜，显露卵圆窝，找到大隐静脉，将其向上游离，并不强求将旋髂浅、腹壁浅、阴部外浅、股外侧和股内侧静脉等分支一一结扎、切断。

（4）结扎大隐静脉：游离大隐静脉后，仔细辨认大隐静脉与股静脉的连接处，在距入口 0.5~1.0 cm 处结扎大隐静脉。在结扎线的远端钳夹两把止血钳，在钳间切断静脉，在近端作缝扎。

（5）插入、推进大隐静脉剥离器：自切断的静脉远端向下插入硬式或软式静脉剥离器，沿静脉向下推进。如遇到阻力，表示可能已达静脉曲折部位或已达深静脉交通支的平面，在皮肤外触摸到剥离器金属头后，在相应处的皮肤处作一小切口，显露该处静脉，在剥离器头部的上、下两端结扎血管后切断。

（6）抽出静脉：驱血后将剥离器自卵圆窝切口处顺行缓缓用力拉出，边抽边压迫止血，整条大隐静脉可随之而出。亦可将大隐静脉用相同方式自下部切口逆向拉出。

（7）继续分段切除：以同样方法向下分段抽出曲张的静脉，直至踝部。曲张静脉的主干剥脱后，对仍然显现的粗大分支，采用多而小的切口一一分离、剥脱，或分段皮内缝扎或捆扎处理。

（8）切除瓣膜功能不全的交通支：在抽剥主干或分支过程中，如遇到阻力并见该处皮肤凹陷，常常提示该处有较粗的交通支，应另作小切口，将血管分离后，予以结扎、切断。

（9）缝合：缝合各切口，整个下肢用弹力绷带或弹力袜均匀用力包扎，以防剥脱部位出血。

4. 注意事项

（1）大隐静脉根部的解剖要清楚，以免误伤股静脉及隐神经。

（2）若曲张静脉迂曲明显，不能顺利插入剥离器时，不必勉强一次抽出，可多作小切口，在皮下分段分离、结扎、切除曲张静脉团。而后抽出剩余的大隐静脉干。

（3）如在内踝上有色素沉着、湿疹或溃疡，说明内踝交通支瓣膜功能不全，应在内踝处剥脱大隐静脉、结扎交通支。

（4）避免切口出血及皮下血肿形成。

（5）高位结扎时，残端不要保留过长，避免血栓形成。

（6）对于并发深静脉瓣膜功能不全的患者，还要做深静脉修复或重建手术。

（7）从足部开始，整个下肢用弹力绷带包扎。

（8）患肢抬高，并主动做足部跖屈、背伸活动，促进小腿静脉回流，减少深静脉血栓形成。

（9）术后当日可下床做短时间走动。

（二）下肢深静脉血栓形成取栓术

1. 适应证　病程限于 7 天之内，系统、正规的非手术治疗无效时，肢体肿胀严重可能导致肢体坏死的原发性髂-股静脉血栓形成者。

2. 禁忌证　病程超过 7 天的深静脉血栓形成者；继发性髂-股静脉血栓形成及腓肠肌静脉丛血栓形成者；复发的深静脉血栓形成者；有重要器官功能障碍，不能耐受手术者；患肢或盆腔有感染性疾病的患者。

3. 操作方法及步骤

（1）麻醉方法为腰麻、硬膜外麻醉或全身麻醉。

（2）患者取仰卧位，患腿悬起。充分消毒整条腿、会阴和下腹部，铺无菌巾。

（3）在患肢腹股沟韧带下肢动脉搏动内侧 0.5 cm 处作纵切口。

（4）充分暴露股总、股浅和股深静脉。

（5）按肝素剂量为 0.5～1 mg/kg，静脉注射 5 min 后，在股深、股浅静脉汇合处上方切开股静脉壁。

（6）首先吸除涌出切口部的血栓，然后将 Fogarty 球囊导管导入切口近端，球囊必须超过血栓，一般导入 20～30 cm 即可，充盈水囊向外抽动带出血栓，反复 2～3 次，直至切口近端大量回血为止。注入肝素盐水后，用无创钳阻断股总静脉。

（7）远端可采取腓肠肌群挤压法，直至见到有纤细的血栓尾，再无血栓取出且有鲜血涌出。注入肝素盐水后，无创钳阻断股浅静脉。同法挤压大腿肌群，取出股深静脉血栓。鉴于术中出血可能较多，可采用血液回输装置。

（8）用肝素盐水冲洗切口，用 5-0 prolene 线连续外翻缝合切口，排气后打结。确保静脉通畅，切口无漏血。逐层关闭切口。

（9）术后要抬高患肢，用弹力绷带加压包扎。抗凝治疗。

（10）3 天后经胫后静脉插管造影，如无血栓可拔除导管，包扎弹力绷带或穿弹力袜下床活动。

（11）口服抗凝药 6～12 个月。

4. 注意事项

（1）左下肢深静脉血栓者，要注意左侧髂静脉是否有狭窄或闭塞，如有病变应开腹行髂静脉扩大成形术或人工血管置换术，部分病例可行介入扩张及支架术。

（2）术前安装下腔静脉滤器，避免致命性肺栓塞。

（三）下肢深静脉瓣膜修复术

1975 年 Kistner 首先报道股浅静脉瓣膜修复术治疗原发性下肢深静脉瓣膜关闭不全获得成功。瓣膜修复分腔内修复、腔外修复、血管镜辅助腔外修复和静脉壁修复等多种方法。由于远期疗效欠佳，现开展有减少趋势。

瓣膜腔内修复手术：

1. 适应证　原发性下肢深静脉瓣膜功能不全，股浅静脉第一对瓣膜完整者；经顺行性造影显示深静脉通畅、扩大，呈直管状。逆造影显示有中度或重度逆流者；下肢深静脉血栓形成已完全再通，深静脉瓣膜功能不全，股浅静脉第一对瓣膜完整者。

2. 禁忌证　深静脉堵塞者；血液高凝状态，难以纠正者；全身状况差而不能耐受手术者。

3. 操作方法及步骤

（1）麻醉：腰麻、硬膜外麻醉或全身麻醉。

（2）患者取仰卧位，患肢充分消毒整条腿、会阴和下腹部，铺无菌巾。

（3）在患肢腹股沟韧带下肢动脉搏动内侧 0.5 cm 处作纵切口。切开皮肤、皮下组织及深筋膜，充分暴露股总、股浅和股深静脉，分别套阻断带。

（4）按肝素剂量为 0.5～1 mg/kg，静脉注射 5 min 后，无创钳阻断股总、股深和股浅静脉。

（5）在股深、股浅静脉汇合处，股浅静脉最高一对瓣膜常位于其远端 1～1.5 cm 处，测试证实反流后可行瓣膜修复。在两个瓣叶汇合处的空隙或一个瓣叶的杯状外形正中向近侧切开股浅静脉前壁。

（6）用肝素盐水冲洗瓣膜，使瓣叶漂浮。用 8－0 或 9－0 prolene 线在一个瓣叶的游离缘的一端上方 1 mm 处由静脉壁外进针，再在此端游离缘上缝一针，邻近处出针于静脉壁外，抽紧缝线打结。目的是缩短游离缘，恢复瓣膜处于弧形半挺直状态。同法缝合同一瓣叶游离缘的另一端和第二个瓣叶。

（7）用肝素盐水冲洗切口，用 5－0 无创伤血管缝线连续外翻缝合切口，排气后打结。

（8）确定静脉通畅，静脉壁切口无漏血。指压测试修复后的静脉瓣膜功能。满意后开放各静脉阻断处，恢复血流。严密止血后，切口可内放一引流管，逐层关闭切口。

（9）可不切开静脉利用血管镜引导进行瓣膜修补，此方法可以减少静脉创伤；术中更确切地观察瓣膜，避免盲目地切开静脉；还有利于术中观察疗效。

（10）术后抬高患肢，增加关节活动，利于静脉回流，开展祛聚治疗。静脉用肝素抗凝，0.5～1 mg/kg，间隔 6 小时给药 1 次，白陶土部分凝血活酶时间监测，控制在正常值的 2～3 倍，在 3～7 天后改口服华法林抗凝，凝血酶原时间和活动度监测，同样控制在正常值的 2～3 倍，至少服用 6 个月。

4. 注意事项

（1）如一针不够，可于交会点稍高或游离缘稍远处作第 2 针缝合，使瓣膜进一步缩短。

（2）切开静脉壁时，不要损伤静脉瓣叶和瓣叶附着处。

（3）修补后的瓣叶应处于半挺直状态，不能过松或过紧。

（4）关闭切口前要严格止血，术后切口血肿是导致静脉受压血栓形成的主要原因之一。

（5）术后严格的抗凝和祛聚治疗是预防血栓形成的关键。

（6）单纯修复股浅静脉第一对瓣膜即能取得满意的临床疗效，但仍有约 20% 的患者术后再次出现反流或溃疡复发。此时可修复股浅静脉第二对瓣膜、股浅静脉下段瓣膜甚至腘静脉瓣膜予以纠正。

（四）股浅静脉瓣膜戴戒术

股浅静脉瓣膜戴戒术又称股静脉瓣膜人造血管套袖术。

1. 适应证　与下肢深静脉瓣膜修复术适证相同。

2. 禁忌证　与下肢深静脉瓣膜修复术禁忌证相同。

3. 操作方法及步骤

（1）患者取仰卧位，严格消毒整条腿、会阴和下腹部，铺无菌巾。

（2）在患肢腹股沟韧带下肢动脉搏动内侧 0.5 cm 处做纵切口，切开皮肤、皮下和深筋膜，充分暴露股总、股浅和股深静脉。分别套阻断带。并验证该瓣膜功能不全。

（3）在股深、股浅静脉汇合处找到股浅静脉第一对瓣膜，丝线测量此部位股浅静脉周长。

（4）包裹材料采用深筋膜、PTFE 或 Dacron 人工血管片：包绕股浅静脉第一对瓣膜处静脉管腔，使静脉周长缩小 30%（一般缩小 1/3），消除反流。用无创缝线将包裹物与静脉壁固定。

（5）确保静脉通畅：指压测试修复后的静脉瓣膜功能。满意后逐层关闭切口。

（6）可在血管镜引导下进行：便于术中确切地观察疗效。

（7）术后抬高患肢，距小腿（踝）关节活动。抗凝和祛聚治疗。

4. 注意事项

（1）此术式只适用于静脉瓣膜损害轻微者，如瓣膜过度松弛、瓣叶菲薄或缺如，则疗效不佳。

（2）静脉缩窄过多，可以导致静脉狭窄，甚至血栓形成；静脉缩窄较少，则不能恢复瓣膜功能。

（3）包裹物如采用人工合成材料，材料要柔软，包裹静脉段不宜太长，以避免肢体屈曲时包裹物打折，压迫静脉。

（4）确切固定包裹物，避免其移位或扭曲。

三、血管介入治疗

（一）下腔静脉滤器（IVCF）置入术

1. 适应证

（1）下肢深静脉血血栓形成并发肺动脉栓塞，且对抗凝治疗禁忌证者。

（2）抗凝治疗过程中，肺动脉栓塞仍反复发作或加重者。

（3）抗凝治疗过程中，出现严重并发症，并迫使抗凝治疗中断者。

（4）肺动脉栓塞经手术或介入清除后，下肢深静脉仍残存血栓者。

（5）髂股静脉或下腔静脉内有大量血栓者。

（6）患者既往心肺功能较差者，发生下肢深静脉血栓形成，或伴有肺动脉栓塞的高危人群。

2. 禁忌证

（1）下腔静脉直径大于 35 mm。

（2）慢性下腔静脉血栓，下腔静脉重度狭窄者。

（3）下腔静脉近心端闭塞（如 Budd-Chiari 综合征）。

3. 操作方法及步骤

（1）下腔静脉滤器（IVCF）置入和取出前应详细阅读产品说明书，因不同生产厂家和不同产品操作方法有所不同。

（2）目前常用的下腔静脉滤器（IVCF），分为临时性下腔静脉滤器、永久性下腔静脉滤器、可取出滤器 3 类。

（3）穿刺部位：股静脉或颈静脉，放置血管鞘。

（4）行下腔静脉造影，判断下腔静脉直径及有无下腔静脉血栓，定位肾静脉水平。将带有滤器的导送装置送入下腔静脉合适位置，经股静脉途径者，鞘管头端应在肾静脉下方 0.5 cm 以下，经颈静脉途径者，鞘管头端应在肾静脉以下 6 cm，以免滤器影响肾静脉。如肾静脉开口下方的下腔静脉内有血栓存在，必要时也可将滤器放置在肾静脉开口上方。

（5）后撤外鞘放置滤器：再次行下腔静脉造影，明确滤器位置及下腔静脉血流情况。

（6）撤除滤器导送鞘，破除血管鞘，穿刺部位压迫止血，并加压包扎穿刺部位。

4. 注意事项

（1）患肢超声和（或）血管造影检查了解 DVT 的范围、程度和性质，必要时作增强 CT 和 CTA 检查，以明确肺动脉栓塞情况。

（2）凝血功能和肝肾功能测定：凝血酶原时间（PT）和国际标准化比值（INR）、纤维蛋白原（FIB）、活化部分凝血活酶时间（APTT）、凝血酶时间（TT）、D-二聚体检测（参考值：0～0.256 mg/L）、肝功能、肾功能和血常规检查。

（3）在选择滤器时，应尽量选择临时性或可取出滤器，以降低由于滤器长期置入引起 IVC 阻塞的概率。

（4）尽量将下腔静脉滤器放置在肾静脉下方。

（5）下腔静脉滤器（IVCF）置入后，宜进行抗凝、溶栓、机械性血栓清除等综合性治疗。这一方面可缩短病程、提高治疗成功率，另一方面也可防止或减少 IVC 阻塞的发生。

（二）腹主动脉瘤支架型人工血管腔内隔绝术

1. 适应证　肾动脉下腹主动脉真性或假性动脉瘤，近端瘤颈长度≥15 mm，瘤颈直径<28 mm。对于直管型支架远端瘤颈长度≥10m。

2. 禁忌证

（1）近端瘤颈长度不足 10 mm 和（或）瘤颈直径＞28 mm 者，对于直管型者远端瘤颈不足 15 mm 者。

（2）近侧瘤颈角度过大者（＞60°），但如果同时瘤颈较长者则不为手术禁忌。

（3）副肾动脉开口于瘤腔内，肾脏的 1/3 以上血供来源于该动脉。

（4）肠系膜上动脉严重狭窄或闭塞，小肠血供主要来源于肠系膜下动脉者。

（5）全身感染或双侧腹股沟区感染者。

（6）凝血功能障碍者。

（7）炎性腹主动脉瘤。

（8）马方综合征。

（9）双侧髂总或髂外动脉过度扭曲或严重狭窄，以致导送装置无法通过者。

3. 操作方法及步骤

（1）手术在数字减影 X 线机下进行，全身麻醉。

（2）患者取仰卧位，常规消毒铺巾。在一侧（多为右侧）腹股沟区做 5 cm 长皮肤纵切口，分离出股动脉。穿刺另一侧（多为左侧）股动脉放置动脉鞘，经带刻度猪尾导管行腹主动脉造影，并将此造影导管留在肾动脉水平上方的腹主动脉内。现也有人利用两把血管缝合器技术，避免双腹股沟疝切开，直接穿刺置鞘管。利用美国雅培公司两把血管缝合器（Perclose ProGlide）进行完全血管穿刺技术操作要点：在局部麻醉或全身麻醉下进行。术前行双侧或单侧股总动脉穿刺，放置 6F 鞘管，然后采取同侧斜位进行造影。造影后若满足以下几点即可选择 Perelowe 技术：①穿刺点要位于股总动脉前壁；②无夹层及血肿形成；③距离股总动脉分叉 1 cm 以上；④周围没有明显的狭窄和钙化。将"0.035"的泥鳅导丝置入主动脉，拔除鞘管，18F 以下的输送器预置 1 把 ProGlide，18F 以上的输送器可预置 2 把 ProGlide。预置 2 把缝合器时，分别向对侧旋转 30°左右，这样可使 2 根预置的缝线互相交叉。拔除缝合器前再次置入导丝，预置完成后放入 10F 或 12F 的鞘管预扩张穿刺点。腹主动脉瘤腔内修复完成后，保留导丝在动脉内，缓慢地将输送器拔出，手工压迫腹股沟止血。将术前预置的缝线收紧，并观察穿刺点。若缝合可靠无出血，即可将导丝撤出。若仍有出血，可继续收紧线结。出血未停止，选择以下几种措施：少量出血或渗血，行手工压迫并加压包扎；出血较多，可置入第 3 把甚至第 4 把 ProGlide 进行缝合；若仍无效，证明缝合失败，可置入球囊阻断髂动脉，然后裂股沟切开，中转外科切开缝合。

（3）仔细分析造影片，确定肾动脉开口位置，测量动脉瘤瘤体的最大直径、长度、两端瘤颈直径、长度及髂动脉的情况，选择合适的主动脉支架型人工血管。

（4）穿刺已切开显露侧（右侧）股动脉，引入超硬导丝，导丝头端应放置到降主动脉。沿超硬导丝引入支架型人工血管输送系统至肾动脉平面。经对侧（左侧）原先保留的猪尾导管手推造影剂，再次确认最下方的肾动脉开口位置。确定支架型人工血管需放置位置后，将对侧（左侧）的猪尾导管撤至髂动脉。在透视监视下，固定输送系统推送杆，缓慢撤外鞘释放支架。将推送杆和外鞘作为一体同时缓慢撤出，保留超硬导丝。进低压大球囊扩张支架主体近端，使之紧密贴附在腹主动脉内壁。经原保留在对侧（左侧）髂动脉的猪尾导管引入导丝，试探将导丝穿过支架移植物的短腿部分，进入其主体，有时此操作较困难。此时也可以经切开侧（右侧）的导丝引入 Cobra 或 Shinmrmons-Ⅱ 导管，使其进入短腿，将导丝再进入对侧（左侧）髂总动脉、髂外动脉和股动脉，直至体外。

（5）纵行切开该制（左侧）腹股沟区，显露股动脉。切开该侧股动脉。沿该侧导丝将需与短腿相接的支架型人工血管输送系统送入。使该移植物上的近心端金属标记恰在短腿部分金属标记的近心端。固定住推送杆，回撤外鞘，缓慢释放该支架移植物的髂动脉腿部，释放时应注意其与短支的连接部分有充分重叠（一般至少 2 cm）。用直径 12 mm 球囊扩张吻合段及支架远端。

（6）最后再次造影观察隔绝效果。

4. 注意事项

（1）支架移植物放置前需准确了解近远侧瘤颈的直径、长度及成角角度，髂总和髂外动脉直径、钙化及扭曲程度，瘤体直径、长度及附壁血栓情况，瘤体累及髂内外动脉情况等。

（2）如瘤体已累及髂内动脉者则需在支架移植物放置前栓塞该侧髂内动脉，以防髂内动脉血液逆流充盈瘤囊。

（3）尽量避免封堵双侧髂内动脉，以免导致肠道和骨盆缺血。

（4）对存在内漏者需定期严密随访，一旦发现瘤体有增大者，应及时处理。

（三）夹层动脉瘤支架型人工血管腔内膜破口封堵术

1. 适应证　急、慢性Ⅲ型夹层动脉瘤和破口在降主动脉的Ⅰ型夹层动脉瘤。

2. 禁忌证

（1）假腔已将真腔完全压闭者。

（2）主动脉壁间血肿如未破入主动脉腔内者。

（3）已有肠坏死者。

3. 操作方法及步骤

（1）患者取平卧位，全身麻醉或硬膜外麻醉后，先行左侧肱动脉、腋动脉或桡动脉穿刺，置入 5F 带刻度猪尾导管经左锁骨下动脉至升主动脉，左前斜位为 40°～60°造影，确认内膜破口位置、夹层撕裂范围、各内脏动脉发自于真腔或假腔、远侧有无内膜破口、双侧髂动脉情况及主动脉弓直径等。

（2）根据造影情况选择一侧腹股沟行纵向切口，显露股动脉。

（3）穿刺该侧股动脉引入普通猪尾导管至升主动脉：通过从上肢插入的刻度猪尾导管行主动脉造影，证实从股动脉引入的猪尾导管是否在真腔，一旦肯定其在真腔后，将超硬导丝引入升主动脉。肝素化后，纵行切开股动脉 1 cm，将适合口径的支架型人工血管装置借助超硬导丝的引导，送至主动脉弓降部。再通过上肢的刻度导管造影调节支架型人工血管需放置位置。定好位后，将收缩压降至 80～90 mmHg 或更低，逐步后撤支架型人工血管装置的外鞘，此时可见支架型人工血管逐步张开，最后支撑在主动脉内。

（4）再次通过上肢导管造影，评价支架型人工血管封堵情况，如封堵不佳，可考虑再放置一更大一号的支架型人工血管或短段支架型人工血管，如支架型人工血管仍贴附不好，可行球囊支架内扩张，使之更好地贴附。但行球囊扩张时需谨慎小心。

4. 注意事项

（1）首先需确保超硬导丝在真腔。

（2）支架型人工血管释放时必须将收缩压降至 80～90 mmHg 或以下，减少支架型人工血管释放时移位可能。

（四）颈动脉支架置入术

1. 适应证

（1）有反复 TIA 或脑梗死病史，一侧或双侧颈总动脉或颈内动脉狭窄 50％以上。

（2）无症状的颈动脉狭窄超过 70％。

（3）无症状的颈动脉狭窄虽不足 70％，但 6 个月内狭窄程度增加超过 15％。

（4）溃疡型颈动脉斑块。

（5）动脉内膜剥脱术后再狭窄。

（6）非动脉粥样硬化性狭窄，如肌纤维发育不良或处于稳定期的大动脉炎等。

（7）自发性、创伤性及手术或 PTA 后形成的动脉夹层。

2. 禁忌证

（1）严重的神经系统疾病。

（2）大动脉炎活动期。

（3）病变动脉严重迂曲。

（4）无症状的颈动脉狭窄不足 50％者。

3. 操作方法及步骤

（1）局部麻醉后经股动脉穿刺置动脉鞘：沿超滑导丝分别送入猪尾导管和选择性造影导管，行主动脉弓和左、右颈动脉造影。明确颈总动脉或颈内动脉狭窄情况，包括狭窄部位、程度、范围、狭窄的形态学等，也需明确是否存在颅内段颈动脉病变等。

（2）以超滑导丝引导造影导管至颈外动脉，交换以超硬导丝到颈外动脉。撤出造影导管，沿超硬导丝将长鞘或导引导管送至颈总动脉。

（3）肝素化。

（4）根据狭窄部位和狭窄程度将脑保护装置送至颈内动脉，并使其缓慢通过狭窄，在狭窄上方 3～5 cm 处释放脑保护装置。

（5）使用自膨式支架，除严重狭窄外一般不需行预扩张面直接送入支架释放系统。严重狭窄若需预扩张，原则上尽量使用小球囊（多使用 3 mm 小球囊）。将自膨式支架送至狭窄段，再经造影证实位置无误后释放支架。支架置入后常规造影判断疗效，如残余狭窄超过 20％者，可做后扩张。

（6）最后撤除脑保护装置和各导管。

4. 注意事项

（1）行颈动球支架术最好使用脑保护装置。

（2）如狭窄严重者，需采用预扩张。

（3）后扩张球囊直径不应超过狭窄远端正常血管管径。

（4）采用低压扩张，每次扩张时间不宜超过 10～15 s。

（5）后扩张时不宜过分追求形态学上的完美，以防反复地操作增加脑栓塞的概率。

（6）支架术前应常规行全脑血管造影，以了解颅内血供是否异常。

（五）下肢动脉支架置入术

1. 适应证

（1）髂总、髂内动脉、股动脉、股浅动脉及腘动脉的短段狭窄（狭窄＞50％）或可开通的局限性闭塞。

（2）存在下肢缺血症。

2. 禁忌证

（1）病变段在重要动脉分支处者。

（2）腘动脉分支以下动脉病变。

（3）弥漫性动脉狭窄段长度＞15 cm。

3. 操作方法及步骤

（1）可采用同侧逆行（髂动脉病变）或同侧顺行（股、本动脉病变）股动脉穿刺，也可采用对侧股动脉逆行（髂动脉、股动脉或腘动脉病变）穿刺入路，必要时也还可采用腋肱动脉穿刺入路法。

（2）造影后如决定放置支架，则行肝素化。

（3）以导丝跨过病变后，引入球囊导管扩张病变。如为高度狭窄者，可先以小球囊行预扩张。再交换以合适直径的球囊行充分扩张。

（4）交换以支架输送系统，将支架送到位后，固定支架推送杆，后撤外鞘释放支架。对于支架置入后残余狭窄＞20％者，可再用球囊行后扩张。

（5）最后造影确定效果。

4. 注意事项

（1）目前尚无合适支架可以过关节放置。

（2）支架直径与目标血管内径匹配，过大可能引起血管内膜严重损伤，容易导致血栓形成。

（3）目标血管流入、流出道要保证通畅。

（六）下腔静脉支架置入术

1. 适应证

（1）下腔静脉膜性、节段性狭窄或闭塞。

（2）下腔静脉狭窄或闭塞行球囊扩张后出现再狭窄。

（3）下腔静脉狭窄或闭塞球囊扩张后弹性回缩＞40％。

2. 禁忌证

（1）并发下腔静脉新鲜血栓形成者。

（2）未发育成熟的儿童布-加综合征。

3. 操作方法及步骤

（1）可选择股静脉和（或）颈静脉入路。

（2）分别经股静脉和右颈内静脉送入猪尾导管至下腔静脉闭塞段近心端和远心端，行闭塞端上下对端造影，可以清楚显示闭塞段的部位、范围及形态。

（3）如为完全闭塞，则首先置换 10F～12F 股静脉鞘，并经此鞘将 J 形套管针的外套管沿导丝送至下腔静脉闭塞段的远心端。退出导丝，将金属针插入外套管并固定好。保留经颈静脉送至下腔静脉闭塞段近心端的猪尾导管，并作为自下而上进行穿通术的定位标志。在正侧位双向透视监视下，参照双向对端造影的影像调整套管针针尖的位置和角度，待确认无误后，向闭塞病变内缓慢推送套管针，同时每进针 5～10 mm 即注入少量造影剂，观察针尖位置，并注意有无血管穿破征象。当套管针尖端到达下腔静脉弯曲部位后，再次调整针尖的方向和角度，使之与近心端的定位标志导管在正侧位均保持在同一轴线上。继续向右心房方向推送套管针，直至穿通闭塞段，造影证实外套管已进入右心房后，拔出金属针，进入交换导丝。将交换导丝送进上腔静脉后，撤除套管针外套管，交换以球囊导管到达病变处。

（4）以球囊充分扩张病变处，同时在体表标记出病变部位。

（5）交换以下腔静脉支架输送系统，将支架送至病变部位后，固定支架输送系统内管不动，逐步后撤外鞘，释放支架。

（6）如为下腔静脉狭窄或为隔膜带孔者，则更无须穿通病变，只要导丝穿过病变就可直接行球囊扩张和放置支架。

（7）撤除各导管和直管鞘，压迫穿刺点止血，并加压包扎穿刺部位。

4. 注意事项

（1）一般肝后段下腔静脉在侧位观多向前上方向走行进入右心房，其曲度通常为 $135°\sim160°$，应按血管走行方向调整穿刺针角度，穿通病变时最好能正、侧位交替造影观察，使穿刺针进针方向始终对准闭塞段近心端的定位导管。

（2）放置支架瞬间嘱患者屏住呼吸，因下腔静脉可随呼吸上下移动，影响支架定位。

（3）术中、术后均需肝素抗凝。

● 第二节　血栓闭塞性脉管炎

血栓闭塞性脉管炎是一种以周围血管炎症和闭塞为特点的疾病，主要累及四肢中、小动静脉，尤以下肢为甚。绝大多数患者为青壮年男性吸烟者。

此病曾称为 Buerger 病。尽管有学者曾提出血栓闭塞性脉管炎是动脉硬化性闭塞症的早期表现，但大多数学者仍认为血栓闭塞性脉管炎是不同于动脉硬化性闭塞症的一种独立的疾病。

血栓闭塞性脉管炎的病因至今尚不清楚，一般认为与吸烟、寒冷、潮湿、外伤、感染、营养不良、激素紊乱、遗传、血管神经调节障碍及自身免疫功能紊乱有关。血栓闭塞性脉管炎主要累及肢体的中、小动静脉。以下肢胫前动脉、胫后动脉、腓动脉、足背动脉和趾动脉最为多见，也可累及上肢桡动脉、尺动脉和指动脉，较少累及较大的动脉，如股动脉和肱动脉。伴行静脉和浅表静脉也可累及，但程度较轻。累及心、脑、肠、肾等内脏的血管较罕见。

病理改变的特点是血管全层非化脓性炎症，管壁结构仍然完整。病变呈节段性，节段之间有内膜正常的管壁。病变血管有广泛内皮细胞增生和全层成纤维细胞增生及淋巴细胞浸润。早期即有血栓形成，血栓内含有许多内皮细胞和成纤维细胞。后期血栓机化并伴细小的再管化。病变后期，动脉周围广泛纤维化，常包绕静脉和神经形成纤维条索。受累静脉的病理变化与动脉相似。血管壁的交感神经可发生神经周围炎、神经退行性变和纤维化。血管闭塞的同时，虽可逐渐建立侧支循环，但常不足以代偿。血栓闭塞性脉管炎的病理生理变化可归纳为中、小血管炎症所产生的局部影响和动脉闭塞所引起的肢体供血不足两个方面。

一、病因

血栓闭塞性脉管炎的发病原因目前尚未完全清楚，至今只能说是由多种综合因素所造成，可能与吸烟过多、遭受寒冷、外来伤害及各种感染等因素有关。当然，吸烟是血栓闭塞性脉管炎发病的一个重要因素，还有年龄、性别、居住地域及自身免疫等方面的影响。

二、临床表现

（一）疼痛

疼痛是本病最突出的症状。病变早期，由于血管痉挛，血管壁和周围组织神经末梢受到刺激而使患肢（趾、指）出现疼痛、针刺、烧灼、麻木等异常感觉。随着病变进一步发展，肢体动脉狭窄逐渐加重，即出现缺血性疼痛。轻者行走一段路程以后，患肢足部或小腿胀痛，休息片刻疼痛即能缓解，再次行走后疼痛又会出现，这种现象称为间歇性跛行。产生间歇性跛行的机制一般认为是血液循环障碍时，肌肉运动后乳酸等酸性代谢产物积聚，刺激局部神经末梢引起疼痛。也有学者认为，动脉狭窄或闭塞后，动脉压降低，肢体运动时，肌肉收缩所产生的压力超过肌肉内动脉的压力，使局部血流显著减少，从而引起患肢疼痛。重者即使肢体处于休息状态，疼痛仍不能缓解，称为静息痛。此时疼痛剧烈、持续，尤以夜间为甚。患肢抬高疼痛加重，下垂后则略有缓解。患者常屈膝抱足而坐，或将患肢下垂于床旁，以减轻患肢疼痛，形成血栓闭塞性脉管炎的典型体位。一旦患肢发生溃疡、坏疽、继发感染，疼痛更为剧烈。

（二）发凉、皮温降低

患肢发凉、怕冷，对外界寒冷敏感也是血栓闭塞性脉管炎常见的早期症状。随着病情的发展，发凉的程度加重，并可出现动脉闭塞远端的肢体皮肤温度降低。

（三）皮肤色泽改变

患肢缺血常使皮肤呈苍白色，肢体抬高后更为明显。下述试验有助于了解肢体的循环情况。

1. 指压试验　指压趾（指）端后观察局部皮肤或甲床毛细血管充盈情况，如果松开后 5 s 皮肤或甲床仍呈苍白色或淤紫色，表示动脉供血不足。

2. 肢体抬高试验　抬高肢体（下肢抬高 70°～80°，上肢直举过头），持续 60 s，如存在肢体动脉供血不足，皮肤呈苍白或蜡白色。下垂肢体后，皮肤颜色恢复时间由正常的 10 s 延长到 45 s 以上，且颜色不均衡，斑片状。肢体持续处于下垂位时，皮肤颜色呈潮红或淤紫色。

3. 静脉充盈时间　抬高患肢，使静脉排空、瘪陷，然后迅速下垂肢体，观察足背浅表静脉充盈情况，如果静脉充盈时间大于 15 s，表示肢体动脉供血不足。此外，部分患者受寒冷刺激或情绪波动，可出现雷诺综合征，表现为指（趾）皮肤苍白、青紫、潮红的间歇性改变。

（四）游走性血栓性浅静脉炎

40％～50％的血栓闭塞性脉管炎患者发病前或发病过程中可反复出现游走性血栓性浅静脉炎。急性发作时，肢体浅表静脉呈红色条索、结节状，伴有轻度疼痛和压痛。2～3 周后，红肿疼痛消退，但往往留有色素沉着。经过一段时间，相同部位或其他部位又可重新出现。因此，游走性血栓性浅静脉炎常是血栓闭塞性脉管炎的前驱表现。

（五）肢体营养障碍

患肢缺血可引起肢体营养障碍，常表现为皮肤干燥、脱屑、皲裂，汗毛脱落、出汗减少，趾（指）甲增厚、变形、生长缓慢，肌肉萎缩、肢体变细。严重时可出现溃疡、坏疽。溃疡、坏疽常先出现在趾端、甲旁或趾间，可因局部加温、药物刺激、拔甲、损伤等因素诱发。开始多为干性坏疽，继发感染后形成湿性坏疽。根据溃疡、坏疽的范围可分为三级。Ⅰ级：溃疡、坏疽局限于趾（指）部；Ⅱ级：溃疡、坏疽超过跖趾（掌指）关节；Ⅲ级：溃疡、坏疽超过踝（腕）关节。

（六）肢体动脉搏动减弱或消失

根据病变累及的动脉不同，可出现足背动脉、胫后动脉、腘动脉或尺动脉、桡动脉、肱动脉等动脉搏动减弱或消失的现象。但须注意，约有 5％的正常人足背动脉先天性缺如而不能扪及搏动。尺动脉通畅试验（Allen 试验）可鉴别尺动脉搏动未扪及者动脉体表位置解剖变异和动脉闭塞。方法是抬高上肢，指压阻断桡动脉后，重复握拳数次，促使静脉回流。然后将手放至心脏水平，如果尺动脉通畅，手指和手掌皮肤迅速转为粉红色（40s 内）。反之，只有解除桡动脉指压后，皮色才能恢复正常。尺动脉通畅试验还可了解尺动脉搏动存在者的尺动脉远端通畅情况。方法同上，如持续指压阻断桡动脉后，手指保持苍白色，提示尺动脉远端闭塞。应用同样原理，可以了解桡动脉有无闭塞性病变以及桡动脉远端通畅情况。

三、诊断

诊断血栓闭塞性脉管炎不难，但应进一步明确动脉闭塞的部位、范围、性质、程度以及侧支循环建立情况。

（一）皮肤温度测定

在一定室温（15 ℃～25 ℃）条件下，肢体温度较对侧相应部位下降 2 ℃以上，表示该侧肢体血供不足。

（二）红外线热像图

红外线热像仪能探测到肢体表面辐射的红外线，并转换成热像图。同时，可用数字表示各采样点的温度。血栓闭塞性脉管炎的，肢体红外线热像图可显示患肢缺血部位辉度较暗，出现异常的"冷区"。

（三）节段性测压和应激试验

节段性测压可了解肢体各节段的动脉收缩压。血栓闭塞性脉管炎常表现为患肢腘动脉或肱动脉以下血压降低。如病变仅限于下肢，踝/肱指数（正常值≥1）可反映患肢缺血的严重程度。节段性测压正常者，可采用应激试验，如运动试验、反应性充血试验，早期血栓闭塞性脉管炎患者应激试验后踝压明显下降，踝压恢复时间延长。

（四）脉波描记

采用多普勒血流流速仪和各种容积描记仪均可描记肢体各节段的动脉波形。血栓闭塞性脉管炎的患肢远端动脉波形常表现为单向波，波幅低平，波峰低钝。病变严重时动脉波形呈一直线。

（五）动脉造影

动脉造影可明确动脉闭塞的部位、范围、性质和程度，并可了解患肢侧支循环建立情况。血栓闭塞性脉管炎动脉造影的典型表现为中小动脉节段性闭塞，而在病变的动脉之间，可见管壁光滑的正常动脉。此外，常可显示许多细小的侧支血管。由于动脉造影为创伤性检查方法，可引起动脉痉挛和血管内皮损伤，加重肢体缺血，一般不作为本病的常规检查方法。

根据本病的病程演变，临床可分为三期：

1. 第一期（局部缺血期）　主要表现为患肢麻木、发凉、酸胀和间歇性跛行。足背动脉和（或）胫后动脉搏动减弱或消失。可伴有游走性血栓性浅静脉炎。

2. 第二期（营养障碍期）　除第一期的临床表现外，患肢缺血性疼痛由间歇性跛行转为持续性静息痛。并出现患肢营养障碍表现，如皮肤干燥、无汗，皮色苍白、淤紫或潮红，趾甲增厚、变形，汗毛脱落，小腿肌肉萎缩等。

3. 第三期（组织坏死期）　除第一、第二期的临床表现外，患肢出现缺血性溃疡、坏疽。开始为干性坏疽，继发感染后转变为湿性坏疽。

四、鉴别诊断

（一）动脉硬化性闭塞症

本病也是常见的肢体动脉慢性闭塞性疾病。多见于中老年，男女均可发病。病变主要累及大、中动脉，尤以腹主动脉下段和髂股动脉最为多见。常可扪及浅表动脉变硬、扭曲。有时可闻及血管杂音。常合并高血压、高血脂、糖尿病和内脏动脉硬化缺血。多无游走性血栓性浅静脉炎。胸腹部平片可显示主动脉弓突出和动脉钙化影，动脉造影显示动脉腔不规则充盈缺损，呈虫蚀样改变，闭塞远端的动脉可经侧支血管显影。病理检查可见动脉中层和内膜均有变性，静脉则不受累。

（二）多发性大动脉炎

多发性大动脉炎多见于青年女性。病变常同时累及多处大动脉，主要侵犯主动脉弓的分支和（或）主动脉及其内脏分支。病变部位常可闻及血管杂音，并可扪及震颤。常有肢体慢性缺血的临床表现，但一般不出现肢体缺血性溃疡、坏疽。动脉造影显示主动脉主要分支开口处狭窄或闭塞。

（三）特发性动脉血栓形成

特发性动脉血栓形成少见。多见于结缔组织疾病、血液系统疾病和转移性癌肿患者。起病较急，主要表现为髂-股动脉突然闭塞，可引起肢体广泛性坏死。可伴有髂-股静脉血栓形成。

（四）结节性动脉周围炎

本病主要累及中、小动脉，可出现与血栓闭塞性脉管炎类似的肢体缺血症状，但多伴有发热、乏力、关节酸痛等全身症状。病变广泛，常累及肾、心、肝、肠等内脏动脉，出现相应内脏缺血的临床表现。常出现沿动脉行经排列的皮下结节。实验室检查显示高球蛋白血症和血沉增快。活组织检查可以明确诊断。

（五）糖尿病性坏疽

肢体出现坏疽，应考虑到糖尿病性坏疽的可能。以下特点有助于鉴别诊断：三多一少的临床表现，即多饮、多尿、多食和体重减轻；实验室检查显示血糖升高或尿糖阳性。

五、治疗

血栓闭塞性脉管炎的治疗原则是防止病变发展，改善患肢血供，减轻患肢疼痛，促进溃疡愈合。具体方法如下。

（一）一般治疗

坚持戒烟是血栓闭塞性脉管炎的治疗关键。本病的预后很大程度上取决于患者是否坚持戒烟。其他治疗措施能否取得疗效也与是否坚持戒烟密切相关。避免寒冷、潮湿、外伤和注意患肢适当保暖，有助于防止病变进一步加重和出现并发症。但也不宜采用患肢局部热敷，以免增加组织氧耗量，造成患肢缺血坏疽。促进患肢侧支循环建立，增加患肢血供。方法是，平卧位，患肢抬高 45°，维持 1～2 min。然后坐起，患肢下垂床旁 2～5 min，并做足部旋转、伸屈运动 10 次。最后将患肢放平休息 2 min。每次重复练习 5 回，每天练习数次。

（二）药物治疗

1. 复方丹参针剂（丹参和降香，每毫升含生药各 1 g） 复方丹参针剂具有改善微循环，增加患肢血供的作用。常用剂量 2～4 ml，肌注，每天 1～2 次。或将复方丹参注射液 20 ml 加入 5％葡萄糖溶液 500 ml 中，静脉滴注，每天 1～2 次，2～4 周为 1 个疗程。

2. 血管扩张药　血管扩张药具有解除动脉痉挛，扩张血管的作用。适用于第一、二期患者。对于动脉完全闭塞的患者，有学者认为血管扩张药不但不能扩张病变的血管，反而由于正常血管的"窃血"作用加重患肢缺血。常用药物有妥拉苏林 25 mg，口服，每天 3 次，或 25 mg，肌注，每天 2 次；烟酸 50 mg，口服，每天 3 次；盐酸罂粟碱 30 mg，口服或皮下注射，每天 3 次。采用动脉内注射妥拉苏林、山莨菪碱、普鲁卡因等药物能提高疗效，但须反复穿刺动脉，可造成动脉损伤或痉挛，临床应用受到限制。

3. 前列腺素　前列腺素具有扩张血管和抑制血小板作用。治疗血栓闭塞性脉管炎取得良好效果。常用给药途径为动脉注射和静脉滴注。国内报道采用前列腺素 E_1（PGE_1）100～200 mg，静脉滴注，每天 1 次，有效率为 80.8％。前列环素（PGI_2）具有更强的扩张血管和抑制血小板作用，但因其半衰期短，性能不稳定，临床应用疗效不肯定。

4. 己酮可可碱　己酮可可碱能降低血液黏滞度。增加红细胞变形性，使其能够通过狭窄的血管，从而提高组织灌注量。常用剂量为 400 mg，口服，每天 3～4 次。连续服药 1～3 个月，或长期服用。国外报道服药后能减轻静息痛和间歇性跛行，促进溃疡愈合。治疗肢体动脉闭塞性疾病有效率达 95％。

5. 低分子葡萄糖酐（平均分子量 2 万～4 万）　低分子葡萄糖酐具有减少血液黏滞度、抑制血小板聚集、改善微循环的作用。用法：低分子葡萄糖酐 500 ml，静脉滴注，每天 1～2 次，10～15 天为 1 个疗程，间隔 7～10 天，可重复使用。

6. 蝮蛇抗栓酶　蝮蛇抗栓酶是从蝮蛇蛇毒中提取的具有降低纤维蛋白原和血液黏滞度的物质。近年来，我国先后用从东北蛇岛和长白山蝮蛇蛇毒中提纯的抗栓酶和清栓酶治疗血栓闭塞性脉管炎，显效率分别达到 64％和 75.4％。无明显不良反应。

7. 激素治疗　意见尚不统一。有学者认为激素能控制病情发展，缓解患肢疼痛。国外有报道采用泼尼松龙 20 mg，动脉注射，治疗血栓闭塞性脉管炎，3 天和 7 天内疼痛明显减轻或消失者，分别占 43.5％和 26.1％。不能施行动脉注射者，采用溃疡、坏疽以上部位的健康组织皮下注射，止痛效果优良者约占 37％。

8. 二氧化碳　二氧化碳能使血管平滑肌电活动减弱或消失，使血管壁处于松弛状态使血管扩张。动脉内注射二氧化碳能扩张血管、促进侧支循环建立。一般采用 95％ CO_2 2 ml/kg 股动脉注射，或 0.3 ml/kg 肱动脉注射。每周 1 次，4～8 次为 1 个疗程，一般治疗 1～2 个疗程。国内报道疗效优良率 75.7％。

（三）手术治疗

1. 交感神经节切除术和肾上腺部分切除术　交感神经节切除术能解除血管痉挛，促进侧支循环建立，改善患肢血供。适用于第一、二期患者。根据病变累及上肢或下肢腘动脉，采用同侧胸或腰第 2、3、4 交感神经节及其神经链切除术。对于男性患者，应避免切除双侧第 1 腰交感神经节，以免引起性功能障碍。术前应常规进行交感神经阻滞试验，如阻滞后患肢症状缓解，皮肤温度上升 1 ℃～2 ℃以上，提示患肢存在血管痉挛，切除交感神经节后常能取得良好疗效；反之，则说明患肢动脉闭塞，不宜选用交感神经节切除术。由于交感神经切除术主要改善皮肤血供，因此常能使皮肤温度升高，皮肤溃疡愈合，但不能缓解间跛症状。对于第二、三期患者，有学者认为采用交感神经节切除合并肾上腺部分切除术，能提高近、远期疗效。

2. 动脉血栓内膜剥除术　动脉血栓内膜剥除术是将病变动脉的血栓内膜剥除，从而重建患肢动脉血流的手术方法。适用于股腘动脉闭塞，而腘动脉的分支（胫前动脉、胫后动脉和腓动脉）中至少有一支通畅的第二、三期患者。

常用方法如下：

（1）开放法：切开整个闭塞的动脉段，直视下剥离并取出血栓内膜，适用于短段动脉闭塞。

（2）半开放法：多处短段切开闭塞的动脉，用剥离器分离血栓内膜后，将其取出，适用于长段动脉闭塞。此外，还有二氧化碳气体剥离法和带囊导管剥离法。由于动脉血栓内膜剥除术治疗血栓闭塞性脉管炎临床适应者较少，远期疗效不佳，现已较少采用。

3. 动脉旁路移植术　在闭塞动脉的近、远端行旁路移植，是另一种重建患肢动脉血流的方法。适应证同动脉血栓内膜剥除术。动脉移植材料多采用自体大隐静脉，膝关节以上也可采用人造血管。由于血栓闭塞性脉管炎病变主要累及中、小动脉，输出道条件往往较差，很少有条件采用动脉旁路移植术。

4. 大网膜移植术　游离血管蒂大网膜移植术能使大网膜组织与患肢建立良好的侧支循环，改善患肢血供，具有明显缓解静息痛和促进溃疡愈合的作用。适用于腘动脉以下三支动脉均闭塞的第二、三期患者。方法是游离大网膜，将胃网膜右动、静脉与股动脉、大隐静脉或腘动、静脉吻合，然后把经剪裁或未经剪裁的大网膜移植于患肢内侧。近期疗效满意，远期疗效尚不肯定。

5. 静脉动脉化　将闭塞近端的动脉与静脉吻合，使闭塞近端的动脉血转流到患肢的静脉系统，从而改善患肢血供。适应证同大网膜移植术。早年采用动、静脉直接吻合，因动脉血流不能冲开正常静脉瓣膜的阻挡，结果多告败。近 10 年来，国内外学者在动物实验的基础上，采用分期或一期动静脉转流重建患肢血液循环获得成功。方法是根据患肢动脉闭塞平面不同，采用股、腘动脉与股浅静脉、胫腓干静脉或大隐静脉吻合形成动静脉瘘，使动脉血既能不断向瘘口远端的静脉瓣冲击，又能从瘘口近端的静脉向心回流。经过一段时间（2～6

个月）后，瘘口远端的静脉中的瓣膜由于长期承受逆向动脉血流冲击和静脉段扩张而发生关闭不全。这时再将瘘口近端的静脉结扎，就能使动脉血循静脉单向灌注到患肢的远端。国内文献报道疗效满意。

（四）高压氧治疗

高压氧治疗能提高血氧含量，增加肢体供氧量，从而减轻患肢疼痛，促进溃疡愈合。方法是每天在高压氧舱内进行高压氧治疗 1 次，持续 2～3 小时。10 次为 1 个疗程，休息 1 周后再进行第二疗程。一般可进行 2～3 个疗程。

（五）其他治疗

1. 镇痛

（1）止痛药：吗啡、哌替啶等止痛药能有效地缓解患肢疼痛，但易成瘾，应尽量少用。解热镇痛药如索米痛、安乃近、吲哚美辛等也可试用，但疗效不肯定。

（2）连续硬膜外阻滞：能缓解患肢疼痛，扩张下肢血管，促进侧支循环建立。适用于严重静息痛的下肢血栓闭塞性脉管炎患者。一般选择第 2、3 腰椎间隙留置硬膜外导管。间断注入 1％利多卡因或 0.1％丁卡因 3～5 ml。操作时应严格掌握无菌技术，导管留置时间以 2～3 天为宜，留置时间过长容易并发硬膜外间隙感染。

（3）药物麻醉：主要药物为东莨菪碱和洋金花总碱，能使患者安睡，疼痛缓解。其中东莨菪碱尚有扩张周围血管、增加心肌收缩力和改善微循环的作用，能增加患肢血流量。用法：东莨菪碱 1～3 mg，洋金花总碱 2.5～5 mg，静脉注射、静脉滴注或肌内注射。每次辅以氯丙嗪 12.5～50 mg。连续应用 3～5 天，改为隔天或隔两天一次。一般用药后 3～4 小时患者清醒。必要时可于用药后 5 小时注射毒扁豆碱 0.5 mg 催醒。

（4）小腿神经压榨术：根据患肢疼痛部位施行小腿下段感觉神经压榨术，能起到良好的止痛效果 70％的患者可得到长期止痛。主要缺点是足部感觉迟钝，常需几个月才能恢复。

2. 创面处理

（1）干性坏疽：保持创面干燥，避免继发感染。可用乙醇消毒创面并覆盖无菌纱布保护。

（2）湿性坏疽：去除坏死组织，积极控制感染。可采用敏感的抗生素溶液湿敷或东方 1 号、金蝎膏、玉红膏外敷。坏疽边界清楚，可行清创术或截趾（指）术。

3. 截肢术　足部坏疽继发感染并出现全身中毒症状、肢体剧痛难忍影响工作生活，经各种治疗难以控制，或足部坏疽达足跟、踝关节以上，且界限清楚，可行截肢术。施行截肢术应注意以下两点：①在保证残端愈合的前提下，尽量选择有利于义肢安装的较低截肢平面。②截肢术操作过程中应注意保护截肢残端血供，尽可能避免加重患肢缺血的因素。具体措施包括：皮肤、皮下组织和筋膜一层切开，不宜过多游离皮瓣；切断骨膜时应贴近截骨平面，避免向近端过多分离骨膜；肌肉切断平面与截骨平面相同，尽量切断可能坏死的肌肉组织。此外，术中应避免使用止血带。

● 第三节　急性动脉栓塞

一、概述

动脉栓塞是指栓子自心脏或近侧动脉壁脱落或自外界进入动脉，被血流推向远侧，阻塞动脉血流而导致肢体或内脏器官缺血以致坏死的一种病理过程。周围动脉栓塞时，患肢出现疼痛、苍白远处动脉搏动消失、厥冷、麻木和运动障碍。此病起病急骤，发病后肢体以致生命受到威胁，及早诊断和分秒必争地施行恰当的治疗至关重要。周围动脉栓塞的患病率逐渐增加。

（一）病因

1. 心源性　许多报道说明周围动脉栓塞最常病因是心源性，1977 年 Fogarty 报道 338 例动脉栓塞，栓塞来自心脏病者占 94％，其中 77％伴有心房颤动。近年来，心脏源的性质和相应的患病率有变化，风湿性心脏病不像以前占绝对优势，相反，动脉硬化和心肌梗死起了更重要的作用。动脉硬化性的冠状动脉心脏病，包括心肌梗死、心房颤动、充血性心力衰竭和室壁动脉瘤约占 60％，风湿性心脏病占 20％。风湿性心脏病和冠状动脉性心脏病，两者都由左心内的血栓形成。在风湿性心脏病中，尤其是二尖瓣狭窄时，心房内血流滞缓加上内膜的风温病变，血液中纤维易附着心房壁形成血栓。冠状动脉心脏病，特别当心肌梗死、左心室扩大、收缩乏力、血液不能排空时，更易发生血栓形成。

2. 血管源性　动脉瘤、动脉硬化时动脉硬化粥样物质形成的栓塞，近来报道有所增加。大的栓塞可来源于大的动脉粥样物质、血栓混合物，脱落到动脉循环。

3. 医源性　近年来，由于广泛开展心脏人工瓣膜转换和人造血管移植，安置心脏起搏器、动脉造影、血液透析的动静脉瘘、动脉内留置导管，大动脉反搏气囊导管应用，都可能引起动脉栓塞。

4. 外源性　羊水、瘤细胞等均可成为形成动脉栓塞的因素。

（二）发病机制

动脉交叉部管腔突然变狭，加上解剖形成鞍状，因此，栓子几乎均发生在动脉分叉部和分支开口处。如果患者以前有动脉硬化性病变引起狭窄，栓塞多在狭窄病变部位。栓塞发生后，动脉腔可部分或完全阻塞，引起下列病理生理变化：

1. 动脉痉挛　栓塞刺激动脉壁神经，通过交感神经血管舒缩中枢反射引起病变部位远端血管及邻近侧支动脉强烈痉挛。血栓内大量凝集的血小板释放出组织胺与 5-羟色胺物质，这些物质会加重动脉痉挛。痉挛程度越剧，缺血越严重，发生坏疽的机会也越大。

2. 继发性血栓形成　动脉也可发生痉挛造成动脉壁血供障碍，血管内皮细胞受损，内弹力层增厚、断裂，都是造成继发性血栓形成的重要因素。栓塞远端动脉内压下降，造成血流缓慢、管腔萎瘪，以及血栓收缩释放出凝血物质，以及红细胞、白细胞、血小板释放的腺苷二磷酸都能加速血液凝固。肌肉和神经组织产生少量前列腺素 E，能抑制胶原纤维、凝血酶原、肾上腺素及腺苷二磷酸等有诱发血小板凝集作用的物质生成。当动脉栓塞后，栓塞邻近组织的缺血、前列腺素产生量减少，可造成上述物质的增多，从而加速血栓的繁衍。

3. 受累肢体的变化　细胞组织缺氧继而发生坏死，各种细胞对缺氧敏感性不同，有不同的氧呼吸率。如视网膜氧的呼吸率高于皮肤细胞 4 倍，周围神经肌肉比皮肤有更高的氧的呼吸率。一般认为动脉栓塞后，15～30 min 出现神经缺血症状，先是感觉减退和感觉异常，后是肌群麻痹。如果在 30～60 min 血供恢复，则缺血肢体仍可恢复正常，否则即发生严重的改变。6～12 小时肌肉死亡，12～20 小时神经改变破坏，24～48 小时皮肤发生坏死。

4. 栓塞时对心脏的影响　一般患者都有心血管系统疾病，动脉栓塞或多或少地加重心脏的负担。一般栓塞动脉愈大，阻塞和痉挛愈明显，对心脏的影响也愈大，阻塞和痉挛愈明显，对心脏的影响也愈大。

5. 栓塞对全身代谢的影响　栓塞发生后，受累组织广泛，取栓后血流迅速恢复，大量坏死组织的代谢产物很快进入全身循环，就在短时期内出现明显的代谢变化，临床上称肌病-肾病代谢酸中毒综合征。Fischer-Fogart 已经研究了肢体在缺血时静脉血的含量，以及血生化变化。静脉血氧下降、二氧化碳结合力、乳酸、磷、肌酐磷酸激酶（CPK）、LOH 和 SGOT 酶升高，横纹肌纤维溶解。当肢体血流再通时，静脉内积聚物立即释放入血循环。Haimovici 已研究了肌病-肾病-代谢酸中毒综合征，他指出 1/3 周围动脉栓塞死亡原因是血流再通后引起。肌肾病理代谢综合征最易发生于有严重疼痛、水肿和肌肉、关节僵直的患者。

二、临床表现

急性动脉栓塞而又无侧支循环代偿者，病情进展快，表现为疼痛、苍白、厥冷、麻木、运动障碍和动脉搏动减弱或消失是急性动脉栓塞典型的症状。症状的轻重取决于栓塞的位置、程度、继发性血栓形成多少，以前是否有动脉硬化性疾病引起动脉狭窄，以及侧支循环情况。

（一）症状

1. 疼痛　疼痛往往是最早出现的症状，逐渐向远处伸延。约 20% 患者最先出现症状是麻木，而疼痛并不明显。

2. 皮色和皮温改变　肢体的血液循环障碍导致皮层乳头下静脉丛血液首先排空，皮肤呈蜡样苍白。若血管内尚积聚少量血液，那么在苍白皮肤间可出现散在小岛状紫斑。因为浅表静脉萎瘪，毛细血管充盈缓慢，所以腓肠肌呈生面团样。若缺血进一步发展，肌肉可僵直，患肢皮温下降，以肢体的远端部分最明显。皮温改变平面实际上要比真正栓塞平面要低一个关节。

3. 动脉搏动减弱或消失　近端动脉搏动可能增强，但要注意鉴别由于血液的冲动，传导到栓塞远端的动脉，远端动脉可能有传导性搏动扪及。

4. 麻木、运动障碍　患肢远端呈长袜形感觉丧失区，这是由于周围神经缺血引起功能障碍。近端有感觉减退区，再近端可有感觉过敏区，患肢还可有针刺样感觉，肌力减弱，甚至麻痹，出现不同程度的手足下垂。

（二）辅助检查

1. 实验室检查　血液流变学常有血液黏度、血小板黏附和聚集性、纤维蛋白原升高。

2. 无损伤性检查　多普勒超声不能闻及正常的动脉音，血流图检测无血流或动脉波形出现，可以大致确定肢体动脉闭塞的部位、程度、血流状态及侧支循环情况。

3. X线检查　动脉造影可以确定肢体动脉闭塞的部位、状态及侧支循环情况。主要征象：①栓子完全阻塞动脉腔，造影剂至栓塞部位突然中断，断面呈杯口状凹陷。②栓子阻塞部分动脉腔，造影剂继续通过，动脉内显示充盈缺损。③栓塞平面上、下有侧支显示。

三、临床诊断及鉴别诊断

（一）临床诊断

1. 有心脏病并伴有心房颤动病史。

2. 有典型的临床表现，动脉"5P"征：疼痛、苍白、麻痹、无脉、运动障碍。

3. 近期有心脏及较大的动脉血管手术史。

4. 有动脉瘤或动脉粥样硬化病史。

5. 动脉造影显示造影剂突然中断，断面呈杯口状凹陷，或动脉腔内充盈缺损，或肢体血管无损伤性检测有阳性发现。

（二）鉴别诊断

1. 急性动脉血栓形成　临床上鉴别急性动脉栓塞和动脉粥样硬化继发血栓形成是非常困难的，但两者鉴别又非常重要。动脉血栓形成有长期供血不足症状，如麻木感、畏寒和间歇性跛行等。检查时有皮、甲、肌肉萎缩病变，起病不如动脉栓塞那样急骤，往往有一段时间的血管功能不全的前驱症状。动脉造影见受累动脉管壁粗糙，不光整或扭曲、狭窄和节段性阻塞，周围并有较多侧支循环，呈扭曲或螺旋形。注意到这些对鉴别诊断是有帮助的。

2. 急性深静脉血栓形成　急性髂股血栓性静脉炎、股蓝肿患者可能引起动脉反射性痉挛，使远端动脉搏动减弱或消失、皮温降低、皮色苍白、肢体水肿、易误诊为动脉栓塞。水肿常是严重动脉供血不足之晚期表现，皮肤和肌肉明显缺血发生在先，但大多数血栓性静脉炎严重水肿发生在皮肤坏死以前。同时有浅静脉曲张、皮肤颜色青紫等，易与动脉栓塞相鉴别。

3. 动脉内膜分离　动脉内膜分离引起腔内假性窦道压迫动脉腔可伴有远端动脉栓塞性阻塞。但这些患者常有胸背痛，长期高血压病史，听诊有杂音，胸片有纵隔增宽等有助于诊断。

此外，周围动脉瘤血栓形成，腘动脉受压综合征（popliteal entrapment syndrome）及麦角碱中毒（ergot intoxication）都可能产生间歇性跛行，严重缺血症状需加注意鉴别。

四、治疗

动脉栓塞，治疗的早晚与肢体存活与否有密切关系。具体方法分为手术治疗和非手术治疗两种。

（一）手术治疗

1. 适应证　急性动脉栓塞 2～3 天的早期患者，一般认为发病 8～12 小时最理想。

2. 禁忌证　受累患肢已经出现坏疽，一般状态较差或同时合并严重的心脑血管疾病而不能耐受手术。

3. 麻醉　多数患者采用局部麻醉，少数患者采用硬膜外麻醉或全身麻醉。

4. 手术操作要领

（1）股动脉取栓术：①切口选择：腹股沟下股动脉走行区纵形切口；②动脉显露：切开深筋膜，显出股动脉，并同时显出股浅动脉和股深动脉，绕以血管阻断带，以便控制出血；③切开股动脉：股动脉的远近端用阻断钳阻断后，用尖刀片纵行切开股动脉，经切口放入 Fogarty 导管，首先伸向股动脉近端，气囊内注入肝素生理盐水后，拖拉几次，以便清除近端可能存在的血栓；然后将导管伸向股深动脉和股浅动脉，根据超声等影像学检查结果，将导管越过栓子的部位，气囊注入盐水后反复抽拉，将栓子取出，同时远端动脉内注入 20 万 U～40 万 U 的尿激酶，借以溶解远端动脉内残留的小栓子；④缝合股动脉：用 6 - 0 血管缝线，缝合股动脉切开处，首先取出股动脉阻断钳，放血冲出可能存在的微小血栓及气体，收紧血管缝线打结，去除所有阻断钳；股动脉搏动恢复及远端动脉的搏动恢复，是取栓成功的标志。缝合切口，切口止血严密，可不放置引流片。

（2）主动脉骑跨栓塞采用双侧股部纵形切口，分别游离出双侧股动脉，经双侧股动脉切口，将 Fogarty 导管逆行插入腹主动脉，并越过栓子，球囊内注入生理盐水后，拖拉导管首先将一侧栓子取出，再在对侧取出对侧的栓子，注意反复交替双侧取栓，以防一侧取栓时将松软的血栓挤入对侧，直至能看到股动脉切口处有力的搏动性喷血为止。5-0 血管缝线缝合修复股动脉，关闭切口。手术中注意肾功能的保护，手术中常应用甘露醇及碳酸氢钠，碱化尿液，防治因恢复血流以后发生的肌肾代谢综合征，以及再灌注损伤造成的重要脏器的功能不全或衰竭。

（3）腘动脉栓塞一般采用经股动脉切口取栓，也可以经腘动脉或股动脉中下段切开取栓，取栓过程大致相同。

（二）非手术治疗

适用于：①腘动脉分支和肱动脉分支的栓塞；②病情难以忍受手术者；③肢体已经坏疽不适宜取栓者。非手术治疗包括解除动脉痉挛和建立侧支循环、防止血栓延伸、溶栓等。

1. 一般处理　严密观察患者生命指标和患肢的病情，并作详细记录。患肢安置在低于心脏平面位置，一般下垂 15 cm 左右，有利于血液流入肢体。室温保持在 25 ℃左右。局部不可用热敷，以免组织代谢增高，加重缺血、缺氧。局部冷敷、降温可引起血管收缩，减少血供，禁忌使用。

2. 防止血栓延伸有抗凝血和抗血小板疗法

（1）在各种抗凝血药中，特别是在栓塞发生的急性期间，肝素是唯一有效和可靠的药物；双香豆素及其他凝血酶原抑制药，由于作用缓慢，不适宜紧急使用。肝素的使用方法：最好在栓塞近端有搏动的动脉内注射。用 0.5％肝素溶液，每次 10 ml，每 24 小时 1 次。如果肝素不能经动脉注射，可改变为静脉注射，每次 50 mg，每天 2～3 次。

（2）抗血小板疗法：低分子葡萄糖酐除能扩容，降低血液的黏稠度外，尚有祛聚和改变血管内膜电位的作用。低分子葡萄糖酐 500 ml 每天 1 次静脉滴注。亦可选用阿司匹林和双嘧达莫辅助治疗。

（3）溶栓疗法：纤维蛋白溶酶类药物，如链激酶或尿激酶能溶解新鲜血栓。在美国是用来治疗静脉和肺动脉栓塞的药物。一般对发病 3 天内的血栓，效果最好，7 天以上，效果较差。给药途径，最好直接穿刺或经导管注入栓塞近端的动脉腔内，也可经静脉滴注应用。

3. 解除血管痉挛的治疗

在动脉栓塞急性期可选用下列治疗：①0.1％普鲁卡因 500～1000 ml 静脉滴注，每天 1 次，可起缓解血管痉挛作用。②血管扩张药，如罂粟碱 30～60 mg 直接注入栓塞近端的动脉腔内，也可肌内注射或静脉滴注；前列腺素适当剂量除了有抑制血小板凝聚外尚有扩张血管作用。应该重视有些作者报道，血管扩张药仅在动脉供血不足时使用，急性动脉栓塞和血栓性动脉阻塞应用血管扩张药可能有害。虽然血管扩张药可能改善血管痉挛，但也可能使病变部位血流向正常血管床转流，而加重缺血症状。也可使血栓延伸到以前处于痉挛的动脉分支。

● 第四节　周围血管疾病外治法及创面的换药方法

创口换药是外科基本操作技术，在外科治疗中占有重要地位。换药的目的，是清除创口内脓液、坏死组织和异物，除去影响创口愈合的因素，促进肉芽组织和上皮组织生长，加速创口的愈合。

一、动脉疾病

动脉性疾病包括动脉硬化闭塞症、血栓闭塞性脉管炎等，治疗应遵循以下方法。

（一）温经通阳法

慢性肢体动脉闭塞性疾病，如血栓闭塞性脉管炎等，可表现为寒凝血瘀，患肢明显发凉怕冷，遇寒冷则症状加重，或引起发作，疼痛加重。宜用温经回阳法，如回阳止痛洗药或活血止痛散等熏洗患肢，以温通经脉，改善肢体血液循环。

（二）活血通络法

周围血管疾病主要由气滞血瘀所致。如血栓闭塞性脉管炎、闭塞性动脉粥样硬化症等，肢体缺血、淤血，呈潮红色或发绀，常有肢体疼痛。这些周围血管疾病表现瘀阻明显，宜用活血通络法，用活血止痛散煎汤趁热熏洗患肢，每天1～2次，能够改善肢体血液循环和促进侧支循环的建立，具有活血通络、消肿散淤作用。

（三）解毒消肿法

慢性肢体动脉闭塞性疾病，由于肢体血液循环障碍，淤滞久而化热，发生肢体坏疽继发感染，局部红肿热痛，脓多及有坏死组织。这些疾病炎症感染明显，热毒壅盛，表现为阳证、热证，宜用解毒消肿法治疗。

1. 解毒洗药（煎汤）、硝矾洗药（开水冲化），趁热熏洗或浸洗患处及疮口，每天1～2次。

2. 患处外敷大青膏、茅菇膏、芙蓉膏，或用鲜马齿苋捣烂，外敷患处。也可将熏洗法与敷贴法结合应用，在熏洗后，于患处或疮口周围外敷药膏（围敷法），更能提高疗效。

3. 疮口脓液及坏死组织较多，可涂敷全蝎膏，每天1～2次，具有良好的祛腐止痛作用。

4. 在炎症红肿处，外涂马黄酊（马钱子打碎、黄连各 30 g，用 75％乙醇 300 ml 浸泡 3～5 天，密封备用），每天 3 次。具有消炎止痛作用。

5. 有创口者，可在熏洗后用大黄（黄芩、黄连）油纱布换药。

这些外治疗法，应用的药物有蒲公英、金银花、芙蓉叶、连翘、黄连、黄柏、大黄等。对外科化脓性感染疾病有良好效果，具有明显的抗菌消炎作用，均可使早期急性炎症消散吸收而治愈，或控制创面感染，使疮口顺利愈合。

（四）生肌敛口法

周围血管疾病发生肢体溃烂之后期，疮口干净，脓液很少，遗留肢体残端溃疡，或慢性溃疡久不愈合者，宜用生肌敛口法，以促进疮口愈合。可以选用以下方法。

1. 用溃疡洗药或艾叶煎汤趁热浸洗患处和创口，既有抗菌消炎作用，清洁疮面，同时能改善局部血液循环，促进肉芽组织和上皮组织生长，使创口迅速愈合。

2. 应用生肌收口掺药，如生肌珍珠散、八宝丹等撒布于疮面，外盖生肌玉红膏油纱布换药。当溃疡出现白色稠厚分泌物时，上皮组织生长，愈合加快。但创面分泌物培养无细菌生长，见有大量纤维素及成纤维细胞，而促进溃疡愈合。证明了"煨脓长肉"的科学性和应用价值。

（五）外治方法

1. 熏洗疗法　熏洗疗法是传统中医疗法，利用组方中药煎汤后，对患部熏蒸和浸浴，以达到治疗目的的一种方法。熏洗可增加患肢血流量，改善血液循环，可以清洁创口，抑制细菌，促进创口愈合。消肿止痛，治疗动脉硬化性闭塞症具体应用如下。

（1）清热解毒、消肿止痛：主要适用于血栓闭塞性脉管炎出现肢体溃疡或有肢体感染脓多、恶臭、局部红肿，但感染已局限稳定；或末节干性坏疽伴有局部红肿、甲沟炎。可用金银花、蒲公英各 30 g，苦参、黄柏、连翘、木鳖子各 12 g，白芷、赤芍、牡丹皮、甘草各 10 g。将上药装入纱布袋中，水煎后放温，用药液浸泡患肢，每天 1～2 次。

（2）活血祛瘀、温阳散寒：主要用于早期及恢复期动脉硬化性闭塞症缺血不严重，肢体仍发凉、怕冷，遇冷后症状加重；动脉硬化性闭塞症伴有患肢酸胀、疼痛，关节屈伸不利；遗留硬结、疼痛。可用连钱草、延胡索、当归、姜黄、川椒、海桐皮、威灵仙、牛膝、乳香、没药、羌活、白芷、苏木、五加皮、红花、土茯苓各 15 g，装入纱布袋中水煎，煎好后趁热先熏，待温后再用药液浸洗，每天 1～2 次。

（3）清热燥湿、收敛止痒：主要用于动脉硬化性闭塞症合并足癣，趾缝间渗液、糜烂。可用苦参、白鲜皮、马齿苋各 30 g，苍术、黄柏、大黄各 15 g，水煎外洗。

（4）注意事项：①水温不宜过高，以防药液过热，使缺血的肢体代谢加快，需氧量增加，反而加重组织细胞的损害；其次是防止烫伤。一旦烫伤很容易出现溃疡或继发感染加重坏疽；②个别患者对外洗药过敏，因此，初次外洗时不宜过久，外洗范围不宜过大，一旦发生过敏，就可避免过敏反应重、范围大之弊。临床上所见过敏者以皮肤出现小红丘疹为主，并伴有瘙痒，过敏者应停用外洗药物，轻者停用外洗药物后皮疹可自行消退，严重者可外涂氟轻松软膏或尿素霜软膏，待皮疹消退可再另选用其他的外洗药物；③肢体干性坏疽无炎症，以及肢体坏疽处于进展期，或肢体缺血近期加重，病情不稳定，不宜采用熏洗疗法；肢体突然缺血，患肢苍白、冰凉、麻痛应严禁熏洗；④外洗后虽无皮肤过敏，但患肢疼痛加重、溃疡扩大、患肢出现肿胀者应停用熏洗疗法；⑤外洗一般每天 1 次，每次 30～50 min，药液变凉后应加热后再洗，最好每天能洗 2 次，一剂洗药可用 2 d，第二天应用时加温后即可应用；⑥感染溃烂的创口，外洗时应滤去药渣。用消毒纱布蘸药液淋洗患处，并用镊子持纱球拭去创口脓液及坏死组织，反复淋洗，使创口干净后再根据创口情况进行常规换药。下次换药时可直接用药液浸透敷料，便于揭去敷料，减少创口的疼痛。有感染的创口，每次用一剂，不得连用，第二次外洗应再煎一剂。

2. 针灸疗法　针灸疗法对动脉硬化性闭塞症的治疗有一定的疗效，临床上已有证实。动脉硬化性闭塞症主要是"血瘀证"表现，通过针刺可以疏通经络、调理气血，可以缓解动脉硬化性闭塞症的患肢疼痛。消除缺血症状，促进创口愈合，强壮患者体质。适用于早期和恢复期患者病情稳定，但仍有畏寒、患肢发凉、下肢疲乏感；患肢有缺血性神经痛或缺血性疼痛，疼痛发作时，配合针灸；对于创口久不愈合者，感染坏疽较重，病情进展或恶化的患者应慎用，肢体肿胀者不用。

（1）体针，上肢取穴：曲池、内关、外关、合谷、中渚。下肢取穴：足三里、三阴交、阳陵泉、绝骨、解溪。手法：用强刺激，"得气"后留针 30～60 min，15～30 次为 1 个疗程，或用电针刺激。

（2）耳针（耳穴压豆）取穴：神门、内分泌、肾、交感。方法：用强刺激，每天数次。

（3）灸法：用艾条灸足三里、三阴交、曲池、内关，每天 1～2 穴，每穴 30 min。

3. 药物穴位注射疗法　是将药物注于穴位中，发挥药物的作用和针刺的双重作用，以疏通经络、调和气血，较一般针刺法更有效，针感大多很明显。

（1）取穴：上肢，曲池、内关、外关；下肢，足三里、阳陵泉、三阴交。

（2）器械：用 5 ml 注射器，配细小针头，抽药液 2～4 ml。

（3）常用药液配伍：维生素 B_1 100 mg 和维生素 B_2 250 mg；维生素 B_1 100 mg 和山莨菪碱 10 mg；维生素 B_1 100 mg 和 1％普鲁卡因 5 ml，其他有川芎嗪注射液、当归注射液、丹参注射液等。

（4）注射步骤：选准穴位，皮肤消毒后，持注射器使针头快速进入皮下，然后逐渐进针，并小幅度提插，当患者有酸、胀、麻，或有明显放射感时，固定针头，回抽注射器无回血时，注入药液，并使针头做小幅度抖动，加强感应，拔针后再按揉片刻。

（5）疗程：一般 20～30 次为 1 个疗程，选 2 个穴位，交替注射，每天 1 穴，每天注射 1 次。

（6）禁忌证：肢体严重缺血，皮色青紫，患肢感染，肢体肿胀，注射部位靠近溃疡或瘀斑。

4. 外用药物

（1）红灵酒：①配制。红花 3 g，放入 50% 乙醇 100 ml 中浸泡，呈玫瑰红色即可使用。②功效。活血祛瘀、温经通络。③适应证。用于动脉硬化性闭塞症肢端有瘀点、瘀斑，皮色青紫，或有关节屈伸不利。④用法。取适量外搽患部，每天 3～4 次，并用手轻轻按摩局部。

（2）黄马酊：①配制。马钱子（打碎），黄连各 30 g，浸泡于 75% 乙醇内。一周后备用；②功效。消炎止痛、通经活络；③适应证。用于动脉硬化性闭塞症出现甲沟炎，以及肢端有感染或坏疽，术后有缝线周围炎；④用法。用消毒棉签取药液外搽患部，每天数次，创口内不宜擦拭，以免药液刺激引起疼痛；缝线周围炎可用无菌纱布浸透药液后敷于切口处，每天 1～2 次。

（3）大青膏：①配制。大青叶 60 g，黄柏、大黄、乳香、没药、明矾、樟丹、黄连、芙蓉叶、铜绿、胆矾、五倍子各 10 g，共研为细末，用凡士林调和成膏。②功效。清热解毒、消肿止痛。③适应证。用于动脉硬化性闭塞症合并感染局部红肿热痛、丹毒、淋巴结炎。④用法。取适量药膏涂于无菌纱布上，外敷于患部，每天 2 次，创面不宜应用，应外敷于创口周围红肿区域。

（4）血脉清：①配制。蝮蛇抗栓酶 0.25 g，调和于护肤脂内（约 10 g）。②功效。消裂疮、生肌收口。③适应证。动脉硬化性闭塞症皮肤干燥、脱屑、皲裂。④用法。每天洗浴后，取适量外搽干裂处，以防干裂继发感染。

（5）新癀膏：①配制。用成药新癀片 8～12 片，研为细末，用凡士林调和成膏。②功效。消肿止痛、清热解毒。③适应证。动脉硬化性闭塞症合并感染、无名肿痛。④用法。取适量直接外搽于患处。

二、静脉疾病

静脉疾病包括下肢静脉曲张，血栓性浅静脉炎等，治疗应遵循以下方法。

（一）润燥止痒法

下肢静脉曲张和下肢深静脉血栓形成静脉回流受阻、淤滞，最后出现小腿皮肤营养障碍，干燥脱屑和色素沉着、瘙痒、糜烂、渗液，发生湿疹样皮炎，或继发感染，表现为湿毒证，宜用燥湿止痒法。用燥湿洗药或止痒洗药熏洗患处，洗后擦干，外撒黄柏散、青蛤散

（或用香油调和涂搽）。熏洗法与掺药法结合应用，既有燥湿、收敛、止痒的良好效果，又能抗菌消炎，清洁皮肤，防止或消除皮肤感染。

（二）活血通络法

下肢静脉曲张、下肢深静脉血栓形成，由于下肢静脉功能不全，淤血留滞脉络，出现肢体肿胀、胀痛，皮肤色素沉着，呈暗褐色。血栓性浅静脉炎，慢性炎症期（瘀结），肢体遗留硬结节和硬性索条状物，常有疼痛，不易消退。这些周围血管疾病表现瘀阻明显，宜用活血通络法，此用活血止痛散煎汤趁热熏洗患肢，每天 1～2 次，能够改善肢体血液循环和促进侧支循环的建立，具有活血通络、消肿散瘀作用。

（三）清热解毒法

下肢静脉曲张、下肢深静脉血栓形成并发小腿溃疡，感染脓多，红肿热痛，伴发肢体血栓性浅静脉炎，出现痛性红斑结节、硬性索条状物。这些疾病炎症感染明显，热毒壅盛，表现为阳证、热证，宜用清热解毒法治疗，可以选用黄连膏局部外敷治疗，配方：马齿苋、生地黄各 30 g，黄连、黄柏、姜黄各 10 g，麻油 300 ml，黄醋 120 ml。药物浸入麻油内，1 天后用文火熬煎至发枯，去渣滤清，再加入黄醋，文火徐徐收膏，取适量敷于患处，纱布覆盖后绷带包扎固定，每天 1 次，10 天为 1 个疗程。有明显创口者，可用油纱布换药。方中可加入蒲公英、金银花、芙蓉叶、连翘等。具有明显的抗菌消炎作用，对外科化脓性感染疾病有良好效果，可控制创面感染，加速创口愈合。

三、糖尿病足

糖尿病足坏疽是糖尿病的严重并发症之一，全球患病率及截肢率非常高，严重影响了糖尿病患者的生活质量。有报道称，美国有 25％的糖尿病患者发生糖尿病足，每 15 例中有 1 例需要截肢；我国糖尿病患者合并足坏疽占 2.8％～4.5％。以往根据病因不同将糖尿病足分为神经性病变、缺血性病变及混合性病变，而有学者把其分为肌腱变性、感染为主的湿性坏疽——"筋疽"和以缺血性病变为主的干性坏疽——"脱疽"两种类型，后一分型为外治清创法提供了理论依据。

筋疽患者入院即降血糖，以清开灵、甲硝唑、氯唑西林等补液抗感染全身治疗的同时，即刻行患足清创术。运用止血仪，切开、引流，清除坏死物质。坏死面积大，浸润深的，可行分次清创。同时，每天用抗生素冲洗引流换药，并服用茵陈、苦参、黄连等中药。脱疽患者入院后即以内服海藻、昆布、蒲黄等中药软坚清脉法治疗，待血供改善，坏死分界清或皮温回升后，可行清创术。

四、免疫性血管炎

免疫性血管炎类似中医学之脉痹、血痹、瓜藤缠等范畴，是常见的周围血管病之一，它是主要累及真皮浅层毛细血管和小血管的炎症性皮肤病。该病发病的基本病理过程为因邪（内外致病因子）——致瘀（血管炎变，血栓形成，血管狭窄，纤维组织增生、增厚等）——损伤（缺血或淤血反应，血管壁坏死等），即"邪是因，淤是变，损是果"。根据其主要症状为皮肤急性热痛，皮疹呈多形性，多以红斑、紫癜、水疱、结节、坏死、溃疡为特征，反复发作，部位多不固定，患者损害多局限于皮肤，仅部分患者伴有内脏损害；病理表现为炎症，主要累及真皮浅层毛细血管和小血管等特点。究其中医病机为风邪入络，或挟湿或挟热，热毒内壅，营血两燔，血热妄行，精气暗耗，血瘀气滞，血脉不利。简言之为风邪入络，毒滞损脉。可知其病位主要在络脉，而其病候多处于急性期，所以急则治以祛邪为主，邪去则正安，风消则变无从。又"风，火一也"，毒由热生，风由毒起，祛邪当用祛风药与清热药为主，祛内外之风，截断毒势，消除留邪。急性期常用清风方合清络方加减治之，以祛风疏利、清络解毒。常用祛风药有浮萍、蝉蜕、荆芥、防风等。

免疫性血管炎发生肢体溃烂之后期，创口干净，脓液很少，遗留肢体残端溃疡，或慢性溃疡久不愈合者，宜用生肌敛口法，以促进疮口愈合。可以选用：①用溃疡洗药或艾叶煎汤趁热浸洗患处和疮口，既有抗菌消炎作用，清洁创面，同时也能改善局部血液循环，促进肉芽组织和上皮组织生长，使创口迅速愈合。②应用生肌收口掺药，如生肌珍珠散、八宝丹等撒布于创面，外盖生肌玉红膏油纱布换药。外用化腐生肌药后，溃疡周围轻度充血发红，肉芽好转，细菌明显减少。改用活血生肌法。当溃疡出现白色稠厚分泌物时，上皮组织生长，愈合加快。但创面分泌物培养无细菌生长，见有大量纤维素及成纤维细胞，而促进溃疡愈合。表明了"煨脓长肉"的科学性和应用价值。

（一）应用外治疗法注意事项

1. 周围血管疾病，由于肢体动脉闭塞，发生肢体溃烂时，创口以清洁换药为好，应避免使用具有腐蚀性或刺激性的药物。

2. 熏洗时，药汤温度应适宜，以患者感到舒适为度。

3. 应根据患者的不同情况，选择适当的外治疗。

4. 当肢体坏疽处于发展阶段，分界线不清楚，而未局限稳定者，或者肢体呈干性坏疽，均不适宜敷贴药膏和应用熏洗疗法。

（二）附方

1. 清脉791－1冲剂　胡黄连、茵陈、垂盆草、半枝莲、金银花、甘草等。功效：清热化湿。主治：血栓闭塞性脉管炎、动脉硬化闭塞症等急性期。

2. 陈兰花冲剂　茵陈、泽兰叶、苦参、半边莲等。功效：清热利湿解毒。主治：下肢溃疡急性期，各类混合性感染。

3. 益气通脉片　炙黄芪、炒党参、炒白术、益母草、炙土鳖虫等。功效：益气扶正通脉。主治：各种周围血管病稳定期，辨证属气虚者。

4. 阳和通脉片　麻黄、熟地黄、干姜、桂枝等。功效：温阳散寒，解凝通络。主治：肢端发绀症，雷诺病，脉管炎寒凝证。

5. 首乌保元冲剂　制何首乌、黄精、炙黄芪、山茱萸、山药等。功效：滋补肝肾。主治：免疫性血管炎，结节性血管炎（稳定期）。

6. 软坚清脉饮　海藻、牡蛎、泽泻、虎杖、失笑散等。功效：软坚化痰。主治：动脉硬化闭塞症稳定期。

7. 三黄消炎冲剂　黄芩、黄连、黄柏、连翘等。功效：苦寒燥湿解毒。主治：糖尿病足筋疽，丹毒，白塞病。

8. 清营化瘀冲剂　牛角片、紫草、益母草、大黄、元明粉、牡丹皮等。功效：清营凉血泻瘀。主治：急性下肢深静脉血栓形成，脑梗死等。

9. 利湿消肿冲剂　苍术、薏苡仁、马鞭草、白术、益母草等。功效：健脾利湿，消肿化瘀。主治：深静脉炎（稳定期），慢性淋巴肿。

10. 白鹤冲剂　白英、白花蛇舌草、蛇莓、半枝莲、生地黄等。功效：清热解毒祛风。主治：免疫性血管炎，结节性血管炎，红斑狼疮，急慢性胃炎等。

11. 清风通脉冲剂　青风藤、白英、白花蛇舌草、金雀根、豨莶草等。功效：祛风通络。主治：免疫性血管炎，类风湿关节炎等。

12. 清络通脉片　牡丹皮、生地黄、紫草、水牛角等。

9

Chapter Nine • 第九章
胃肠外科微创治疗

● 第一节　急腹症诊疗中腹腔镜的价值

一、概述

急腹症是一类以急性腹痛为主要临床表现的腹部急症，原因很多，机制复杂。往往发病急，进展快，诊断和治疗不及时可能会带来严重后果。急腹症的诊断主要依靠病史、体征和辅助检查，对外科医生的临床经验要求很高。虽然当前实验室检查和影像学检查的进展有力地促进了急腹症的诊断水平，但是临床上仍有较多症状、体征及辅助检查不典型的"疑难"急腹症，早期诊断明确较困难。在处理时易出现两种倾向：一是等到症状明显，体征突出时再手术，易贻误治疗；二是过于积极剖腹探查增加了阴性剖腹的概率。而腹腔镜探查外科及妇科急腹症患者，可及时地获得诊断并及早处理，避免了不必要的剖腹探查。和其他各种检查手段相比，腹腔镜探查最大的优点是直观，可以探查整个腹腔，误诊率低。阑尾炎是最常见的外科急腹症。有报道，阑尾炎的误诊率为 5%～15%，育龄妇女误诊率为 35%～45%，腹部闭合性损伤的阴性剖腹率为 5%～10%，甚至高达 40%，给患者增加了额外创伤，成为医疗纠纷的高发领域。随着现代腹腔镜技术的不断普及和发展，腹腔镜技术以其微创高效和灵活机动的独特优势在诊治急腹症特别是早期诊治中发挥着越来越大的作用。有学者报道306 例急腹症腹腔镜探查，确诊率达到 100%；腹腔镜探查不仅能治疗急腹症，而且能协助有关疾病诊断，充分发挥腹腔镜探查术的优势，降低手术风险，使患者以最小的创伤获得最好的诊治效果。

早期的腹腔镜手术局限在择期手术，随着腹腔镜技术及外科经验的积累腹腔镜手术可以应用于急诊的处理。目前腹腔镜技术已经应用于腹部急诊如急性阑尾炎、闭合性和穿透性创伤、消化性溃疡穿孔、急性胰腺炎等，还有其他腹部疾病及妇科疾病等。

（一）急腹症腹腔镜治疗的优点

1. 可直接观察病变部位明确诊断，降低阴性剖腹探查率。

2. 在明确诊断同时进行腹腔镜下处理病灶，诊治兼施。

3. 手术空间大，视野广，腹腔积液清洗更为干净。

4. 即使需要剖腹手术也可精选入路，减少创伤，利于康复。

5. 微创，痛苦小，恢复快，明显缩短住院日，减少并发症，节约费用。

6. 因腹腔镜探查创伤小，除晚期衰竭患者外绝大多数均能耐受，所以适应证范围更广。

7. 术后肠粘连、肠梗阻的发生率低，胃肠道功能恢复更快。

（二）腹腔镜治疗的局限性

相对于开腹手术探查，腹腔镜探查也有一定的局限性。主要表现在腹腔镜手术对腹膜后脏器及半腹膜外脏器的诊断有一定困难；腹腔镜探查缺乏手对病变部位的触感，可能漏诊较为细小的病变；有些急腹症患者，如既往有腹部手术史、肠梗阻的患者，腹腔镜探查有一定的危险性，有时甚至是禁忌证；急腹症时胃肠道准备常不充分，造成腹腔镜探查的困难。

（三）急腹症中诊断性腹腔镜的作用

诊断性腹腔镜技术的主要应用价值在于当诊断性腹腔穿刺、超声检查及 CT 检查后急腹症仍不能明确诊断时，它能直接全面地观察全腹腔、及时明确诊断、提高确诊率，以免延误治疗和不必要的剖腹探查。

（四）急腹症中治疗性腹腔镜的作用

腹腔镜手术治疗急腹症的适应证及其应用价值及腹腔镜手术的适应证越广越能体现其应用价值。相对于开腹手术而言，腹腔镜手术治疗急腹症具有创伤小、痛苦轻、康复快的整体优势，而且因其视野更广，可以探查全腹腔，并能采取充分冲洗全腹腔和其他治疗措施，从而最大限度地降低漏诊率和漏治率。

1. 非创伤性急腹症腹腔镜探查的适应证

（1）原因不明的急腹症。

（2）急性非特异性腹痛。

（3）难以决定是否行剖腹探查的急腹症。

（4）诊断与症状体征不符，需进一步确诊者。

2. 腹部闭合性损伤患者腹腔镜探查的适应证

（1）腹部伤口较小的开放性创伤（如刀刺伤）。

（2）疑有实质性脏器破裂但无明显失血性休克的单纯闭合性损伤。

（3）有腹膜炎体征，生命体征尚平稳，怀疑有空腔脏器破裂但又难以决定是否剖腹探查的单纯闭合性损伤。

（4）病情变化不能用其他部位损伤解释，怀疑存在腹部脏器损伤。

（5）多处复合伤，需先行腹腔镜检查排除腹内脏器损伤再依次处理其他损伤。

二、常见急腹症的腹腔镜治疗

（一）创伤

在没有超声及 CT 前的时代，阴性和非治疗性剖腹探查占总手术病例的 1/3；螺旋 CT

三期增强扫描诊断腹部损伤使阴性和非治疗性剖腹探查率下降至约 6％，20 世纪 70 年代腹部损伤引入了腹腔镜技术进行诊断与治疗，随着经验的积累目前对于腹部损伤的病例施行腹腔镜治疗患者必须是血流动力学稳定，而对于血流动力学不稳定的患者施行剖腹探查可以挽救生命。腹部闭合性损伤，特别是复合性损伤，早期诊治直接关系到患者的预后。腹腔镜探查不仅可早期干预避免不必要的剖腹探查，还可同时实施腹腔镜手术治疗。对于实质脏器损伤，腹腔镜能确定损伤部位和程度，便于做出进一步治疗的决策。对于小肠损伤，腹腔镜定位后可在腹腔内行肠修补术或在明确病变肠段后辅以小切口体外手术。但对于某些复杂的病例，如十二指肠破裂及后腹膜脏器损伤等仍受到器械、技术因素、患者客观条件的限制。因此，腹腔镜探查腹部损伤患者应严格掌握适应证和禁忌证，把握中转开腹时机。

1. 诊断性腹腔镜探查　大量的腹前壁穿刺伤患者并没有穿透腹膜，这些患者并不需要接受开腹探查，但是现代的诊断手段如超声，CT 扫描由于假阴性率较高而不能正确诊断，腹腔镜检查可以明确有无腹膜穿透伤、可以有效地降低阴性剖腹探查率、缩短住院时间和减少医疗费用支出。腹腔镜检查相对其他诊断技术对胸腹部穿刺伤所致的膈肌损伤诊断价值较高，可以直视下发现膈肌损伤，如果膈肌没有明显损伤可以避免不必要的剖腹探查。

2. 治疗性腹腔镜探查　应用腹腔镜技术治疗腹部闭合损伤还存在争议，代表性腹、腔镜治疗技术是膈肌损伤的腹腔镜修补；越来越多的文献报道应用腹腔镜技术治疗损伤较轻的肝、脾外伤止血和较小的胃肠道损伤的修补，也有学者倡导内脏损伤时腹腔镜下间断灌洗技术清理腹腔积血和胆汁减少其后的肠梗阻与腹膜炎、腹腔镜下腹腔积血的红细胞洗涤与回输。

3. 腹腔镜操作　一般选择脐部进镜，便于腹腔各部位的全面观察，采用广角镜头有助于发现隐蔽的损伤。急性腹部损伤绝大多数都有腹腔出血，在少量出血时，进镜后发现的出血部位往往即损伤所在，血凝块附着的器官多是有损伤的器官，特别是肝、脾、肾、胰等实质性器官。当腹腔积血较多时，要注意寻找出血的部位，一般应首先用吸引器吸出游离的血液，先不动已经附着的血凝块。因为腹腔血液多时对光线吸收多，导致图像暗而不清，搅动了血凝块可能使原本已暂时停止的出血点再度出血，使腹腔积血增加而又难以辨认出血的源头，陷入尴尬的局面。空腔脏器破裂，往往出血量不多，腹腔有消化液存在可以肯定诊断，但在有出血的情况下常难以辨认。寻找破裂处需仔细观察，有纤维素渗出、覆盖的部位多有穿孔存在。当穿孔不易发现时，则需按胃、小肠、结肠顺序进行逐段检查，用两把抓钳交替向前提起，左右观察，始终有一把钳抓住肠壁，保证远近顺序不被打乱。胃的破裂要打开胃结肠韧带探查后壁，防止贯通伤的漏诊。小肠损伤要特别注意系膜缘的损伤及多发损伤，以免漏诊。上腹的腹膜后血肿或小网膜腔积血时，要打开后腹膜或胃结肠韧带探查胰腺，单纯胰腺损伤容易漏诊且后果严重。

腹腔内实质脏器如肝、脾、胰腺、肠系膜等损伤，腹腔镜能确定损伤部位和程度，便于做出进一步治疗的决策。肝、脾的表浅裂伤可用电凝止血、氩气喷凝止血或纤维蛋白胶喷涂止血，肠系膜血管出血可用血管夹（钛夹、可吸收夹）夹闭，技术要求不高，镜下容易完成。

（1）肝破裂：具体处理方法：①腹腔镜下确定肝无活动性出血或裂口小，出血已停止者，仍予以蛋白胶封闭和肝下置引流管。如腹腔镜下确定肝无活动性出血或裂口小，出血已停止者可以仅局部止血后放置引流，为确保手术疗效，也可加用蛋白胶封闭。②对于肝破裂口比较浅者，采用氩气刀止血，再用蛋白胶封闭或直接用蛋白胶封闭既可止血，又可预防胆漏的发生。③对于肝破裂口较深者，可采用缝合和用蛋白胶封闭相结合方法；但由于镜下缝合难度大，易切割或残留无效腔，以致形成肝脓肿。如果裂口较深，难以全层缝合，作者先用蛋白胶封闭裂口底部，然后再缝合止血，若仍有少量出血，可以用蛋白胶再封闭，同样可以起到良好的止血、防胆漏的效果。对于术中血流动力学不稳定，腹腔内积血多、肝裂口深、出血猛，影响手术视野的，考虑镜下止血困难者，应及时中转开腹。

（2）脾破裂：①患者取仰卧位手术床向右侧倾斜15°，脐上或脐下缘10 mm戳孔为腹腔镜观察孔，再于剑突下和左肋缘下锁骨中线及左腋中线肋缘下（据脾损伤的部位套管位置可改变）各穿置一套管，采用二氧化碳持续气腹，压力维持在1.6～1.9 kPa。对于有中、下腹手术史患者，采用闭合法建立人工气腹，第1穿刺孔的位置应选择远离原手术切口3 cm以上；②探查：冲洗、吸引管吸除腹腔内积血和血凝块，了解脾损伤的程度和腹内其他脏器的病变，显露并探查脾周围结构；③处理：Ⅰ级损伤，可用电凝、纤维蛋白或生物胶黏合止血。Ⅱ级损伤，可用黏合治疗及吸收性明胶海绵填塞，缝合修补。Ⅲ级损伤，采用综合的止血法，在裂口内填入带血管大网膜，再行"U"形交锁缝扎；有中、下腹部手术史的患者粘连松解完成后，要常规仔细检查松解部位有无出血和内脏损伤发生，脾损伤处理完后，观察5～10 min，若无出血可于脾窝置引流管后结束手术；Ⅳ、Ⅴ级损伤，术中明确诊断Ⅳ、Ⅴ级脾损伤者于剑突下2 cm处做约6 cm正中切口，安装手助装置，置入术者左手辅助操作，找到出血部位后，先用手控制出血，特别是脾蒂撕裂，出血较凶猛者，用手捏紧脾蒂，控制出血，在左肋下腋中线处穿刺另一12 mm rocar。用超声刀离断脾周韧带，用手指分离脾门与胰尾后，用钛夹或可吸收夹或endo-GIA切断脾蒂，完成脾切除。将脾置入标本袋内，手助或剪碎后经脐部扩大的切口取出，关闭腹壁各层，重新建立气腹，镜下冲洗腹腔，脾窝置引流管，消除气腹，关闭手术切口。如手术条件仍无法有效止血，及时中转开腹手术切脾。

（3）胰腺损伤由于胰腺的解剖位置以及患者合并伤的存在，腹腔镜的应用受到一定限制，病情重者一般不予考虑应用。胰腺损伤较重者，腹腔镜下可以初步明确损伤类型，对是否行手术治疗及手术方式具有一定的指导意义；损伤较轻的患者也可以在腹腔镜下清除坏死胰腺组织及引流。①Ⅰ型损伤，一般只需止血和外引流，胰包膜的损伤不宜缝合；小胰管损伤可在裂伤处缝合，术毕应常规放置引流，如引流液的淀粉酶等于或低于血清淀粉酶值，引流可于24～48小时拔除，如高于血清淀粉酶，则留至证实没有胰瘘发生拔管。②Ⅱ型损伤，远端的胰腺横断伤可做远端胰腺切除，切除后通过胰管断端向近侧插管造影，如近侧胰管无损伤，胰管断端可用不吸收缝线结扎并做"U"形或"8"字缝合或用 endo-GIA 闭合胰腺断端，断面附近应放置引流。③Ⅲ、Ⅳ、Ⅴ型损伤多需要开腹手术治疗。

（4）小肠损伤：腹腔镜探查按照从右至左、从上至下的顺序全面仔细探查腹腔。如发现小肠破裂，如受伤时间短、裂口较小、边缘整齐、腹腔污染轻，在腹腔镜下行小肠破裂修补术；如裂口较大、超过1/2周径、黏膜外翻，或多处破裂、小肠局部损伤严重，在腹腔镜辅助下将观察孔扩大到5 cm，行小肠部分切除术、端-端吻合术，再将小肠放回腹腔，关闭腹部切口，腹腔镜下关闭系膜裂孔，冲洗腹腔，放置引流。

（二）急性胆囊炎、急性重症胆管炎

1. 急性胆囊炎　腹腔镜在急性胆囊炎的诊断价值较低，急性胆囊炎的诊断可以通过症状、体征、化验检查及腹部超声、CT 或 MRI 确诊。美国每年约70万人接受了胆囊切除术，而其中的大多数患者是腹腔镜胆囊切除术，现在腹腔镜下胆囊切除术已成为金标准。择期腹腔镜胆囊切除术中转开腹率约为5%，而急性胆囊炎腹腔镜胆囊切除术的中转开腹率可达30%；在腹腔镜开展初期曾将急性胆囊炎病例列为相对禁忌证，多个随机对照研究表明腹腔镜胆囊切除术与开腹胆囊切除相比术后恢复快，住院时间短，目前认为急性胆囊炎不是是否需要腹腔镜胆囊切除术而是什么时候行腹腔镜胆囊切除术。随着技术水平不断进步，对于腹腔镜手术技术娴熟者、发病不超过72小时、经积极非手术治疗24～48小时症状无明显缓解的病例现已变为相对适应证。一项随机对照研究表明与急性胆囊炎诊断确立后延期（6周）行腹腔镜胆囊切除术与早期（24～48小时）行腹腔镜胆囊切除术相比，大约有20%的患者在等待延期手术时需要手术治疗。早期腹腔镜胆囊切除术与延期腹腔镜胆囊切除术相比中转开腹率、并发症等并无明显差异，但住院时间、费用早期腹腔镜胆囊切除术明显低。

与常规腹腔镜胆囊切除术相比，急性胆囊炎腹腔镜胆囊切除术面临的问题主要有2个：①分离胆囊管及切除胆囊时出血及炎性渗出较多，影响视野，增加手术难度及副损伤风险。②显露胆囊管时胆道及胆囊管残端的损伤。我们采用电凝吸引器在急性胆囊炎腹腔镜胆囊切除术中边吸边凝，可以保证术野清晰、显露出胆囊管、胆囊动脉及肝总管、胆总管，在直视下行管道的结扎与处理，有效地避免出血及胆道的损伤。效果与使用超声刀相当，但又没有增加手术费用，值得推广。

2. 急性重症胆管炎结石性急性重症　胆管炎腹腔镜下胆总管探查，取石和（或）T 管引流术对合适的胆道结石患者可以采用单一的、侵入性手段完全解决胆道结石的方法。术中经胆囊管造影或术中超声检查明确有胆道结石的患者可以采用经胆囊管球囊扩张、经胆囊管胆管切开，球囊取石；或在 X 线下取石网篮取石，纤维胆道镜下取石网篮取石。经胆囊管取石后可以不行胆道 T 管引流。对于胆囊管汇入胆管后侧、左侧或胆囊管闭塞、不扩张的患者，可以采用胆道切开探查、取石，取石完成胆道置入 T 管引流。此外还有三镜合治疗胆总管结石的报道，腹腔镜手术开始后内镜胆道取石、置入支架管，腹腔镜下胆囊切除。

对于病情危重者如胆囊管通畅、胆囊炎炎症反应轻的患者，可以施行胆囊造口引流胆囊与胆道内的脓性胆汁，待病情稳定后再行内镜取石、胆囊切除术。也可以施行腹腔镜下胆管切开，T 管引流，胆囊切除术，待病情稳定后行以 T 管窦道纤维胆道镜取石术。

手术操作：麻醉与 Trocar 放置同腹腔镜胆囊切除术。30°腹腔镜探查，可先行胆囊穿刺减压。解剖与显露胆囊颈、胆囊管及胆总管、肝总管，于靠近胆囊颈部胆囊管钛夹夹闭胆囊管，防止胆囊内细小结石在操作过程或胆总管取石时继续进入胆总管。继之可行胆囊管切开，一方面可行胆道减压，另一方面如术前影像学检查未能明确胆总管结石，可先行经胆囊管胆道造影明确胆总管是否存在结石。如胆囊管汇入胆总管右侧或前壁，且胆囊管通畅还可行经胆囊管扩张，取石网篮取石，如胆囊管不通畅或无法扩张则行胆总管切开取石。显露出肝、十二指肠韧带和胆总管前壁。分离胆总管前壁，穿刺胆总管抽出胆汁确认后纵行切开胆总管前壁，用电钩或剪刀沿穿刺孔纵行切开胆总管前壁 1～2 cm，直视下钳取结石，将上下端结石轻挤入切口钳取。胆道取石钳取石后可行胆道镜检查明确有无胆道残余结石。如胆道取石钳无法取出胆管内结石，可于胆道镜直视下取石网篮取石。如患者病情允许尽量取净胆管内结石，如病情不允许于胆总管内置入 T 管用可吸收缝线缝合胆管切口。

（三）急性阑尾炎

阑尾炎是一种常见疾病，美国约有 8％的人接受阑尾切除术，国内外资料均表明在腹腔镜手术治疗的急腹症病例中，阑尾炎占第 1 位。由于阑尾炎早期表现不典型使得阑尾误诊仍时常发生。对于表现不典型阑尾炎，及时行腹腔镜探查可提高其正确诊断率，降低阑尾炎误诊率、减少阑尾穿孔的危险，同时提高对妇科疾病、肠憩室炎和炎性肠道疾病的诊治率，尤其适用于小儿、老年人、育龄女性、糖尿病、肥胖和诊断不肯定者。对于阑尾穿孔者，腹腔镜手术与开腹手术相比在探查冲洗整个腹盆腔、减少肠间隙和盆腔残留感染机会以及切口感染发生率低等方面具有优势。对于腹膜外位或盲肠壁内异位阑尾、阑尾根部坏死穿孔、阑尾周围脓肿形成或与周围粘连严重导致解剖关系不清，阑尾恶性肿瘤、阑尾动脉出血难以控制等复杂情况，术者应根据自身的腹腔镜手术技能酌情及时中转开腹手术。

手术操作：建立气腹及转入腹腔镜后先行探查，一般按右上、左上、右下、左下及盆腔顺序检查。如发现阑尾充血水肿、坏疽、表面脓肿及周围肠管、大网膜呈炎性包裹右下腹及阑尾即可确诊急性阑尾炎。先行用吸引器或肠钳分离粘连，显露出动脉及其系膜。用电钩或超声刀分离阑尾与系膜，可用超声刀或可吸收夹切断或夹闭阑尾动脉，用丝线或腹腔镜结扎圈于腹腔镜下结扎阑尾，再于结扎线上方夹闭、切断阑尾；用电钩电灼阑尾残端黏膜，残端不包埋或仅行回盲部"8"字缝合。也可以使用腹腔镜缝合切割器缝闭并切断阑尾残端。阑尾根部坏疽者可于阑尾切除后，根部"8"字缝合 2～3 针，并阑尾系膜或结膜脂肪垂覆盖固定于残端上。吸引器吸净周围脓液、血液及渗液。

（四）消化性溃疡穿孔

国外资料显示消化性溃疡穿孔是位居需要手术治疗的第 2 位腹部穿孔，约占腹部急诊的 5%。腹腔镜下修补消化性溃疡穿孔的术式 1990 年首先报道，但至今还未被普遍接受。一组随机对照研究表明腹腔镜下消化性溃疡穿孔修补术可以减少腹腔内感染发生率，术后疼痛较轻及恢复正常饮食时间、住院时间及恢复工作时间较短；但腹腔镜下消化性溃疡穿孔修补术中转开腹消化溃疡穿孔修补术的发生率为 10%～20%。

手术操作：置入腹腔镜后在直视下抽吸胃管，使胃壁萎陷，找到穿孔部位，行胃壁或十二指肠壶腹全层缝合 1～2 针，并加盖大网膜结扎固定。缝合后彻底冲洗干净腹腔，吸净腹腔内积液，在穿孔部位及盆腔放置引流管。对于十二指肠壶腹溃疡穿孔可以行大网膜片覆盖加腹腔引流，对于穿孔巨大难以修补、局部炎症水肿者、腹腔广泛粘连、不能排除恶性溃疡穿孔者应适时中转开腹。

（五）肠梗阻

急性肠梗阻腹腔镜探查可以及时明确病因诊断并决定下一步的治疗方案。如果术中发现为粘连性肠梗阻，可行粘连松解术；大约有 60% 肠梗阻是由粘连引起的，通过腹腔镜手术可以有效缓解肠梗阻。与开腹手术相比，腹腔镜处理急性肠梗阻，术后并发症减少，肠道功能恢复较早，住院日短；尽早实施还可以减小因闭襻性肠梗阻和肠坏死导致的肠切除风险，对于腹腔镜手术经验丰富的医师处理急性肠梗阻是安全有效的。腹腔镜手术中转开腹手术发生率是 20%～51.9%，并发症（肠损伤）发生率是 6.5%～18.0%；中转开腹的原因主要有致密的肠粘连、肠梗阻不能缓解、腹腔镜不能修复、小肠坏死和肠穿孔。

1. 腹腔镜治疗肠梗阻的适应证

（1）小肠中度以下扩张，具有足够的视野。

（2）近端小肠梗阻。

（3）不完全肠梗阻。

（4）术前诊断可能为单个束带造成的梗阻。

2. 腹腔镜治疗肠梗阻的禁忌证

（1）腹胀严重。

（2）绞窄性肠梗阻。

（3）肠坏死伴感染、中毒性休克。

（4）进行性、完全性远端小肠梗阻。

（5）致密的肠粘连。

（6）经有效的胃肠减压肠管仍明显扩张者。

3. 手术操作

开放建立气腹，根据临床表现和原手术切口部位估计梗阻位置，先选择距切口位置 5 cm 处做人工气腹，压力在 12～14 mmHg，再根据肠粘连情况选择 2～4 个操作孔。术中用带电凝的剪刀、电凝钩或超声刀切断粘连束带。注意不要过多拨动肠管尽量抓持系膜，避免肠管破裂。如为腹内疝可行小肠复位后腹腔镜下斜疝修补术，如为占位性病变可行小切口将病变处小肠置腹腔外行肠切除、端-端吻合术，如为回盲部或结肠肿瘤性病变中转开腹行标准根治、肠造口术，如有腹腔镜下结、直肠手术经验者也可行腹腔镜下结、直肠癌手术及近端造瘘术。

（六）急性胰腺炎

引起急性胰腺炎的病因很多，最常见的病因是胆囊结石和过量饮酒，通过腹腔镜探查明确诊断及急性胰腺炎的严重程度价值有限。急性胰腺炎是否需要手术治疗与病因、严重程度有关，以往认为只有在出血、腹腔间隔室综合征才需要急诊手术，其他情况下应待患者经过液体复苏、胰腺坏死界限明确需要清创治疗时手术。目前对重症急性胰腺炎的治疗过程中是否早期干预由于腹腔镜技术的引入而引起争议，一些学者认为腹腔镜手术治疗重症急性胰腺炎对机体内环境影响小，以微小的创伤即可将腹腔内炎性渗液引流出体外，同时探查范围广，既能明确诊断又能准确了解胰腺病变范围，而且腹腔镜下置管准确、冲洗彻底、可充分引流腹腔内存留的炎性介质及胰周坏死组织，有效减少腹腔内感染、胰腺脓肿及胰瘘的发生，故认为手术适应证及手术时机的选择应不同于传统开腹手术，腹腔镜治疗重症急性胰腺炎可适当放宽手术适应证，宜早不宜迟，在急性反应期即可进行腹腔镜诊治。

1. 腹腔镜前入路　体位及 Trocar 置入同腹腔镜胆囊切除术，建立气腹时可以采用气腹针穿刺或脐下小切口直视下入腹，气腹压力维持在 12～15 mmHg，置入腹腔镜探查并引导置入其余 Trocar，Trocar 数量及位置根据患者情况决定，一般右锁骨中线中腹及上腹各置入 1 个 Trocar，左锁骨中线中腹及上腹各置入 1 个 Trocar。助手协助暴露，提起大网膜，术者用超声刀沿胃大弯下缘分离切断大网膜，进入网膜囊，吸引器吸取渗出液、坏死胰腺组织，但不要过分干扰胰腺。用大量生理盐水冲洗至冲洗液澄清。根据渗出情况分别于胰头、胰体、胰尾、盆腔、脾床、横结肠下后腹腔置腹腔引流管，网膜囊内胰腺上方置冲洗管。

2. 腹腔镜后入路腹腔镜前入路治疗　重症胰腺炎存在患者高度腹胀、腹内压力高而建立气腹、术野显露困难，引流管经前腹壁引出、由于虹吸、负压等影响使腹腔积液无法引出等弊端；而采用腹膜后入路则有利于腹膜后坏死组织、坏死胰腺组织清创，此外腹膜后入路创伤更小（腹壁没有切口、不打开胃结肠韧带），手术操作在腹膜后进行，对腹腔内脏器功能影响小，引流管经侧腹壁引出可以有效地利用虹吸、负压、重力因素引流更为彻底。手术操作按照腹腔镜肾手术入路进入腹膜后腔，用吸引器或腹腔镜小抓钳夹持、清除腹膜后及胰腺坏死组织。如术前影像学检查提示腹腔内有大量积液，也行经腹前壁入腹腔镜下置管引流。

（七）肠系膜血管缺血

急性肠系膜血管缺血主要由动脉闭塞（约占 50%）、静脉闭塞（约占 15%）和非闭塞性肠系膜缺血（约占 35%）引起，可以通过临床表现、选择性血管造影和 CT 扫描确诊，早期、迅速的诊断对于预后至关重要。

腹腔镜技术对肠系膜缺血的诊断价值远高于治疗价值，一般在严重脱水、酸中毒、伴随其他严重疾病、血管造影具有高度风险的情况下，如果能够在重症监护病房、急诊抢救室床旁快速进行腹腔镜检查是可行的。

腹腔镜可以全面观察小肠、大肠，对引起急腹症的病因进行诊断，有助于后续正确地治疗。但肠系膜缺血引起的急腹症约占 1%，并且腹腔镜下不能触诊肠系膜动脉搏动；利用荧光染料与紫外线照射可在腹腔镜下明确缺血肠管与正常的界限，并施行腹腔镜下肠切除吻合术。总之腹腔镜技术在急性肠系膜缺血的应用价值有限。

（八）嵌顿疝

腹腔镜治疗腹股沟疝、切口疝和其他疝等腹外疝中效果较好，但大多数学者并不建议腹腔镜技术应用于急诊腹外疝手术。但与传统的修补术相比，嵌顿疝的无张力修补可明显降低患者的复发率，腹腔镜疝修补术继承了无张力疝修补术的优点，且在减小患者的创伤、促进术后恢复等方面具有优势；急诊在腹腔镜下复位及修补尤其可以避免嵌顿肠管复位后，依靠腹股沟区的小切口不能判断回纳肠管的血液循环状况，甚至不能找到已复位的肠管，而可能导致患者遭受更大的手术创伤或遗留隐患等问题。

腹腔镜嵌顿疝复位及修补亦存在风险，部分难复性疝由于嵌顿时间较长，嵌顿肠管张力较高，内环扣较紧，在松解及复位过程中可能引起肠穿孔，另外，在肠管复位后发现嵌顿肠管已有坏死者，由于术后感染的风险增大，导致一期修补失败。

手术操作：采用全身麻醉，留置尿管，取头低足高位（15°～20°），在脐上缘做 10 mm 横形切口，刺入气腹针，建立气腹，置入 10 mm Trocar，维持气腹压力 10～12 mmHg，置入 30°腹腔镜，直视下分别在左、右腹部（腹直肌外侧缘平脐处）置入 5 mm 及 10 mm Ttrocar。先行腹腔探查，寻找嵌顿的疝内容物，了解嵌顿肠管血液循环情况；在确定肠管存活后进行经腹膜前补片置入术（Transabdominal preperitoneal laparoscopic inguinal herniorrhaphy，TAPP）。经充分的肌肉松弛仍无还纳的疝内容物在适当的外力挤压及腹腔内对嵌顿肠管的牵拉后，用肠钳探查狭窄部位，置入电凝钩于内环口狭窄部位的外侧，分数次钩开狭窄环，回纳嵌顿肠管。术中判断嵌顿肠管的活力可采用，向腹腔内注入 1000 ml 温热生理盐水，浸泡嵌顿肠管，观察 15～20 min 如嵌顿肠管的颜色逐渐转为红润，吸尽腹腔内液体，再行 TAPP。

三、腹腔镜在妇科疾病中的应用

腹腔镜技术在妇科疾病的诊疗中应用了很长时间来鉴别引起盆、腹部疼痛，妇科常见的急性疾病如附件扭转、卵巢囊肿、盆腔炎症、异位妊娠与胃肠道疾病如阑尾炎、憩室炎的症状相似，有时经过一系列检查如妊娠试验、腹盆部 CT，经阴道超声或腹部超声等仍不能鉴别，腹腔镜检查可以明确腹、盆部疾病，对于卵巢囊肿扭转、卵巢黄体破裂、卵巢巧克力囊肿破裂、子宫破裂、子宫肌瘤红色变性、输卵管卵巢脓肿、异位妊娠（血流动力学稳定状态下）等，可以应用腹腔镜进行治疗。

（一）体位与 Trocar 置入

患者均施行气管插管静脉复合麻醉，在脐上做一长 10 mm 弧形切口置入 10 mm Trocar，建气腹，压力为 12 mmHg，置入腹腔镜进行探查，在腹腔镜直视下在左右下腹相当于麦氏点做 5 mm、10 mm 操作孔。

首先明确诊断，腹腔有出血的迅速吸出积血，根据患者病情及生育要求选择腹腔镜手术方式。

（二）手术操作

1. 异位妊娠

（1）输卵管切除术：对输卵管妊娠，无再生育要求者可行输卵管切除术，沿输卵管伞端电凝并切断系膜至输卵管峡部，横断电凝峡部后切除输卵管（或逆此顺序操作）。

（2）输卵管切开取胚胎术（开窗术）：提起输卵管，在其表面最肿胀薄弱处纵行切开 1 cm，用无损伤钳夹出内容物或用吸管轻轻吸引，取出物立即放入水中检查有无绒毛，注意不要反复钳夹与吸引管腔，以免破坏输卵管黏膜造成出血或影响输卵管功能。若有活动性出血，电凝止血。对输卵管流产型病例，胚物已排至伞端可向伞端挤压输卵管，挤出妊娠物。部分患者加用甲氨蝶呤（15～20 mg）局部注射。术后第 1 次月经来潮后（3～7 天）行输卵管碘油造影检查。

2. 卵巢部分切除术　对卵巢黄体破裂或卵巢妊娠的病例行卵巢部分切除术，楔形切除卵巢破口周围组织，创面电凝止血。

3. 卵巢囊肿蒂扭转术　若整个附件扭转缺血坏死，行附件切除术。先电凝切断骨盆漏斗韧带，回复扭转，再电凝切断输卵管峡部及卵巢固有韧带。对卵巢冠囊肿扭转而卵巢未受累者行患侧输卵管及卵巢冠囊肿切除术。对扭转时间短，卵巢血供未受明显影响者，行卵巢囊肿剥除术。

4. 卵巢巧克力囊肿破裂术　剥除囊肿壁，创面电凝止血。探察盆腔，行子宫内膜异位症病灶电灼术和盆腔粘连松解术，对盆底部已经形成紧密粘连或与肠管粘连紧密，为避免损伤，不强行分离。

5. 子宫穿孔　腹腔镜下子宫穿孔修补术＋人工流产术，破口小者双极电凝止血，破口大者缝合，腹腔镜监护下吸刮出宫腔内妊娠组织。

6. 盆腔脓肿　对盆腔急、慢性炎症尽量松解盆腔粘连，已形成脓肿者切开引流，盆腹腔冲洗，术后留置腹腔引流管。

（1）输卵管切除术：适用于输卵管积脓、无生育要求者。

（2）附件切除术：适用于卵巢输卵管脓肿、无生育要求者。

（3）脓肿清除术：适用于有生育要求者，清除脓性分泌物，对于输卵管积脓，可将吸引器从伞端进入管腔内吸冲，生理盐水及甲硝唑液充分冲洗盆腔，术毕盆腔留置乳酸林格液300 ml 预防粘连。

7. 其他　子宫肌瘤变性引起的急性腹痛，根据肌瘤部位、是否多发、患者年龄、生育状况选择行浆膜下子宫肌瘤剔除术或腹腔镜辅助阴式子宫切除术。

腹腔镜治疗急腹症是集诊断、治疗一体化的现代化外科治疗新技术，腹腔镜探查不仅能治疗急腹症还能协助有关疾病的诊断；腹腔镜对急腹症的诊断与治疗具有传统剖腹探查不可替代的优势，作为一种微创的诊断和治疗手段，虽然有其不足之处，但应严格掌握其适应证，充分发挥其优势，降低手术风险，使患者以最小的创伤获得最好的诊疗效果。随着技术的进步及外科医师经验的不断积累，腹腔镜技术在诊治急腹症方面的适应证将会越来越多，将会有更多的患者受益。

● 第二节　腔镜下胃部手术

一、胃的解剖

（一）胃的解剖部位

在临床上常将胃分为五部分。①贲门部：是与食管相接的部分。②胃底部：位于贲门的左上方，高出食管贲门交界，是胃的最上部分，食管左缘与胃底大弯形成 His 角。③胃体部：是胃底部和胃窦部之间的部分，所占面积最大。④胃窦部：胃小弯缘斜向与水平向相交近胃窦处有一凹入刻痕，称为幽门窦切迹（亦称胃角切迹），自此切迹向右至幽门的部分为胃窦部，或称幽门窦部。⑤幽门部：是与十二指肠相接的部分。

（二）胃壁分层

胃壁分为四层，即黏膜层、黏膜下层、肌层和浆膜层（腹膜层）。

（三）胃的血管

胃的血运极为丰富，血液供应来自小弯侧的胃左、右动脉形成的动脉弓和大弯侧的胃网膜左、右动脉形成的动脉弓，以及胃短动脉。这些动脉的分支在胃壁内彼此间有广泛的吻合，形成网状动脉分布。此外，左膈下动脉分出小支下行至胃底，供应胃底部的内侧壁。60%～80%的胃标本中可发现来自脾动脉的胃后动脉，供应偏小弯侧的胃体后壁上部。胃的各静脉基本与同名动脉伴行，均注入门静脉系统。

（四）胃的淋巴管

胃黏膜的淋巴液引流至黏膜下层，再穿过肌层、浆膜层，经淋巴管汇流至胃周围淋巴结。由于淋巴管与动脉血供相平行，因此胃周围淋巴结的分组与相应的动脉有关。一般分为四组，即：①胃上淋巴结，沿胃左、右动脉排列，以前者为主，其最上者为贲门旁淋巴结，与食管旁淋巴结沟通，胃上淋巴结收纳胃小弯部淋巴。②胃下淋巴结，沿胃网膜左、右动脉排列，收纳胃大弯侧下半部及大网膜淋巴液。③幽门淋巴结，其中幽门上淋巴结与胃右动脉相关，幽门下淋巴结与胃网膜右动脉相关，收纳幽门部、十二指肠首段及胰头等处的淋巴液。④胰脾淋巴结，沿脾动脉排列，收纳胃大弯上部的淋巴液。来自以上四组的淋巴液均注入腹腔淋巴结，经此入乳糜池，再经胸导管入左颈静脉，因此胃癌淋巴转移常在左锁骨上凹触及硬淋巴结。胃贲门部黏膜下层淋巴网与食管黏膜下层淋巴网有充分交通。胃与十二指肠的黏膜下淋巴网无明显分界，因此切除胃窦部癌时，切除范围应包括十二指肠首段约 2 cm 为妥。

（五）胃的神经

胃的神经供应属于自主神经系统，包括交感和副交感神经两部分。来自第 6～9 胸椎神经的交感神经纤维组成大内脏神经，终止于半月神经节，由此分出神经纤维至腹腔神经节，再分支至胃。副交感神经纤维来自左、右迷走神经，它促进胃的运动，增加胃液分泌，与交感神经的作用是相对抗的。胃壁黏膜下层和肌层内的神经网是由交感和副交感神经纤维共同组成，以协调胃运动和分泌功能的相互关系。缠绕食管周围的迷走神经小支在进入腹腔时集中为左右两主干，左迷走神经干转向腹段食管前壁，从左上向右下走行，因此应称之为迷走神经前干，它位于食管前壁肌层与腹膜之间，常与食管肌层紧贴。

二、腹腔镜胃、十二指肠穿孔修补术

胃、十二指肠溃疡急性穿孔是溃疡病的并发症之一，表现为严重急腹症，有致命危险，需要紧急处理。由于十二指肠溃疡比胃溃疡多见，因而急性穿孔大多发生在十二指肠，以十二指肠球部前壁偏小弯侧为最多见部位。胃溃疡急性穿孔大多发生在近幽门的胃前壁，也是偏小弯侧，胃溃疡的穿孔一般较十二指肠者略大。溃疡穿孔后，胃肠内容流入游离腹腔，引起急性腹膜炎症状。与前壁溃疡不同，胃、十二指肠后壁的溃疡向深部发展时，容易被逐步粘连，因而大多表现为慢性穿透性溃疡，无急性腹膜炎症状，表现为急性穿孔者少见。对胃、十二指肠溃疡急性穿孔的治疗原则首先是终止胃肠内容漏入腹腔，使急性腹膜炎好转以挽救患者生命。在此基础上当病情需要而又有条件时，可以进一步考虑溃疡病的根治问题。

（一）腹腔镜穿孔缝合术原则

缝闭穿孔，终止胃肠内容物继续外漏，并较彻底地清除腹腔内的污染物及渗出液，对溃疡穿孔所引起的严重急性腹膜炎有确实疗效。此种手术创伤较轻，对患者的危险较小。穿孔缝合后经过一段时期内科治疗，约 1/3 患者溃疡可以愈合，症状基本消失。对病期较短的急性溃疡更是如此。穿孔缝合后，即使日后溃疡症状依然存在甚至加重，仍可较安全地进行择期性根治手术。

（二）适应证

1. 穿孔时间已经超过 12 小时，腹腔感染严重不宜行胃大部切除术者。

2. 高龄的胃、十二指肠溃疡穿孔患者，全身情况差或伴有心肺肝肾等脏器的严重疾病，不能耐受较大手术者。

3. 穿孔修补术不致产生十二指肠狭窄或通过障碍者。

（三）禁忌证

1. 腹腔粘连，多次腹部手术史导致腹腔粘连过重，无法通过肠粘连松解术游离病灶肠管。

2. 有凝血机制障碍、腹型过敏性紫癜（Henoch 病）、大量腹水、化脓性弥漫性腹膜炎。

3. 一般状态极差无法耐受全麻手术。

（四）术前准备

1. 置鼻胃管，持续胃肠减压。

2. 输液纠正水、电解质紊乱，抗休克治疗，必要时输血。

3. 术前应用广谱抗生素，明确诊断后适当给予止痛药或镇静剂。

（五）麻醉与体位

腹腔镜胃穿孔修补术采用全身麻醉，取平卧体位或术中根据病情改变体位。

（六）患者体位与手术人员的位置

根据病情改变手术体位，术者位于患者的左侧，持镜者靠术者左侧站在患者左侧。

（七）手术步骤

1. 切口

一般放置 3 或 4 枚 Trocar：

（1）脐右缘取 1 cm 纵切口，放置 11 mm Trocar，作为观察孔。

（2）下面三个操作孔根据病情选择，一般以右中腹置入 10 mm Trocar 为主操作孔。

（3）左中腹置入 5 mm Trocar 作为辅助操作孔。

（4）如穿孔位置较高，需剑突下置入 10 mm Trocar，放入三爪拉钩挡住肝脏。

以开放法建立气腹，接通气腹机，注入 CO_2 建立气腹，气腹压力为 10～14 mmHg。

2. 镜下探查寻找病变　显露胃及十二指肠前壁。胃及十二指肠前壁的穿孔部位很容易发现，可见到穿孔处周围组织明显充血水肿、发硬并有胃或十二指肠液溢出。但有时穿孔处可能被食物或纤维蛋白渗出物所堵塞或被大网膜、肝脏、胆囊所覆盖粘着，将这些粘连物分开后即可看到穿孔部位。若前壁未发现穿孔应切开胃结肠韧带，将胃向上翻开探查胃后。

3. 缝合修补穿孔　胃壁的小穿孔其四周坚硬的范围不大者可用不吸收线做间断的浆肌层缝合，以其周围的正常浆肌层对拢后覆盖穿孔，然后再用大网膜覆盖并与胃壁缝合固定。若为十二指肠溃疡穿孔，可用不吸收线经穿孔边缘做间断缝合。缝合口的方向应与十二指肠纵轴垂直。结扎缝线时不可用力过大，将穿孔的两侧边缘密切对合即可，以防勒断周围有水肿及炎症的组织。缝合后用大网膜覆盖于其表面，再用不吸收线缝合于肠壁表面使之固定。

4. 清洗腹腔　缝合完毕后，用生理盐水冲洗腹腔。尤其注意膈下间隙、盆腔及肠祥间是否有食物残渣或渗出物存留，必须清除并冲洗干净。引流管经右下腹孔引出。

（八）术后处理

1. 继续胃肠减压防止胃扩张，一般需持续减压 2～3 天，直至肠功能恢复。

2. 术后禁食期间给予补液、抑酸、维持营养及水、电解质平衡，必要时输血。

3. 术后第 2 天肠功能恢复后可拔除胃管，可给予流质饮食。术后第 3 天复查血常规、肝功能及血生化，无异常后停止补液、抗感染对症治疗。

4. 术后恢复饮食后给予奥美拉唑口服，每天一次。出院后行正规抗溃疡治疗，2～3 个月后复查胃镜。

（九）手术要点

1. 胃、十二指肠溃疡急性穿孔的治疗原则首先是终止胃肠内容漏入腹腔，使急性腹膜炎好转以挽救患者生命。在此基础上当病情需要而又有条件时，可以进一步考虑溃疡病的根治问题。为满足以上要求，可供选用的具体治疗方法有三种，即手术缝合穿孔、连续胃肠吸引的非手术治疗以及急症胃切除或迷走神经切断术。穿孔缝合术为缝闭穿孔，终止胃肠内容物继续外漏，并较彻底地清除腹腔内的污染物及渗出液，对溃疡穿孔所引起的严重急性腹膜炎有确实疗效。此种手术创伤较轻，对患者的危险较小，因此至今仍然是治疗溃疡急性穿孔的主要手段。穿孔缝合后经过一段时期内科治疗，约 1/3 患者溃疡可以愈合，症状基本消失。对病期较短的急性溃疡更是如此。穿孔缝合后，即使日后溃疡症状依然存在甚至加重，仍可较安全地进行择期性根治手术。但对于部分患者仍建议行胃大部切除术，而不采用单纯穿孔修补术：①长期溃疡病史，反复发作，症状较重。②以往曾有穿孔或出血史。③急性穿孔并发出血。④手术时见溃疡周围瘢痕多，为胼胝状溃疡。⑤已有幽门瘢痕狭窄，或穿孔大缝合后易造成幽门狭窄。⑥较大的胃溃疡穿孔，特别是疑有癌可能时。⑦多发性溃疡。

患者应具备以下条件才能考虑在治疗穿孔的同时进行根治性手术：①患者一般情况较好，无心肺等重要器官并存病。②根据穿孔大小，胃肠内容物漏出多少，发病后就医的早晚，以及术中所见腹腔渗出液性质等因素，进行综合判断，认为腹腔内感染尚较轻者。因此，对于手术方式的选择，术前术者应充分斟酌。

2. 大多数胃、十二指肠溃疡穿孔，单纯靠缝线缝合缺损，常常造成缝线撕破水肿变脆的组织，此时宜选择简单地用一块大网膜覆盖于缺损处，并用全层缝合法将大网膜与十二指肠壁缝合，这样可以避免缝线的张力切割所缝合组织。

3. 宜使用大量的生理盐水彻底冲洗腹腔。

4. 腹腔镜下探查腹腔内情况，清理腹腔脓性渗液，找到穿孔部位（多数在胃窦前壁，部分会在幽门管或胃体小弯侧），判断穿孔情况，如怀疑癌性穿孔则需要切片活检，避免漏诊；如果胃内容物较多，可以将吸引器经穿孔处伸入胃腔内，吸尽胃液；由于穿孔处的胃壁水肿、组织松脆，缝合线如靠近穿孔边缘，容易造成胃壁撕裂，故常将入针处选择在距孔边缘 5 mm 处的胃壁；缝合时由穿孔的两侧向中心全层缝合，大网膜覆盖固定修补穿孔处。

三、腹腔镜胃癌根治术

以前，胃癌根治术的标准术式是：胃切除 2/3 以上及 D_2 淋巴结廓清，也有根据病变程度而改变切除范围的术式，包括比标准胃癌根治术切除及淋巴结廓清范围缩小的简化术式。根据日本第 3 版《胃癌治疗指南》推荐，临床日常诊疗时对胃癌 TNM 分期的 T_1N_0 者，可行内镜下黏膜切除术（endoscopic mucosal resection，EMR）或内镜下黏膜下剥离术（endoscopic submucosal dissection，ESD），淋巴结廓清范围仅限于 D_1 或 D_1＋。腹腔镜胃癌根治术是介于 EMR、ESD 等内镜治疗和标准胃癌根治术两者之间的手术方法。由于微创器械和腹腔镜技术的发展，腹腔镜胃癌根治术已成为可能，据 2010 年日本内镜外科学会统计调查报指出，29.8％的胃癌患者适合行腹腔镜胃癌根治术，本节重点介绍腹腔镜胃癌根治术的适应证和手术技巧。腹腔镜下胃癌根治术与开腹手术比，创伤小、手术侵袭程度和术后疼痛轻是其优点。术中出血量、呼吸功能障碍、术后镇痛药用量、住院天数等作为微创治疗有效的依据报道不少，但缺乏更有力的证据。据此，日本第三版《胃癌治疗指南》中要求，腹腔镜下胃癌根治术不能作为日常诊疗项目，只能作为适合于胃癌 I A、 I B 病例临床研究的一种方法来进行。

（一）适应证

1. 腹腔镜下胃癌根治术　原则适合行 EMR、ESD 者，术前明确为 T_1N_2、T_1N_1、T_2N_2 期的早期胃癌。基本要求：T_2N_0 肿瘤行 D_1（1～7 组）淋巴结廓清，T_1N_1、T_2N_0 者行 D_1 ＋（D_1 ＋8a、9、11 组）或 D_2（D_1 ＋8a、9、11、12 组）淋巴结廓清。

2. 腹腔镜下保留幽门的胃癌根治术　保留幽门的胃癌根治术（pylorus preserving gastrectomy，PPG）也是一种简化手术术式。术前诊断为 T_1N_0 且肿瘤远端距幽门 4 cm 以上者可行 PPG。一般保留胃上部 1/3 和距幽门 3～4 cm 的胃窦部，行 D_1 或 D_1 ＋（D_1 ＋8a、9 组）淋巴结廓清。为保留幽门功能，术中应保留迷走神经肝支及幽门下动脉。

3. 腹腔镜下全胃切除术　可作为一种尝试性研究治疗手段，但要求有熟练的手术操作技巧，其安全性和远期疗效尚未得到证实。标准操作取决于手术操作技术（包括手术器械）的进展和变动，将来有可能普及临床。

（二）禁忌证

1. 严重心、肺等重要脏器功能障碍。

2. 不能耐受全麻和气腹者。

3. 难以纠正的凝血功能障碍者。

4. 有上腹部手术等病史引起腹腔粘连者为相对禁忌证。

（三）术前准备

常规检查血、尿、凝血常规，肝、肾功能，胸腹部 X 线片，心电图检查，处理调整伴发病。手术前 1 天常规皮肤准备，术前禁食、水 6 小时以上，留置胃管及尿管，不必备血。

（四）麻醉

采用硬膜外麻醉加全身麻醉。

（五）患者体位与手术人员的位置

患者仰卧位，头抬高 20°～30°，两腿分开约 30°，双上肢外展 90°。扶镜者立于患者两腿之间，术者位于患者右侧，助手位于患者左侧。

（六）操作步骤

腹腔镜胃癌根治术需有 6 个腹壁截孔，置入 Trocar：①脐下及右下腹 12 mm Trocar。②剑突下、左、右肋弓下 2.0 cm 及左下腹 5 mm Trocar。

1. 建立气腹　以开放法为例。术野皮肤常规聚维酮碘消毒，铺无菌巾。取脐或脐下 2.0 cm 切口长约 1.0 cm，逐层切开皮肤、皮下、腹直肌前鞘、向右侧拉开腹直肌、打开腹膜，置入 12 mm Trocar，接通气腹机，注入 CO_2 建立气腹，理想的气腹压力为 8～12 mmHg，置入腹腔镜。

2. Trocar 置入　镜下分别于剑突下、左、右肋弓下、左下腹及右下腹穿刺置入 4 个 5 mm 及 12 mm Trocar，插入手术操作器械，探查。

3. 显露胃表面　助手以无损伤钳于右侧膈肌脚附近将肝左叶及肝圆韧带上举，充分显露胃体。

4. 切除大网膜及剥离胰腺前筋膜　助手以无损伤钳分别钳夹胃大弯侧中部及幽门处大网膜向上方头侧牵拉，术者以超声刀或 Liga Sure 于距网膜动静脉约 3.0 cm 处开始切开大网膜，注意确认小网膜囊，避免损伤横结肠。

5. 处理胃网膜左动静脉　于胃网膜左动静脉终末支与胃网膜右动静脉间无血管区以 Liga Sure 离断胃网膜左动静脉终末支。

6. 处理胃网膜右动静脉　助手以无损伤钳夹胃网膜右动静脉末梢处脂肪组织向腹壁侧牵拉，同时钳夹结肠系膜向足侧牵拉，术者分离、显露胃网膜右静脉根部，以带锁结扎夹双重夹闭后离断胃网膜右静脉，然后，在幽门后方、胰腺前方之间分离显露胃网膜右动脉根部，以带锁结扎夹双重夹闭后离断胃网膜右动脉，同时切除血管周围脂肪组织，完成第 6 组淋巴结廓清，此时应注意避免损伤胰腺。行保留幽门的胃癌根治术时，应于分叉处远端离断胃网膜右动脉，以保留幽门下动脉。

7. 处理十二指肠球部及胃右动脉　助手以无损伤钳插入幽门后方，将其向腹壁侧抬起，同时以无损伤钳将胰腺向足侧推压，显露十二指肠球后壁，术者从背侧确认胃右动脉及其根部后，以结扎夹夹闭、超声刀离断，同时完成第 5 组淋巴结廓清。在不能完全确认时，可在其周边填塞纱布作为标记，从十二指肠球部前壁分离靠近，用超声刀沿肝侧切开小网膜囊，切除肝十二指肠韧带，然后，在填塞的纱布附近显露出胃右动脉，结扎夹夹闭、超声刀离断。行保留幽门的胃癌根治术时，切开肝十二指肠韧带时应注意不要切断迷走神经肝支、幽门支。另外，第 5 组淋巴结廓清也要逐个分离摘除，防止术后发生胃瘫。

8. 处理胃左动脉　助手钳夹胃体小弯侧，向腹壁侧牵引，展开胃胰腺间隙，在胰腺上缘切开周边脂肪组织，向上沿右侧膈肌脚继续切开直至食管-胃结合部，切开后腹膜。一般在胰腺上缘附近可以确认胃左静脉，继续向头侧分离可以找到胃左动脉，先分离显露胃左静脉根部，结扎夹夹闭、超声刀离断。同样处理离断胃左动脉，然后自腹主动脉发出处廓清第 7、8a、9、11 组淋巴结。

9. 胃小弯侧的淋巴结廓清　助手夹持胃体部后壁，向腹壁侧牵拉，显露胃上部后壁，术者以超声刀切除胃小弯前壁与胃壁间的脂肪组织，完成小弯侧第 1、3 组淋巴结廓清，此时，应注意不要损伤胃壁和下段食管壁。另外，行保留幽门的胃癌根治术时，应于迷走神经肝支分叉的胃侧处理胃支，注意保留肝支。

10. 十二指肠球部离断　于剑突下偏右（十二指肠体表投影处）做长约 5.0 cm 小切口，取出游离的胃窦部及十二指肠球部，离断十二指肠球部。行保留幽门的胃癌根治术时，用切割缝合器于距幽门轮 3～4 cm 处离断胃，T_1 期肿瘤应确认离断处肉眼所见距肿瘤边缘 2.0 cm 以上。

11. 消化道重建（Billroth Ⅰ法或 Roux-en-Y 法）　残胃与十二指肠距离较近时可采用 Billroth Ⅰ法。距离较远时应采用 Roux-en-Y 法进行消化道重建。首先离断距 Treitz 韧带 20 cm 的空肠，经结肠前系膜对残胃大弯侧用切割缝合器行残胃空肠端-侧吻合。然后，手工缝合器插入孔。

12. 留置胶管引流管、缝合　通过 Winslow 孔在吻合口背侧留置胶管引流管。缝合小切口，重行气腹，腹腔镜下止血，并观察确认吻合口处无张力，拔除诸 Trocar，缝合创口，术毕。

（七）术后处理

1. 术后至术后第 1 天　返回病房后即进行生命体征监测及全身状态评估，观察创口有无出血、引流液的性状及引流量。为防止静脉血栓形成，可给患者穿高弹袜或安装间断按摩装置。

2. 术后第 1 天　继续心电监测，SpO_2 正常时停止吸氧，胃管内无血可拔除胃管（保留幽门的胃切除术应留置 2～3 天），拔除尿管，嘱患者离床活动。

3. 术后 2 天以后　停用抗生素，术中有胰腺被膜剥离者应检测引流液中的淀粉酶含量，若发现胰瘘，可给予胰腺分泌抑制剂。

4. 术后 3～5 天　可开始进全流质饮食，以后隔 1～2 天逐渐增加半流质饮食，术后半月进半流质饮食。

（八）常见手术并发症

据日本内镜外科学会统计，2008～2009 年腹腔镜下胃癌根治术 10355 例中吻合口狭窄 206 例（2.0%），胰腺炎、胰瘘 130 例（1.2%），缝线功能障碍 113 例（1.1%），中转开腹手术 63 例（0.6%）。

近年，对扩大腹腔镜手术适应证有争议，手术例数增加和手术操作技巧越加熟练，淋巴结廓清已从 D_1 向 D_2 发展，腹腔镜胃癌根治术的适应证也扩展到进展期胃癌，但日本内镜外科学会诊疗指南中，对胃癌行腹腔镜下手术推荐度为"C"（没有充分证据）。而证据的收集、积累对腹腔镜下胃癌手术的客观评价和普及推广是非常重要的，在日本正在进行以足够例数为对象的胃癌腹腔镜下手术和开腹手术的第 3 阶段比较试验。

另一方面，近年，高龄化、伴有伴发病的高风险手术病例增多，腹腔镜下手术被介绍为简单的手术，将通过小孔技术使疾病得到根治作为重点，着眼于微创伤，对可以规避高风险者扩大适应证范围是今后的重要课题。从术后并发症的发生来考虑，患者机体储备力与手术侵袭有平衡关系，进行超越机体储备力的手术，就可能发生术后并发症。对高龄、器官储备能力低下的高风险病例，假如选择低侵袭治疗，预计会得到满意的疗效。

四、腹腔镜胃减容术

肥胖是全球越来越严重的健康问题，肥胖症除了因体形外观不佳，导致患者出现自卑、抑郁等心理障碍疾病外，还可引起高血压、冠心病、胰岛素抵抗型糖尿病、胆石症、恶性肿瘤、皮肤感染等多种严重并发症，严重影响患者的寿命和生活质量，特别是肥胖到达病态性肥胖时（BMI≥40），其死亡率会呈现急剧增加的曲线，唯有迅速而有效地减轻体重才能扭转此曲线。目前减重是治疗病态性肥胖的最好方法，接受减重手术后的患者除健康状况能大幅改善外，生活质量也可显著提升，每年的死亡率更可降低 75％以上。肥胖症的程度一般用体重指数（BMI）来表示，BMI = 体重（kg）/ $[身高（m）]^2$，我国成年人 BMI≥23 为超重；23～24.9 为肥胖前期；25～29.9 为中度肥胖；≥30 为重度肥胖。近年，由于腹腔镜手术的发展，腹腔镜胃减容手术已是减重手术的首选，每年的手术数量急剧增加，目前每年全球手术约 20 万例，其中一半以上在美国，也是美国最常施行的胃肠道手术。胃减容手术是以减少患者达到饱足感所需进食量来达到减重的目的，近年来多是采用腹腔镜手术，许多随机分组的临床研究都显示腹腔镜减肥手术较传统减肥手术最大的好处是可以减少切口腹部的并发症，传统减肥手术有高达 30％的患者会产生切口症，腹腔镜手术则可完全避免此种情形的发生，其他的好处包括疼痛减少、康复快、住院天数少、切口美观等。

腹腔镜胃减容手术的术式如下。①腹腔镜胃隔间手术：是将胃隔出一个小胃囊并将排空处约束，可以在无显著后遗症情况下达到减肥目的，这种术式在 20 世纪 80 年代至 21 世纪初，是全世界最主要的减肥手术，其优点主要是简单，但是患者容易呕吐，生活质量受到一定影响，同时患者也容易变成高热量液体的饮食习惯而造成复胖，近年已全面为腹腔镜胃绕道手术或胃束带手术所取代。②腹腔镜可调节胃束带手术（LAGB）：是最新的减肥手术，这种治疗方法最早是由美国的医师提出来的，1983 年 Kuzmak 设计出可调节使用的束带，并施行了世界首例可调式胃捆扎术，该束带内置硅胶内囊，并与埋入皮下的调节泵连接，术后可通过调节泵的抽水/注水来调节内囊的口径，从而实现对输出口大小的调节。经腹腔镜置入的改良型于 1993 年设计成功，Belachew 首先进行了临床试验，1994 年腹腔镜下可调节胃捆扎带在欧洲正式用于临床并逐渐推广至全世界。目前全世界已有 40 多个国家使用，已有超过 10 万例的使用经验。目前，腹腔镜胃束带手术是欧洲、澳大利亚的标准减肥手术，已取代腹腔镜胃隔间手术成为最常施行的减肥手术，是最简单、最安全的减肥手术，并发症很少，几乎无死亡病例。③腹腔镜胃绕道手术：胃绕道手术类似全胃切除后的 Roux-en-Y 小肠重建术，仅保留一小部分的胃囊用于重建，Roux-en-Y 的小肠端则拉长为 100～150 cm，这一术式由于效果较胃隔间手术好，虽然手术风险较高，但在 1990 年以后逐渐成为美国减肥手术的主流，目前美国的减肥手术 70% 为胃绕道手术，是美国减肥手术的金标准。胃绕道手术的长期后遗症较明显，多与微量营养素缺乏有关，约 33% 的患者会因铁剂不足造成贫血，脂溶性维生素吸收不足造成维生素 B_{12} 缺乏，矿物质不足造成脱发，钙质吸收不足造成骨质疏松。

值得一提的是，近几年的资料显示，行腹腔镜胃减容手术的 2 型糖尿病患者，术后血糖在停用降糖药物的情况下恢复正常，因此，现在已有医院进行为治疗糖尿病而行腹腔镜胃减容手术的研究，效果十分满意，可能成为治疗 2 型糖尿病的新方法。我国 2003 年，上海长海医院完成国内首例 LAGB，标志着国内减肥手术的发展逐渐步入国际轨道，吉林省前卫医院也于 2005 年开展了 LAGB 手术。本节重点介绍腹腔镜可调节胃束带手术。

（一）适应证

根据美国国家卫生研究院 1991 年举行的共识会议所公布的标准：①病态性肥胖（BMI≥40）或是重度肥胖（BMI≥35）但已合并有肥胖所导致的主要内科疾病。②内科疗法尝试减重失败。③年龄为 18～55 岁。④无内分泌系统的问题（主要排除甲状腺低下及库欣综合征）。⑤无主要精神疾病，无嗜睡或药物滥用。⑥无主要器官功能严重异常，且能接受手术危险性者。

近年由于腹腔镜手术的进步以及安全性，许多医学中心已将年龄放宽至 14～65 岁，亚洲人由于较容易有腹部肥胖及糖尿病产生，因此，亚太外科减重协会也倾向于建议腹腔镜胃减容手术适应证为 BMI≥30 合并有肥胖症发生者。

国内减肥手术适应证有以下几种：①排除内分泌失调的单纯肥胖症；②BMI≥33 kg/m² 或虽然 BMI<33 kg/m²，但存在退行性关节病、高血压、高脂血症、冠心病、胰岛素抵抗性糖尿病、睡眠呼吸暂停、下肢静脉淋巴阻塞、肥胖相关性肺型高血压等并发症；③经过正规内科治疗失败者；④年龄以能耐受手术为准，但最好应在 60 岁以下。此外，有明确家族史的 20 岁以下的年轻肥胖患者，虽尚未出现并发症，也应作为手术的初选者。

（二）禁忌证

1. 严重心、肺等重要脏器功能障碍。

2. 不能耐受全麻和气腹者。

3. 难以纠正的凝血功能障碍者。

4. 有上腹部手术等病史引起腹腔粘连者为相对禁忌证。

（三）术前准备

常规检查血、尿、凝血常规，肝、肾、甲状腺功能，肾上腺素生长素及性激素水平，胸腹部 X 线片，心电图检查，头部 CT，处理调整伴发病。

手术前 1 天常规皮肤准备，术前禁食、水 6 小时以上，留置胃管及尿管，不必备血。

特殊器械：国内常用瑞典可调节胃束带，加长一次性 Trocar，特殊牵引器（金手指：用于导入束带，前端带有凹槽，并可 270°弯曲）。

（四）麻醉

采用气管插管全身麻醉。

（五）患者体位与手术人员的位置

患者仰卧位，头抬高 20°～30°，两腿分开约 30°。术者立于患者两腿之间，扶镜者位于患者右侧。

（六）操作步骤

腹腔镜可调节胃束带需有 4 个腹壁戳孔，置入 Trocar：①脐上约 3.0 cm 置入 11 mm Trocar。②剑突下 1.0 cm 偏左，左肋弓下 2.0 cm 置入 10 mm Trocar。③右肋弓下 5 mm Trocar。

1. 建立气腹 以开放法为例。术野皮肤常规聚维酮碘消毒，铺无菌巾。根据镜体长度取脐至剑突左缘腹中线切口长约 1.0 cm（通过光学镜长度与观察孔至膈肌距离进行调整），逐层切开皮肤、皮下、腹直肌前鞘，向右侧拉开腹直肌，打开腹膜，置入 11 mm Trocar，接通气腹机，注入 CO_2 建立气腹，理想的气腹压力为 10～14 mmHg，置入腹腔镜。

2. Trocar 置入 镜下分别于剑突下、左肋弓下、左中腹及右肋弓下穿刺置入 10 mm、10 mm、5 mm 3 个 Trocar，插入手术操作器械。

3. 建立束带通道 于胃底部小弯侧远离胃壁切开肝胃韧带无血管区，显露右侧膈肌脚，以电钩切开此处腹膜少许，于距贲门 2.0 cm 处，自右侧膈肌脚浅面开始，在胃后壁后方抬起胃壁向贲门切迹方向分离，使形成隧道，此隧道应比捆扎带略狭窄以防止捆扎带滑脱。

4. 插入牵引器（金手指） 以超声刀在脾上极及贲门连线中点（或左侧膈肌脚左缘）处切开胃浆膜，形成一小窗，自胃小弯侧向隧道中插入牵引器至小窗引出。台下检查捆扎束带无漏气，注水排除气体，结扎束带。

5. 置入束带及固定 将结扎后束带置入腹腔，连接牵引器，通过胃后壁隧道并在前壁小弯侧对合束带，形成胃体上部的环形捆扎，再行浆肌层包埋缝合，将胃底缝合于膈肌上，束带对合处缝合一针。

6. 束带处理 确认无活动出血后，整理束带注水管，自左肋弓下切口处拉出与注水泵连接，停止气腹，延长此切口约 30 mm，钝性分离，显露腹直肌前鞘，将注水泵埋植固定在腹直肌前鞘浅面，缝合各穿刺孔，结束手术。

（七）术后处理

术后6小时可离床活动，术后第1天行上消化道造影，观察无梗阻后拔除胃管，给予流质饮食。术后第3天切口处换药，无特殊情况可办理出院手续。术后1个月根据患者体重减轻程度适当向注水泵中注水使捆扎带收紧，以进一步控制饮食，首次注水量为 1.0 ml，每月一次，一般注水 2～3 次即可。

（八）手术要点

腹腔镜可调节束带胃减容手术的关键点在于胃束带的位置和固定，为避免术中及术后并发症的发生，应注意以下几点：

1. 显露膈肌脚时应注意避免过度牵拉肝及脾脏，以防止术中出血。

2. 插入金手指时应避免粗暴，可略向上牵拉胃体，然后，沿已形成的隧道由右侧向左缓慢插入，可避免造成胃损伤。

3. 可调节束带应在置入腹腔之前，在台上与器械护士共同整理好。首先向带内注入 0.9％氯化钠液，确认无漏点，然后排出多余液体，注意带内不可存留气体，在注水管远端打结，以防止液体流出，再置入腹腔。引出腹腔后调节好程度再连接注射泵。

4. 注水泵固定时应切记将其4个点都缝合在腹直肌前鞘上面，否则一旦滑脱，即导致手术失败。

（九）常见手术并发症及预防

由于重度肥胖患者脂肪组织肥厚，增加了腹腔镜手术的困难，同时一旦产生胃肠道手术的并发症，脂肪组织也会改变病症的表现及增加处理的难度。手术并发症包括手术接合处渗漏、胃肠道出血、脾脏伤害、腹腔脓肿、切口感染、肺栓塞、肠梗阻等。施行腹腔镜可调节束带胃减容手术在50岁以下的患者很少有死亡率，但60岁以上，同时合并有并发症的患者死亡率可达 2％～4％。

胃束带长期后遗症较少，主要与束带的机械故障有关，包括管阻塞、移位、感染与断裂等，但是随着手术技巧以及器材的改进与发展，目前仅 3％～5％的患者需再度手术移除束带。

● 第三节　腔镜下小肠手术

一、小肠的解剖

（一）小肠的形态

小肠包括十二指肠、空肠与回肠，起自胃幽门，终于进入盲肠的回盲部。在成年人尸体解剖中测得小肠的平均长度为 5～6m，但各人差异很大，死后检查与正常生理状态下的长度也不完全相同，直接在人体上测试的结果是 3m 左右，与用长的减压管放入肠道内对比所得的结果近似。空肠约占全小肠的 40%，回肠占 60%。小肠的直径是上粗下细，其终部最窄。

1. 十二指肠　十二指肠自第 1 腰椎平面与脊椎右侧相对处的胃幽门开始，止于十二指肠空肠曲，全长约 25 cm，呈 C 形，胰头位于此弯曲部分，十二指肠的位置既深又固定，且与肝和胰腺相连，与其他部位的小肠显然不同。

2. 空肠　空肠开始于十二指肠空肠曲，空肠在横结肠系膜下区，依小肠系膜而盘曲于腹腔内，呈游离活动的肠袢，全长约 2m。它由肠系膜上动脉的分支供应血流。空肠主要位于左上腹与脐部，但也可至腹腔的其他部位。空肠的黏膜有许多环形皱襞，隔着肠壁即可摸到这些皱襞。空肠肠腔较宽，壁较厚，肠系膜脂肪较少，血管网较清楚，血管弓较少，末端小直血管较少而长。空肠壁上的淋巴结较少。空肠下与回肠相接。

3. 回肠　回肠全长约 3m，回肠的部位、形态随着小肠由上而下的走向而逐渐改变。回肠附着的系膜在右下腹后壁，因此它的位置大部在下腹与盆腔内。随着小肠下行，肠管亦逐渐变细，肠壁逐渐变薄而其附着的肠系膜血管吻合弓变细、变密，多至 3～4 个，末端小直血管较多而短。肠系膜的脂肪积聚逐渐增多变厚，血管网较为模糊。回肠的黏膜皱襞在小肠的下端逐渐减少，以至完全消失。回肠壁的对肠系膜缘有丛集的淋巴结，形成片状且较多。回肠末端通过回盲瓣在右下腹与盲肠连接。空肠和回肠的交接处没有明显的界线。但是在结构上空肠与回肠还是有区别的。在手术时，可借助这些辨认小肠是空肠还是回肠。

（二）小肠的构造

小肠肠壁分为四层：浆膜（即脏腹膜）、肌层、黏膜下层和黏膜层。肌层又分为外层纵肌和内层环肌。在所有腹腔脏器中，小肠所占的体积最大。因此，受伤的机会理应最多，但小肠具有弹性，各肠曲间的活动亦较自由，范围较大，可借以躲让外来的压力，损伤得以减少。腹部闭合伤时，小肠损伤较实质性脏器损伤为少。在开放性腹部伤，肠损伤约占半数。小肠壁发生小的刺伤伤口时，可因小肠壁肌层收缩将小破口封闭，而无肠液外漏。如伤口大或黏膜外翻，则难以自行闭合。在闭合性损伤时，肠管被压抵脊柱或骶骨时，损伤常较重，破损较大甚至近于横断。肠黏膜的表面有大量肠绒毛，绒毛为肠上皮所覆盖，肠上皮由柱状细胞、杯状细胞和内分泌细胞所构成。柱状细胞又称吸收细胞，是主要的肠上皮功能细胞，具有吸收功能，约占肠上皮细胞总数的 90%，在吸收细胞的游离面有大量密集的细绒毛，形成刷状缘。杯状细胞合成与分泌黏蛋白。在绒毛下固有层内有肠腺，为单直管状腺，其顶端开口于绒毛之间的黏膜表面。肠腺上皮的底部有 Paneth 细胞和未分化细胞，Paneth 细胞分泌溶菌酶，未分化细胞可以增殖分化、修复上皮。肠上皮不断地更新，每分钟有几千万个细胞脱落，但不断有新生细胞进入绒毛，每 3～7 天为一个更新周期。在固有膜的网状结缔组织间隙中有很多淋巴细胞，包括 T 淋巴细胞和 B 淋巴细胞，还有许多浆细胞、巨噬细胞。因此，小肠具有免疫功能。

（三）小肠的肠系膜

小肠系膜为双层腹膜构成的扇形结构，将空肠和回肠固定在腹后壁。腹膜几乎包绕整个肠管，达小肠系膜移行为肠系膜。小肠系膜在腹后壁的附着线为肠系膜根，从第 2 腰椎左侧斜向右下方，达右侧骶髂关节上部，长约 15 cm，依次跨过十二指肠水平部、腹主动脉、下腔静脉、右侧输尿管和腰大肌前方。肠系膜在小肠系膜缘的长度与小肠管的长度一致，为 6～7 m，形成许多皱褶。小肠系膜中部最宽，由肠系膜根至小肠附着缘宽度为 20 cm，由中部向头侧和尾侧肠系膜宽度逐渐减小。因此，小肠中部活动度最大，向两端活动度逐渐减低。

小肠系膜的两层腹膜内有肠系膜上动脉及其到空肠和回肠的各级分支、肠系膜上静脉的属支、神经丛、淋巴管和淋巴结，以及大量脂肪结缔组织。空肠系膜内脂肪组织少，血管弓的级数少，而回肠系膜内脂肪组织多，血管弓的级数多。

肠系膜上动脉在十二指肠水平部前方进入肠系膜，其主干行于肠系膜根内，它向空肠和回肠分支的方式既符合小肠系膜的扇形特点，又适应不断蠕动的肠管需要。由相邻的小肠动脉分支连接成弓，由弓的突侧发出第 2 级分支，再连接成第 2 级弓，如此反复分支连成弓，空肠的动脉弓一般只有 2～3 级，回肠的动脉弓可以有 4～5 级。由最后一级动脉弓发出直小动脉，达到肠管系膜缘，进入小肠管壁内，并分支供应系膜相对侧的肠管壁。由于血管在肠系膜呈扇形分布，小肠切除时，对相应的肠系膜需做扇形切除和缝合。由于肠管壁的血管均由系膜缘向系膜相对缘分支分布，血管的走向与肠管长轴垂直，肠切除时，应取与肠管长轴大于 90°的角度，向外开放的方向作切口，使系膜缘一侧的肠管长于系膜相对侧的肠管，保证肠管壁吻合口有丰富的血液供应。小肠及其系膜血液供应丰富，活动度大，肠管结构和功能的可塑性大，适应性强，一般认为切除 50％以下的小肠不会引起消化吸收功能障碍。因此，临床常用带血管或系膜的小肠作同体移植，用以修补或代替其他空腔器官，可以移植到胸腔代替食管，移植到盆腔代替膀胱或直肠，空肠和回肠是空腔内脏器官理想的修复材料。近年来，随着免疫研究和抗排斥药物进展，异体小肠移植也在临床应用于短肠综合征的治疗。

（四）小肠的血液供应、静脉回流、淋巴回流和神经支配

1. 肠系膜上动脉　空肠和回肠的血液供应来自肠系膜上动脉。肠系膜上动脉起始处管径为 1 cm，长度为 20～25 cm。肠系膜上动脉可以与腹腔动脉、胃十二指肠动脉或脾动脉共同发自腹主动脉。肠系膜上动脉与腹主动脉之间的夹角为 76°。肠系膜上动脉由凸侧发出分支至小肠，由凹侧发出中结肠动脉、右结肠动脉和回结肠动脉，其分支供应范围为中肠演化

的肠管及胰，包括胰头、钩突、十二指肠降部、水平部、升部、空肠、回肠、升结肠和横结肠大部分。

2. 肠系膜上静脉　空肠和回肠的血流经肠系膜上静脉注入门静脉。肠系膜上静脉起自右髂窝，由盲肠、阑尾和回肠末段的小静脉会合而成，行于同名动脉右侧，跨过右输尿管、下腔静脉、十二指肠水平部和胰的钩突前方，至胰颈后方，与脾静脉会合形成门静脉。肠系膜上静脉的主要属支有盲肠静脉、阑尾静脉、空肠静脉和回结肠静脉。各静脉皆与同名动脉伴行，收集同名动脉分布区的静脉回流。

3. 肠系膜上淋巴结　空肠和回肠的淋巴在肠绒毛中心的乳糜管形成，经肠壁的淋巴管丛汇集成淋巴管，伴血管走行，注入肠系膜淋巴结。肠系膜淋巴结位于肠系膜内，约有 160 个，可分为三组。第一组位于肠系膜缘处肠管壁附近，小肠动脉终末支之间；第二组位于空肠和回肠的各级动脉弓之间；第三组位于肠系膜根部，沿空肠动脉和回肠动脉起始部排列，淋巴结较大，其输出管注入肠系膜上淋巴结。肠系膜上淋巴结止于肠系膜上动脉根部，腹主动脉前方。肠系膜上淋巴结的输出管一部分注入腹腔淋巴结，并会合腹腔淋巴结的输出管组成肠干，注入乳糜池；另一部分直接注入胸导管的起始部。肠结核时，病变可以累及肠壁的淋巴滤泡，引起肠黏膜溃疡，可能导致肠穿孔，或肠管壁挛缩变形；也可能累及膜淋巴结，形成肿块或寒性脓肿。

4. 肠系膜上丛　空肠和回肠的神经支配来自腹腔丛及其副丛肠系膜上丛，其副交感节前纤维来自迷走神经，其交感节后纤维来自腹腔神经节或肠系膜上神经节，其感觉纤维是 $T_{6\sim12}$ 脊神经后根节细胞的周围突，随交感神经纤维至肠管壁；而这些神经细胞的中枢突随交感神经进入中枢。交感神经兴奋时，小肠蠕动减弱，血管收缩；副交感神经兴奋时，小肠蠕动增强，腺体分泌增加。一般认为，肠壁的神经支配有内源神经和外源神经之分。内源神经是通过黏膜下神经丛和肌间神经丛建立的短捷反射弧，而外源神经是经脊髓或脑干建立的长程反射弧。过去认为，肌间神经节和黏膜下神经节为副交感节后神经元，只接受副交感节前神经元的突触，现在认为除外源的副交感节前纤维之外，还接受内源的肠壁感觉神经元突触。一般认为，肠蠕动是通过外源神经反射进行的，而肠管的分节运动和摆动是通过内源神经反射实现的。肠蠕动开始于空肠，由近侧端向远侧端，缓慢推进，传向回肠和结肠，将肠腔内的食糜推向直肠，平时缓慢进行，但每天首次进食后都会引起强烈的蠕动。蠕动牵涉肠管全局的肌层运动，是通过脑干的内脏神经反射活动实现的，也可以说是通过外源神经形成的长程反射弧完成的。而分节运动和摆动是通过短程反射弧完成的，每分钟可进行 10～13 次，将肠管内容物反复分段，使食糜与消化液混匀，促进食糜与黏膜面接触，有利于消化和吸收。在切断外源神经的游离肠管上，也可以观察到摆动和分节运动，表明其反射活动是通过内源神经形成的反射弧进行的。

二、腹腔镜小肠部分切除术

腹腔镜小肠部分切除术在胃肠微创外科应用较多，肠段切除的范围和吻合方式根据病情及术中情况选择，以保证手术效果。手术方式有全腹腔镜和腹腔镜辅助小肠切除术两种。

（一）适应证

1. 小肠肿瘤　小肠良性肿瘤、恶性肿瘤。

2. 小肠损伤　小肠经分离粘连，肠壁浆肌层损伤较重，肠壁菲薄，修补困难；外伤后的小肠穿透性损伤和非穿透性损伤。

3. 小肠炎性疾病　炎性肠道溃疡、穿孔，修补不可靠；或因病变呈节段性。

4. 肠管坏死　由肠粘连、感染性肠疾病、肠系膜疾病、疝等引起的急性肠梗阻所致肠管坏死。

5. 小肠先天性疾病　肠管或肠系膜先天发育异常。

（二）禁忌证

1. 腹腔粘连，多次腹部手术史导致腹腔粘连过重，无法通过肠粘连松解术游离病灶肠管。

2. 有凝血机制障碍、腹型过敏性紫癜（Henoch病）、大量腹水、化脓性弥漫性腹膜炎。

3. 一般状态极差无法耐受全麻手术。

（三）术前准备

常规检查血、尿、凝血常规，肝、肾功能，胸腹部 X 线片，心电图检查。控制炎症，治疗伴发病，如有贫血、低蛋白血症、电解质紊乱及酸碱平衡失调应及时纠正。

除此之外还应根据患者病情及手术需要进行下列准备：①有明显感染征象者除全身应用抗生素外，应于择期手术前 3～5 天进行肠道准备；②术前行胃肠减压，以减小肠道内压力。

行小肠部分切除的患者其中一部分为急诊患者，如急性肠梗阻、小肠出血等可根据病情给予抗感染、抗休克、胃肠减压等治疗。

（四）麻醉

腹腔镜小肠切除术采用全麻。

（五）患者体位与手术人员的位置

仰卧位或截石位，根据病情改变手术体位，术者位于患者的左侧，助手站于患者的右侧，持镜者靠术者左侧站在患者左侧。

（六）手术步骤

一般放置 4 枚 Trocar：①脐下 2～3 cm 向左 2～3 cm 处，11 mm Trocar。②腹白线脐上 2～3 cm 处 5 mm Trocar。③脐与右髂前上棘连线中点处 5 mm Trocar。④右锁中线肋缘

下 2 cm 处 5 mm Trocar。

1. 建立气腹　以开放法为例。术野皮肤常规聚维酮碘，铺无菌巾。取脐下 2～3 cm 处切口长约 1.0 cm，逐层切开皮肤、皮下、腹直肌前鞘、向右侧拉开腹直肌、打开腹膜，置入 11 mm Trocar，接通气腹机，注入 CO_2 建立气腹，理想的气腹压力为 10～14 mmHg，置入腹腔镜。

2. Trocar 置入　镜下分别于脐上 2～3 cm 处、右肋弓下、脐与右髂前上棘连线中点处穿刺置入 5 mm 三个 Trocar，插入手术操作器械，探查。

3. 镜下探查　明确诊断，确定切除范围，阻断肠腔，将欲切除肠管远近端用布带扎紧，如为肿瘤，须切除肿瘤两侧 5～10 cm 正常肠管。用肠钳提起待切除肠管，保持肠管及系膜一定张力，确认肠系膜血管走行情况，用超声刀分离解剖肠系膜血管，细小血管用超声刀直接闭合，较大血管用血管夹夹闭，然后分离离断。

4. 肠管游离及吻合

（1）体外吻合：游离足够的小肠系膜，在适当位置的套管处延长切口，注意小肠系膜有无扭转，同时将小肠两端牵拉出腹壁切口，按开腹手术的小肠吻合，可以手工吻合，也可以使用吻合器。

（2）体内吻合：离断肠管使用 30 mm 内镜切割闭合器切割离断肠管，切除肠管置于内镜袋中防止污染腹腔。将游离断的肠管平行靠拢，缝合线固定肠管在同一水平，两侧肠管在同一水平，两侧肠管分别切开一小口，将 60 mm 内镜切割闭合器由小切口处置入相邻的远近肠管内，击发后行小肠侧-侧吻合，再用 30 mm 切割闭合器闭合小肠处切口。

5. 闭合肠系膜孔　缝合小肠系膜的裂孔。

6. 关腹　腹腔镜观察下，退出各种操作器械，消除气腹，拔除 Trocar，缝合各操作孔。

（七）术后处理

1. 继续胃肠减压，直至肠蠕动恢复，肛门排气即可拔除。胃肠减压期间按体重补充能量，确保水、电解质平衡。

2. 术后第 5 天起，每晚口服液状石蜡 30 ml，共 3～4 次。

（八）手术要点

1. 小肠肿瘤体积较小、周围粘连不严重的良性小肠病变实施完全腹腔镜下小肠局部切除术，手术操作简单、时间短、创伤小，微创效果显著。手术切除肿瘤肠管，同时要清扫区域淋巴结以达到根治切除的目的，腹腔镜手术亦同传统手术一样，必须彻底清扫与肿瘤转移有关的区域淋巴结，根据肿瘤所占部位采取不同的术式。需行小肠切除的患者，我们主张在腹腔镜下先用布带结扎病灶两端小肠，然后完成小肠系膜的游离结扎，根据肿瘤部位选择辅助腹壁切口 4～5 cm，塑料保护套保护好切口，再将肿瘤提出腹壁外行肠段切除和吻合术，不必强求完全腹腔镜下小肠切除。完全腹腔镜小肠切除和吻合术要求高，而切除的标本仍需经 3 cm 腹壁切口取出。腹腔镜辅助小肠切除术的创伤并不比完全腹腔镜手术创伤大。

2. 小肠探查顺序及病变的定位　小肠病变位置的术中定位是一个难点，我们可以遵循从上至下顺序，从上（Treitz 韧带）或从下（回盲部）开始，但须全小肠探查，且应"一个来回"。也可参照术前的初步判定病变部位，必要时将肠管翻转，这样不仅不会遗漏病变，而且可使小肠恢复原来的位置，利于肠功能恢复。探查时宜用两把无损伤肠钳交替钳持肠管，动作轻柔，而不能夹肠管。对于水肿明显的肠管更需要谨慎钳持，以免肠壁受损，一旦发现受损须立即修补。

3. 在行腹腔镜小肠切除术之前，通常是对病变及部位确诊一种探查，对于各种原因所致肠梗阻，不明原因的长期慢性腹痛、小肠出血、小肠肿瘤、克罗恩病、小肠外伤等，我们体会都可作为腹腔镜下全小肠探查适应证。当探查到梗阻部位遇肠管扩张明显时，全程操作必须轻柔、谨慎。

（九）常见手术并发症及预防

1. 吻合口漏　因小肠血运丰富，所以小肠吻合口漏相对较少见。一般小的瘘口通过禁食、水，胃肠减压，静脉高营养等支持治疗可以治愈，最关键的是引流管通畅，通常的保守治疗均可治愈，如引流无效，出现弥漫性腹膜炎或大瘘口需再次手术治疗，必要时需要开腹手术。

2. 吻合口狭窄　与吻合口瘘相似，发生的概率较低，术后早期的吻合口狭窄一般与肠管的水肿经过 2～3 周的治疗均可得到缓解，所以术中应尽量操作轻柔以减轻肠管水肿的程度。

三、腹腔镜小肠粘连松解术

腹腔镜小肠粘连松解术通常用于治疗术后所致的粘连肠梗阻，采用传统开腹手术治疗肠粘连往往手术次数越多，肠粘连程度越严重，形成恶性循环。与传统开腹手术相比，腹腔镜对腹壁形成的创面极小、腹腔暴露机会少，故腹壁与肠管再粘连的发生率明显降低。研究显示腹腔镜粘连松解术在手术时间、术中出血量、术后恢复、手术并发症发生率等方面均优于开腹手术。随着腹腔镜技术的广泛应用，这一术式常常作为既往有腹部手术史再次行腹腔镜手术的前奏，通过腹腔镜粘连松解术保证其他腹腔镜手术的顺利完成。

（一）适应证

1. 由肠粘连造成的急性肠梗阻。

2. 存在腹部手术史，欲再次行腹腔镜手术治疗。

3. 严重的腹腔炎症造成的局部肠粘连。

（二）禁忌证

1. 多次腹部手术，进腹困难者。

2. 进展较快的腹膜炎。

3. 一般状态差无法耐受全麻手术。

（三）术前准备

常规检查血、尿、凝血常规，肝、肾功能，胸腹部 X 线片，心电图检查。控制炎症，治疗并发病，如有贫血、低蛋白血症、电解质紊乱及酸碱平衡失调应及时纠正。

除此之外还应根据患者病情及手术需要进行下列准备：①有明显感染征象者除全身应用抗生素外，应于择期手术前 3～5 天进行肠道准备；②术前行胃肠减压，以减小肠道内压力。

行小肠部分切除的患者其中一部分为急诊患者，如急性肠梗阻、小肠出血等可根据病情给予抗感染、抗休克、胃肠减压等治疗。

（四）麻醉方法

均采用气管插管全麻。

（五）患者体位与手术人员的位置

患者仰卧位（根据手术的需要可以随时变换体位，如头高足低位），术者位于患者的右侧，助手站于患者的左侧，持镜者靠术者左侧站在患者右侧。

（六）手术步骤

腹腔镜小肠粘连松解术的切口选择随机性较大，主要是根据既往手术切口的位置选择本次手术的入口，遵循的基本原则是尽量远离原手术切口，这样切口下黏附小肠的概率较小，再根据术前的影像学检查资料大体判断梗阻粘连的位置等综合考虑入口的选择。

1. 建立气腹　体位以抬高切口粘连处为原则，使肠管下垂，暴露粘连，便于操作。选择尽可能远离原切口的脐孔缘，逐层切开皮肤、皮下、腹直肌前鞘，向右侧拉开腹直肌，打开腹膜，置入 11 mm Trocar，打开腹膜之前确认是否有肠壁位于切口下是关键。

2. Trocar 置入　置入第一枚 Trocar 后再镜下选择无小肠粘连的腹壁穿刺置入 2～3 枚 5 mm Trocar 配合完成手术过程。

3. 粘连松解　探查后，用无损伤钳牵引粘连组织，使其具有一定的张力，然后进行分离。先松解较易分离的部分，分离粘连带时可用带电剪刀一边电凝，一边分离。对于粘连较致密处，可采用超声刀进行分离。对胃壁、肠管和腹壁的粘连均采用不带电凝剪刀分离，肠管间粘连用钝性与锐性相结合进行分离。遇有血管，宜钳夹或结扎后剪断。

4. 松解后处理　术中肠管浆膜损伤，用 3－0 线无损伤针在腹腔内进行缝合。如发生肠管破裂，先用钛夹夹闭破裂口，防止肠液外漏，按常规实行镜下小肠破裂修补术，如果小肠的破口过多需行小肠部分切除。术毕，盐水冲洗腹腔，手术野仔细电凝止血。

（七）术后处理

1. 24 小时后拔除导尿管，观察术后引流液情况，一般需 7～9 天拔除引流管。

2. 肛门排气后停止胃肠减压，可进全流质饮食。

3. 术后 3 天换药。

4. 术后 7 天拆线。

（八）手术要点

1. 进腹　腹腔镜小肠粘连松解术中遇到的第一个难点就是进腹，即选择好第一个 Trocar 的位置是关键，因为第一个 Trocar 完全在试探中完成。其原则是尽量选择远离原切口的适当操作位置，应采用开放法进腹，逐层进腹，切开腹膜前需辨认腹膜下是否有肠管粘连。气腹成功后，应营造较广泛的手术空间，这也是手术成功的关键，尤其是有多次手术史者，腹腔粘连较重、较广泛、空间较小，造成解剖不清，操作困难时，应先易后难，扩大手术操作空间后，仔细探查以决定手术方式。

2. 肠粘连松解　分离肠管与腹壁粘连时，先用抓钳轻巧牵拉肠管，保持肠管与腹壁有一定张力，再用分离剪紧贴腹壁分离，分离困难时可剪除部分腹膜，宁伤腹壁勿伤肠管，与肠管距离较近时不可使用电烧，以防热传导损伤肠壁，术后焦痂脱落穿孔。关于松解的程度，以解除梗阻为最终目的，不必对粘连的肠管进行全部的粘连松解。

（九）常见手术并发症及预防

1. 肠梗阻复发　术后肠梗阻复发的原因与松解的程度有关，松解不到位可导致肠梗阻无法解除，相反，如过分松解粘连可导致新的梗阻发生。

2. 肠瘘　肠瘘是肠粘连松解术最为常见的并发症，术中用力过猛或粘连过重都可导致分离粘连的过程中发生肠壁破损，尤其注意热传导所致的肠壁损伤，因未及时发现修补破损处而导致肠瘘的发生。所以，每进行一处粘连松解应仔细检查是否有肠壁破损，一旦发现应及时修补，如破损无法确保修补完全，应行小肠部分切除术。

3. 短肠综合征　短肠综合征也是肠粘连松解术发生率较高的并发症，经常由松解过程中发生多处肠壁破损无法修补而切除过多的小肠所致。所以，术中进行松解时应尽量动作轻柔，肠管之间采用钝性分离为主，减少肠管损伤发生的概率。

● 第四节　腹腔镜阑尾手术

阑尾切除术是全世界开展最普遍的急诊手术，阑尾炎的治疗关键在于早期诊断，使外科手术尽早进行。对临床疑似阑尾炎的患者，尤其是诊断不清而又需要手术探查的患者，腹腔镜是一种极佳的早期诊断和安全有效的治疗方法。在欧洲每年会有 70 万例阑尾切除术，阑尾切除术后的病死率为 0%～0.24%，且与腹膜炎的严重程度有关。阑尾切除术后的并发症发生率为 5.2%～11.3%。

1995 年进行了一项随机对照试验，将急性阑尾炎患者随机分为抗生素治疗组与阑尾切除组。结果显示抗生素治疗组中 40%（20 人中有 8 人）的患者需要手术治疗。其中 1 人由于腹膜炎加重被迫手术，另外 7 人在 1 年内由于炎症复发而再次入院。从此关于阑尾炎手术治疗的争论得到了解决，阑尾切除术成为急性阑尾炎患者的首选治疗方案。然而，可疑阑尾炎的急诊手术治疗受到不必要的阑尾切除术（20%）和穿孔性阑尾炎（20%～25%）的阻碍。从 1884 年 McBurney 记载的首例阑尾切除术到 1997 年 Kok 报道的首例成功的腹腔镜阑尾切除术，阑尾炎的外科治疗改变甚微。位于右下腹的 Gridiron 切口由 McBurney 创造并被大多数外科医生认为是标准切口达一个世纪之久。此外，手术传统要求无论阑尾感染情况如何都应将其切除，以免对以后的诊断造成困难。将腹腔镜技术及新的影像诊断手段如螺旋CT 应用于急性阑尾炎促进了急性阑尾炎治疗手段的改革，近年来，腹腔镜阑尾切除术的应用日益广泛，许多临床研究支持其在急性阑尾炎及并发症治疗中的系统应用。

一、微创与开腹手术的对比

许多大样本随机对照临床试验对比了腹腔镜和开腹阑尾切除术。综合这些资料的 Meta 分析显示腹腔镜阑尾切除术具有明显的优势。切口小，创伤小，出血少，术后切口疼痛轻微，切口感染率低，胃肠功能恢复快，不良反应少。通过观察，LA 组与 OA 组相比具有如下优点：①手术视野清晰、广阔，盆腔显露充分，操作空间大，便于积液的发现和彻底清除，从而对预防脓肿的发生具有显著效果；并且，彻底清除脓液也可减少切口受污染的可能，大大降低切口感染率。本研究中两组的切口感染率比较差异有统计学意义（$P<0.05$）。②对生理干扰小，对肠道和腹壁的损伤小，术后疼痛轻微，术后能较早恢复进食、早日下床活动，可有效预防肠粘连的发生。如研究中显示腹腔镜组的住院时间与下床活动时间均比开腹组的住院时间与下床活动时间短。③利用腹腔镜手术对器官进行全面的检查，是一种直观的诊断，可以提高诊断的正确率。④腹腔镜手术切口细小且隐蔽，可避免腹部遗留手术瘢痕，达到美观的效果。⑤腹腔镜手术术后能较早地恢复正常的生活与工作，缩短住院时间。如本研究中显示，腹腔镜组的住院时间与开腹组的住院时间比较差异有统计学意义（$P<0.05$）。⑥腹腔镜手术术后不良反应少，因为腹腔镜手术的切口小，无缝线，无积液，阑尾取出时不触碰切口，发生切口感染的几率很小。

尽管腹腔镜阑尾切除术有以上这些优势，但是也有一些局限。首先腹腔镜手术有一定的限定因素，如有重要脏器功能衰竭或障碍，凝血功能异常等。再者对于妊娠期的阑尾炎患者，行腹腔镜手术时需要慎重。行腹腔镜手术对医院设备要求较高，住院费用相对较高，在基层医院难以普及。

二、诊断与鉴别诊断

很多教科书都提到阑尾炎的临床诊断，阑尾炎的典型临床表现为隐匿性的上腹部或胃区的疼痛或不适，伴有恶心，少数出现呕吐。紧接着出现右下腹的剧烈疼痛、发热、腹泻甚至肠梗阻。一旦发展到穿孔，患者会有剧烈的全腹疼痛和典型的化脓性腹膜炎的症状体征，如发热、腹肌紧张、反跳痛和直肠指诊触痛。直肠指诊是体检中一个重要的检查，但往往会被忽略。尽管大多数急性阑尾炎患者的白细胞 $>10000/mm^2$，仍有不少阑尾炎经病理证实无白细胞增高，因此不能仅凭白细胞计数来确定诊断和决定手术。

在腹腔镜检查的同时即可进行鉴别诊断，这种微创方法对患者、医务工作者都十分有利。应用腹腔镜的一项优势是能轻松完成整个腹腔探查，其检查的彻底性甚至超过有经验的外科医生通过 $3\sim5$ cm 的右下腹切口所能获得的检查结果。另外腹腔镜的应用避免了长时间的观察和花费，也避免了反复的实验室和影像学检查。

三、腹腔镜阑尾切除术

腹腔镜阑尾切除术需要一接受过熟练的腹腔镜基础技能训练的手术组和高质量的视频镜像。如果这些基本条件无法满足，那么开腹手术更合适。患者及家属应在术前被告知该手术是应用腹腔镜于左下腹将阑尾切除，避免患者错误地认为应在右下腹手术。

手术在气管插管全身麻醉下进行，将患者摆成仰卧位且右侧倾斜 30° 后将更有利于盲肠的活动。垫子或枕头都可用来摆放倾斜体位。通过 Veress 针建立气腹，若存在明显腹胀应以开放方式建立气腹。因为闭合方式建立气腹会损伤内脏和血管。基于脐部的解剖，可以在脐上部或下部做半环状切口。Kocher 钳应置于筋膜的纵脊，同时筋膜和腹膜的切开应在直视下进行。支持线用于固定 Hassan 管，同时在手术结束时用于关闭筋膜。既往有手术史的患者，腹部中线会有手术瘢痕，对于这样的患者，第 1 个 Trocar 应于右锁骨中线与脐水平线的交点处置入，这样就可以方便地检查和松懈中线处的粘连。

建立气腹时，充气的压力应根据不同患者的具体情况而定。其原则是应尽量减小压力，以减少不良的血流动力学效应。气腹建立后，应将小肠远离小骨盆，之后探查整个腹腔。对于大多数患者，第 2 个 Trocar 置入后必须使无损伤钳可以轻易地抓取小肠袢或网膜前后活动，一般位于左下腹。最后的 5 mm Trocar 应置于耻骨上部的腹中线。

寻找阑尾是第一步。当阑尾位于盲肠后位时，应切开右 Toldt 筋膜来游离盲肠。腹腔镜检查阑尾时包括评估阑尾的颜色、厚度、移动性、穿孔与否和是否固定。阑尾颜色的判断受到光照强度、镜头的透明度、成像系统和显示器材的质量的影响。成像系统的缺陷会使阑尾看起来模糊或非常红。发炎的阑尾会变得非常僵硬，而无炎症的阑尾是非常柔软的。很多患者会有阑尾穿孔。阑尾固定常提示在泛发腹膜炎产生之前存在阑尾炎症。

当阑尾未见病变时，应当探查腹腔内的其他脏器，包括胆囊、胃、十二指肠、通过小网膜暴露的胰腺、乙状结肠、回肠远端的 100 cm 以内及子宫和卵巢。

当阑尾确实有炎性病变时，阑尾的位置决定了具体的手术方式。对于一些病例从阑尾根部到阑尾末端的顺行切除比较适合，早期切断阑尾的根部会使这种手术过程变得更容易一些。然而，在大多数病例中应用的是逆行切除阑尾。当阑尾从周围的组织中游离后，阑尾系膜被很好地显露。在切断阑尾系膜时应将阑尾拉直，为了避免因为牵拉引起阑尾穿孔，应钳夹阑尾系膜。

阑尾动脉走行于阑尾系膜末端。根据阑尾动脉的粗细，可以选择用电凝、钳夹或超声刀来切断动脉。当应用电凝时需要注意避免电凝器械末端未绝缘的部位触碰到回肠末端，以免出现回肠穿孔。术中应将整个阑尾游离，这可以通过确认阑尾根部和阑尾的活动度来判断。有文献报道，腔镜切除阑尾时只切除了部分的阑尾。当阑尾被完全游离后，可于阑尾的根部钳夹 1~2 枚可吸收夹或 Hemelock 夹，并于稍远端再钳夹一枚来封闭阑尾。当应用电刀切断阑尾时应避免撕脱夹。除了电刀外也可以选择 30 mm 的订合器来切断阑尾。当应用订合器时应注意避免将钛夹夹在订合线内，以免造成订空。若订合后出现断端出血，可用纱布压迫一段时间，通常会取得良好的效果。若效果不佳可用钛夹或缝线来止血。不应用电凝来止血，因为这可造成断端坏死。

阑尾应从最大的 Trocar 中取出。如果术中应用的是 1 个 10 mm 的 Trocar 和 2 个 5 mm 的 Trocar，那么应通过其中一个 5 mm Trocar 置入 5 mm 腔镜，以便可以从 10 mm Trocar 取出阑尾。若不能顺利地取出阑尾，可以将阑尾置于塑料袋中后取出，以免阑尾内污染物流出。术后可以留置引流。若腹腔内有积血或脓液，术后应常规冲洗腹腔。

四、单孔腹腔镜阑尾切除术

单孔腹腔镜阑尾切除术是除传统阑尾切除术和腹腔镜阑尾切除术外的另一种手术方式。但是它不适用于既往做过手术且腹中线有手术瘢痕的患者。有 16%~24% 的患者需要从单孔腹腔镜转为传统腹腔镜阑尾切除术，在这些患者中还有 25% 的人需要再次转为开腹手术。单孔腹腔镜阑尾切除术的潜在优点是它避免了多处手术瘢痕并且手术方式更接近于开腹手术，这样对那些没有太多使用腹腔镜手术经验的外科医生来说是非常好的。但是单孔腹腔镜阑尾切除术在安全性和有效性方面的价值需要前瞻性的临床试验来证实。

　　单孔腹腔镜阑尾切除术的实施需要有一经过充分基本腹腔镜技术培训的手术组，同时还需拥有高质量的视频成像系统。手术的具体过程与前述腹腔镜阑尾切除术的过程相似。患者的手术体位、手术人员的站位和术前应用抗生素也与传统腹腔镜阑尾切除术无太多差别。

　　气腹的建立应用前述的开放式技术。在这项技术中，应用一特殊的 10 mm 平头镜——Storz 镜。这种镜将电子镜头与手术通道合为一体，并将镜头安装在比普通腔镜长 49 cm 的特殊器械上。在探查腹腔后，用无损伤钳拨开小肠和网膜，进行进一步的探查和准备。当阑尾位于盲肠后位时，就无法通过单孔切除阑尾了，这时应置入另一个器械来牵拉盲肠。当阑尾完全游离后，放掉气腹，将阑尾与 Trocar 一并从脐下的切口拉出腹腔。然后一步一步地结扎系膜。结扎完系膜后切断阑尾。并不需要通过荷包缝合或"8"字缝合来包埋阑尾残端。

　　当切除阑尾后，应再次置入 Hassan Trocar 来探查腹腔。可以通过冲洗和吸引来排净腹腔内残留的脓液或血液。此外还应通过探查阑尾根部的长度来确认阑尾是否切除完全。若手术过程的初期阶段阑尾根部不能清楚地看见，那么就可能发生阑尾切除不全。在成人，特别是皮下脂肪较厚的患者，通常不能充分地游离盲肠以使阑尾可以拉出腹腔。因此，单孔阑尾切除术更适合于儿童和苗条的患者。

● 第五节　腹腔镜结肠手术

一、结肠的解剖

　　结肠包括盲肠、升结肠、横结肠、降结肠和乙状结肠，全长约 1.5m，为全肠道的 1/5～1/4。它的下端与直肠相接。结肠在盲肠的直径约为 6 cm，以后逐渐变细，到乙状结肠的终部时直径为 2～3 cm。除升、降结肠后壁无浆膜层外，结肠壁与其他消化管壁一样，由黏膜层、黏膜下层、肌层和浆膜层构成。结肠管壁各层组织结构与小肠相似。黏膜层表面为单层柱状上皮覆盖，上皮间夹杂大量杯状细胞，固有膜比较厚，有许多孤立淋巴结和大量肠腺。上皮和肠腺能分泌肠液，杯状细胞分泌大量黏液，能润滑肠管，保护肠管壁，有利于食物残渣的运送。黏膜上皮层具有渗透特性，能吸收并分泌水分和盐类，灌注一定的透析液于结肠内，可以进行肠管透析。结肠管腔表面平滑，除半月襞之外无其他环状皱襞。黏膜下层由疏松结缔组织构成，含有血管、淋巴管和神经丛。肌层由平滑肌构成，分内环肌层和外纵肌层。环肌较厚，包绕整个肠管，并突入半月襞内，并加深半月襞的形成；纵肌集中形成三条结肠带。由于纵肌短于结肠长度，加之半月襞突入肠腔，结肠管腔在半月襞之间向外突出形成结肠袋。浆膜层是腹膜延续，为结肠壁的最外层，升、降结肠后面无浆膜，借疏松结缔组织与腹后壁结构相连。浆膜下脂肪组织聚集形成肠脂垂。

（一）结肠的分区

1. 盲肠　盲肠是大肠的起端。它的长度和宽径相仿，各约 6.0 cm，是大肠的最宽部分。它的肠壁最薄，有脏腹膜包绕，但无系膜，因而经常呈半游离状态，位于右髂窝内。但也可能高达肝下或低达盆腔内。有时由于升结肠肠系膜未与后腹壁腹膜完全融合，盲肠可以移动至腹腔中部。盲肠的左内侧与末端回肠相连接，远端连接向上行的升结肠。盲肠的起始部靠近末端回肠交接处，与阑尾相连。在回肠盲肠交界处的肠腔内的上、下方有黏膜和环肌折叠所形成的瓣膜，称回盲瓣，具有括约肌样的作用。

2. 升结肠　升结肠长 15～20 cm，是盲肠向上的延伸，在右髂窝内起自回盲口，沿右侧腰方肌和右肾前方向，上伸延至右季肋区，在肝右叶的下方转向左侧，形成结肠右曲，又称肝曲，向左续为横结肠。升结肠为腹膜间位器官，其前面和两侧均有腹膜覆盖，后面借疏松结缔组织贴于腹后壁，位置比较固定。升结肠外侧为升结肠旁沟，升结肠内侧为肠系膜右窦。结肠右曲外侧有一腹膜形成的皱襞，称为右膈结肠韧带，将结肠右曲固定在腹后壁。升结肠后面借腹膜后结缔组织与腹后壁相连，腹膜后结缔组织内有升结肠系膜与腹后壁腹膜愈合而形成的 Toldt 筋膜，十分容易剥离。升结肠后方邻接右侧髂腰肌和腹横肌的筋膜，以及右肾筋膜下外侧部，在疏松结缔组织内有股外侧皮神经、髂腹下神经、髂腹股沟神经经过。升结肠内侧和前方邻接小肠和大网膜。结肠右曲在右肾与肝之间，上方邻接肝右叶，内侧邻接胆囊底和十二指肠降部。横结肠右端的前方有腹膜覆盖，后方借疏松结缔组织连于十二指肠降部和胰头前面，横结肠在此处由腹膜间位转为腹膜内位。做胰头和十二指肠降部外科手术时，往往在结肠右曲外侧切开腹后壁的腹膜，由此处向内侧作钝性剥离，可将结肠右曲、升结肠和横结肠右半翻向内侧，以便显露胰头和十二指肠降部，以及它们深面的右肾和输尿管。

3. 横结肠　横结肠长约 50 cm，起自结肠右曲，由右季肋区先转向左下方，然后向左上方达左季肋区，形成向下的弓形弯曲。横结肠弯曲的最低点视横结肠长短和充盈程度而定，一般在上腹区或脐区，个别可达髂嵴平面甚或进入小骨盆内。横结肠为腹膜内位器官，借横结肠系膜连于腹后壁，其体表位置很难确定，不仅有个体差异，而且同一个体在不同充盈情况亦有差别。横结肠在左季肋区形成一个弯曲，称结肠左曲，位于脾的下方，故又称脾曲。结肠左曲的位置较结肠右曲高而深，弯曲的角度也较锐，由此急转向前向下，续为降结肠。结肠左曲借腹膜形成的左膈结肠韧带连于腹后壁。横结肠上方邻接肝、胆囊、胃大弯，下方邻接小肠肠袢，前面邻接腹前壁，后面邻接十二指肠降部、胰和十二指肠空肠曲。结肠左曲上方接胰尾和脾，后面邻接左肾前面。

横结肠借双层腹膜构成的横结肠系膜连于腹后壁，横结肠系膜内有结肠中动脉和静脉走行。横结肠系膜缘的相对侧，有大网膜附着于横结肠前下缘。大网膜由四层腹膜构成，前两层为胃前、后面的腹膜在胃大弯处向下延伸而成，后两层为包绕横结肠的腹膜，从横结肠的系膜缘向下延伸而成。横结肠以下大网膜四层愈合在一起，横结肠与胃大弯之间的大网膜称胃结肠韧带。

4. 降结肠　降结肠长约 25 cm，从左季肋区向下达左腰区，先在左肾外缘和腰方肌前面，向下达髂嵴平面续接乙状结肠。降结肠前面和两侧为腹膜覆盖，后面借 Toldt 筋膜连于左肾下部外侧的肾筋膜、腹横肌、腰方肌及其筋膜表面。降结肠后面的疏松结缔组织内有左侧的肋下神经，髂腹下神经，髂腹股沟神经，第 4 腰动脉和股外侧皮神经跨过。降结肠管径较升结肠细小，位置较深，后方无腹膜覆盖。其上部前方邻接小肠袢，下部前方往往无肠袢覆盖，因此，通常可在腹前壁左下方直接扪及降结肠下段。降结肠或乙状结肠造口常选择在腹前壁左下方施行。

5. 乙状结肠　乙状结肠长约 40 cm，是结肠末段，在降结肠与直肠间，上端起自左侧髂嵴，下端在第 3 骶椎前方连接直肠。有人将髂嵴平面与小骨盆入口平面之间的结肠称为髂结肠，而将小骨盆入口平面以下的结肠称为盆结肠，但实际上髂结肠为乙状结肠上段，而盆结肠为乙状结肠下段。乙状结肠因其形状似 "乙" 字而命名。乙状结肠可分为三段：第一段沿骨盆左侧壁下降，形成第一个弯曲，位置比较恒定；第二段男性在膀胱与直肠之间，女性在子宫与直肠之间向右横过盆腔，此部弯曲度不等，有的弯达小骨盆右侧壁；第三段转向后方达第 3 骶椎处续接直肠。由于第二、三段位于盆腔，故又有盆结肠之称。乙状结肠表面有腹膜覆盖，腹膜形成乙状结肠系膜，将肠管连接系于左侧盆壁。乙状结肠系膜根附着线呈 "八" 字形，"八" 附着线顶端对向左侧髂内、外动脉分叉处，亦即左侧输尿管跨入盆腔之处，是一个寻找输尿管的标志，此处系膜转折形成向下开放的乙状结肠间隐窝。小肠有时突入隐窝内形成腹内疝。乙状结肠系膜内有肠系膜下动脉和直肠上动脉走行。乙状结肠系膜中部较长，肠管活动度较大，因此，乙状结肠中部发生肠扭转的机会较多，偶尔此段肠管落入异常扩大的腹股沟管腹环，称为腹股沟斜疝的内容物。直肠癌患者常利用此段肠管作结肠造口，如果系膜过短往往不便在此处作造口术。乙状结肠两端系膜较短，故乙状结肠与降结肠或直肠连接处位置比较固定。在小骨盆内，乙状结肠外侧邻接髂外血管、闭孔神经、卵巢或输精管和骨盆外侧壁。后方邻接髂内血管、输尿管、梨状肌和骶丛。下方男性邻接膀胱，女性邻接子宫和膀胱。上方和内侧邻接回肠肠袢。乙状结肠的形态和位置变化与肠管充盈情况有关，充盈时可由盆腔向上升起，排空时可部分回落到盆腔内。此外，直肠、膀胱和子宫的生理情况改变，也会影响乙状结肠下段的位置。

（二）结肠的动脉

1. 回结肠动脉　回结肠动脉为肠系膜上动脉右侧最下一个分支，除分支供应回肠、盲肠、阑尾以外，还发出结肠支供应升结肠下部。结肠支分为升支和降支，升支与右结肠动脉吻合。

2. 右结肠动脉　右结肠动脉发自肠系膜上动脉干中点右侧，在腹后壁腹膜后行向右侧，跨过睾丸（卵巢）动脉和静脉、输尿管和腰大肌前方，在升结肠内侧分为升支和降支。降支沿升结肠内侧下行，与回结肠动脉的结肠支吻合。升支沿升结肠内侧上行，在结肠右曲附近与中结肠动脉右支吻合。右结肠动脉供应升结肠上 2/3 和结肠右曲。右结肠动脉的数目和起点变异很大，根据中国人的资料，此动脉为一支者占 74%，其中以单干起自肠系膜上动脉者占 28%；与回结肠动脉共干起自肠系膜上动脉者占 23%；与中结肠动脉共干者占 22%；与中结肠动脉和回结肠动脉三者共干起自肠系膜上动脉者占 1%。右结肠动脉为两支者占 5%，右结肠动脉阙如者占 21%。Bertilli 等的研究指出，右结肠动脉通常为 2～3 支，在他们的资料中三支右结肠动脉者占 88%，两支者占 12%。常见的三支右结肠动脉的模式是：两支右结肠动脉由肠系膜上动脉分出，另一支来自中结肠动脉或中结肠动脉右支或回结肠动脉。比较少见的两支模式是：一支来自中结肠动脉，另一支来自回结肠动脉。

3. 中结肠动脉　中结肠动脉在胰的下缘发自肠系膜上动脉，向前下方进入横结肠系膜内，向右走行，至结肠右曲附近分为左、右两支。右支与右结肠动脉的升支吻合，供应横结肠右侧 1/3；左支沿横结肠行向左侧，在结肠左曲附近与发自肠系膜下动脉的左结肠动脉升支吻合，供应横结肠左侧 2/3。Bertilli 等认为中结肠动脉作为肠系膜上动脉的第 1 个分支，大多数在胰十二指肠下动脉相同水平上发出。部分中结肠动脉在第 1～4 空肠动脉之间发出，很少在第 4 空肠动脉以下发出。中结肠动脉 50% 发自肠系膜上动脉右侧壁，27% 发自前壁，9% 发自左侧壁，其余的与第 1 或第 2 空肠动脉共干，或是与脾动脉、腹腔动脉、胰十二指肠动脉共干发出。50% 的中结肠动脉左、右两支管径相等，50% 左支比右支粗大。右支行程较短，达到结肠右曲，左支行程较长，行向左上方，达到结肠左曲，与左结肠动脉升支形成吻合弓较右侧明显。中结肠动脉左支常发出一支或多支"角支"，行向结肠左曲，甚或经左膈结肠韧带，折向右侧达到胰，或是分布到胰，或是与空肠动脉吻合。中结肠动脉的数目和起点的变异有重要临床意义。中结肠动脉为一支者占 81%，其中以单干起自肠系膜上动脉者占 58%；与右结肠动脉共干起自肠系膜上动脉者占 22%；与右结肠动脉和回结肠动脉共干起自肠系膜上动脉者占 1%。中结肠动脉为两支者占 14%，其中一条称为副中结肠动脉，独立于中结肠动脉行于横结肠系膜左侧，在结肠左曲附近与左结肠动脉升支吻合，代替中结肠动脉左侧部分，分布于结肠左曲附近。中结肠动脉与副中结肠动脉均起自肠系膜上动脉者占 12%；中结肠动脉与右结肠动脉共干，而副中结肠动脉起自肠系膜上动脉者占 12%；中结肠动脉缺如的占 5%，这时横结肠的血液供应，大部分由扩大的左结肠动脉升支代替。做横结肠后胃空肠吻合手术时，需要切开横结肠系膜，切开前需注意中结肠动脉的变异情况，避免盲目损伤血管，如损伤共干的中结肠动脉，将有可能使一段横结肠缺血坏死。

4. 左结肠动脉　左结肠动脉为肠系膜下动脉的最上一条分支，发出后在腹膜深面行向左侧，跨过左侧输尿管和睾丸（卵巢）血管，在降结肠内侧分为升支和降支。升支向上走行，在左肾前方，结肠左曲附近进入横结肠系膜，沿肠管系膜缘行向右侧，与中结肠动脉左支吻合；降支沿降结肠内侧缘向下走行，进入乙状结肠系膜，与乙状结肠动脉升支吻合。左结肠动脉供应降结肠、结肠左曲和横结肠左半，有时可以代替部分中结肠动脉的分布范围，特别是在中结肠动脉细小或缺如的情况下。左结肠动脉以单干起自肠系膜下动脉者占 53%，与乙状结肠动脉共干者占 46%。左结肠动脉升支与中结肠动脉左支之间的吻合，是肠系膜上、下动脉之间的重要交通，当肠系膜下动脉栓塞时，肠系膜上动脉的血流可以通过中结肠动脉左支，供应结肠左曲和降结肠，甚或乙状结肠。有时在肠系膜上、下动脉或它们的第一分支之间，存在一条吻合支，称为 Riolan 弓，多位于横结肠系膜根部，靠近十二指肠空肠曲处，其出现率为 6%。

5. 乙状结肠动脉　乙状结肠动脉常为 2～3 支，在左结肠动脉稍下方发自肠系膜下动脉，经腹膜深面行向左下方，跨过左侧睾丸（卵巢）动脉和静脉和左侧输尿管，进入乙状结肠系膜，每条乙状结肠动脉都分为升支和降支，相邻的升降支彼此吻合。最上一条乙状结肠动脉的升支与左结肠动脉降支吻合，最下一条乙状结肠动脉的降支与直肠上动脉吻合，分布至乙状结肠下段与直肠上段。乙状结肠最下动脉是一条备受关注的动脉，因为它分布到乙状结肠和直肠的邻接区。Bertilli 的研究表明乙状结肠最下动脉可能缺如，可能发自乙状结肠动脉，也可能发自直肠上动脉，或直肠后动脉。

6. 直肠上动脉　直肠上动脉为肠系膜下动脉本干的直接延续，向下行于乙状结肠系膜内，至第 3 骶椎高度分为两支，于直肠两侧下降，分布于直肠，与直肠下动脉吻合。

7. 肠系膜上、下动脉间的吻合弓　关于吻合形式，文献报道有直接、间接和混合三种类型。直接型连通两支肠系膜动脉主干；间接型连通两支肠系膜动脉的主要分支，特别是中结肠动脉和左结肠动脉；混合型连于一支肠系膜动脉主干和另一支肠系膜动脉的主要分支。Bertilli 在 550 例观察中，发现肠系膜间干出现率为 18%，直接型出现率最低，间接型和混合型出现率相等。Bertilli 等认为肠系膜间干是胚胎发生的残留，在生理状态下无功能意义，但在任何一个肠系膜干供血不足的情况下，可能部分或完全取代 Riolan 弓。肠系膜间的概念涵盖肠系膜上、下动脉之间的各种吻合，当然也包括 Riolan 弓和边缘动脉，它们是位于不同向心程度的吻合支。

8. 边缘动脉　边缘动脉由一系列的动脉弓组成，这些动脉弓连于各段结肠的动脉分支，与肠管平行走向，发出直小动脉供给从盲肠到乙状结肠和直肠近侧端的肠管。Bertilli 等（1996）认为 Riolan 弓和边缘动脉都是肠系膜上、下动脉之间的交通支，只不过前者比后者更向心一些，边缘动脉更接近结肠，并且可能由各段结肠动脉的二级动脉弓组成。

（三）结肠的静脉

结肠的静脉血流经肠系膜上、下静脉回流。

1. 肠系膜上静脉　肠系膜上静脉起自右髂窝，伴行于肠系膜上动脉右侧，沿肠系膜根部上行，跨过右侧输尿管、下腔静脉、十二指肠水平部前方和胰的钩突，在胰颈后方与脾静脉会合成门静脉。沿途接受空、回肠静脉、回结肠静脉、左结肠静脉和中结肠静脉。这些静脉接受同名动脉分布区的血液回流，并与同名动脉伴行。肠系膜上静脉接受横结肠右半、升结肠、盲肠、阑尾、空肠、回肠、十二指肠和胰头的静脉回流。此外，在胰颈后方还接受胃的下部和大网膜的静脉回流。

2. 肠系膜下静脉　肠系膜下静脉收集直肠、乙状结肠和降结肠的血液回流。肠系膜下静脉起自直肠上静脉，跨过小骨盆上行，在左侧输尿管内侧跨过髂总血管，伴行于同名动脉的左侧，在腹膜壁层深面上行，越过左侧腰大肌后，逐渐离开同名动脉，行于十二指肠旁皱襞内，继经十二指肠空肠曲和 Treitz 韧带左侧上行，达胰体后方注入脾静脉，经脾静脉汇入门静脉，或注入肠系膜上静脉，或注入肠系膜上静脉与脾静脉汇合处。

在十二指肠旁隐窝明显时，肠系膜下静脉往往行于该隐窝前方腹膜的十二指肠旁皱襞内，当十二指肠旁隐窝发生腹内疝时，往往容易压迫肠系膜下静脉，在进行手术复位时，须注意避免损伤皱襞深方的肠系膜下静脉。肠系膜下静脉的属支包括左结肠静脉、乙状结肠静脉和直肠下静脉，皆与同名动脉伴行。由于门静脉的血流动力学的原因，肠系膜上静脉的血流经门静脉后，往往注入肝右叶；而肠系膜下静脉的血流往往注入肝左叶，因此，阑尾炎引起的肝脓肿多发生在肝右叶，而血吸虫虫卵结节或阿米巴痢疾引起的肝囊肿多发生在肝左叶。

（四）结肠淋巴结

1. 结肠上淋巴结　位于肠壁脂肪垂内。

2. 结肠旁淋巴结　位于边缘动脉附近及动脉与肠壁之间。

3. 中间淋巴结　位于结肠动脉周围。

4. 中央淋巴结　位于肠系膜上、下动脉的周围。

结肠淋巴结的分布与动脉相似，右半结肠的淋巴经各组淋巴结汇集注入肠系膜上动脉根部淋巴结，并与小肠的淋巴汇合，再注入腹主动脉旁的淋巴结；左半结肠的淋巴则注入肠系膜下动脉根部的淋巴结，再至腹主动脉旁淋巴结。结肠的淋巴不仅流向结肠动脉根部的淋巴结，而且与邻近动脉弓附近的淋巴结相沟通，因此在行结肠癌根治手术时，应将该部位结肠动脉所供应的整段肠管及其系膜全部切除。结肠壁如同小肠也分为黏膜、黏膜下层、肌层和外膜四层。黏膜表面无绒毛，也无环行皱襞。黏膜表面上皮由吸收细胞和杯状细胞组成，固有膜内有肠腺，含有未分化细胞，结肠上皮细胞经常脱落，不断由肠腺来补充，更新期约为6天。

二、腹腔镜结肠癌手术的优点

目前已有研究显示了腹腔镜结肠癌手术相对于传统手术的诸多优点。更小的手术切口显著减少了术后疼痛及切口相关并发症并能增加美容效果。而且，腹腔镜术后更快的切口愈合有助于结直肠癌患者早期进行辅助化疗。腹腔镜术后患者胃肠道功能恢复更快，术后肠梗阻发生率更少，住院时间更短，恢复日常活动更快。尽管有研究认为腹腔镜结、直肠手术时间较长，但对患者安全无任何影响，况且随技术的进一步成熟，手术时间与开腹手术并无差异，甚至更短。研究表明：腹腔镜手术与开腹手术并发症、再次手术率、死亡率以及再次住院率相似或发生率更低。腹腔镜结、直肠手术的短期优势在老年人中更能得到体现，相对于开腹手术，腹腔镜手术并发症显著降低、住院时间缩短、生活质量更高、卫生经济学评价更有优势。

三、腹腔镜结肠癌手术的根治性

开腹手术是目前治疗结肠癌的金标准，腹腔镜手术必须达到和开腹手术一样的肿瘤根治标准才能被认可，即达到足够的切缘距肿瘤的距离和淋巴结清扫的范围及数量。美国 COST 研究组一项包含 48 个中心 872 例结肠癌病例的 RCT 结果显示，腹腔镜结肠癌手术组切除标本的平均远切端距离和近切端距离与开腹组相比差异均无显著意义，中位淋巴清扫数两组均为 12 枚。Leung 等的腹腔镜乙结肠癌手术结果亦显示肿瘤远端切缘平均 4.5 cm，平均淋巴结清扫数 11.1 枚，与开腹组无差异。而另一项包含 1990—1999 年公开发表的具有清扫淋巴结数目与切缘距离数据的 35 个研究（3935 例患者）的荟萃分析结果显示，腹腔镜结、直肠癌手术清扫淋巴结数目比开腹组多 0.3～2.14 枚，平均远切端距离为 4.6 cm。对于腹腔镜中低位直肠癌手术的研究，Bretagnol 等报道了包含 144 例腹腔镜中低位直肠癌保肛手术的前瞻性研究，88％切除标本能保持系膜的完整性，淋巴清扫数目为 10（0～42）枚，肿瘤距下切端距离 20（5～80）mm，98％下切缘镜检阴性。肿瘤环周切缘（CRM）平均 7（0～30）mm，94％镜检阴性。总的镜检阴性率（下切缘与环周切缘均阴性）93％。Dulucq 等也有相似的结论。而 Breukink 等关于腹腔镜与开腹直肠癌 TME 术的临床对照研究则显示腹腔镜组在下切端距离 35（10～100）mm，肿瘤周边切缘 5（1～30）mm、淋巴清扫数目 8（1～25）枚以及达到 RO 根治的比例（92.7％）均与开腹组的 30（5～80）mm、10（1～30）mm、8（2～20）枚以及 R0 根治的比例（87.8％）无显著差异。因此，可以认为腹腔镜结、直肠癌手术符合肿瘤的根治性原则。此外，腹腔镜探查还可发现临床和其他检查不能发现的腹膜转移，并与开腹手术一样很容易确认并进行活检，从而避免不必要的开腹探查，对术前影像学检查不能确定的肝病变，术中腹腔镜超声完全可以弥补腹腔镜不能触摸的缺点，达到等同于术中超声和触摸的效果。这些表明，腹腔镜结、直肠癌手术的根治效果与开腹手术是相同的。

在手术的远期效果方面，国外学者做过回顾或对照研究。Barlehner 对 394 例腹腔镜手术患者（其中 194 直肠癌患者，200 例结肠癌患者）进行随访，平均随访 45 个月（0.3～135 个月），发现平均 5 年生存率直肠癌患者 76.9%，结肠癌患者 91.3%，认为腹腔镜手术组在生存率方面至少不比开腹组差。Patankar 对奥兰多结直肠临床中心的 172 例腹腔镜手术患者及 172 例开腹手术患者进行对比研究，认为腹腔镜组与开腹组术后生存率无显著性差异。Patankar 2004 年对 medline 数据库中已公开发表的有关结、直肠切除的临床研究做回顾性研究，认为腹腔镜手术组术后生存率至少不差于开腹组。

四、腹腔镜结肠癌手术的安全性

至于腹腔镜操作过程是否会造成肿瘤的播散，值得关注。20 世纪 90 年代初，有腹腔镜结肠癌切除术后切口肿瘤复发的报道，甚至报道切口种植发生率高达 1.4%～21.0%。这使人们对腹腔镜结肠癌手术产生疑虑，也对腹腔镜肿瘤治疗的安全性带来挑战。但后来的研究发现，常规手术的切口复发率与腹腔镜手术的切口复发率并无明显差异。切口种植的确切机制并不明了，可能与以下两个因素有关。①直接种植转移：手术器械携带肿瘤细胞可造成直接种植；②气腹：肿瘤细胞可以附着于悬浮着的各种微小颗粒上或直接悬浮于气雾中，腹腔内气体的流动、手术操作、器械的进出和更换等都可造成腹腔内这些细胞的流动，当气体逸出穿刺孔时能促使这些脱落的肿瘤细胞种植于穿刺孔，即所谓的"烟囱效应"。近来一些实验研究表明，CO_2 气腹与切口种植并无相关性。Wittich 等在对小鼠的实验中证实，在常规条件下行腹腔镜结肠癌手术不会出现切口转移。Iwanaka 等在 CO_2 气腹和非气腹条件下行腹腔镜肿瘤活检，结果二者切口肿瘤转移率没有显著差别。郑民华等的实验研究也表明，CO_2 人工气腹没有促进人结肠癌细胞裸鼠原位种植模型切口种植及脏器转移的发生。因此，目前认为切口转移主要由于手术操作不规范，直接接触挤压肿瘤所致。我们在手术操作时，妥善固定套管，尽量减少其进出切口的机会，避免操作器械直接接触、挤压肿瘤，用标本袋取标本并保护好切口。随访未发现有切口转移，表明切口种植是可以预防的。

五、手术适应证和禁忌证

（一）适应证

目前已有许多腹腔镜下各期结肠癌切除的报道，但手术的适应证和禁忌证还没有一个统一的标准。2006 年中国抗癌协会大肠癌专业委员会腹腔镜外科学组制订的腹腔镜结肠、直肠癌根治手术操作指南以及一些荟萃分析认为，腹腔镜结肠癌切除手术的适应证与开腹手术大致相同。Ⅰ、Ⅱ期和部分Ⅲ期的各段结肠癌可做根治性切除，其切除范围包括癌肿所在肠段、对应的系膜以及所属区域的淋巴组织；部分Ⅳ期的结肠癌做姑息性切除，其主要目的在于切除肿瘤、防治癌肿并发症和改善生活质量。一些学者认为 T_4 结肠癌，特别是累及周围组织脏器的不适合腹腔镜手术。我们通过手术经验总结，认为只要癌肿不固定或只有单个脏器受累并可联合切除，仍可行腹腔镜手术切除，但要把握好中转开腹时机。

（二）禁忌证

1. 绝对禁忌证　不能耐受全麻及腹腔镜手术者（严重的心、肺、肝、肾等主要脏器功能不全）、严重脓毒血症、严重凝血机制障碍、妊娠期结肠肿瘤、腹膜或周围淋巴组织广泛转移、肿块大且固定、肿瘤侵犯小肠并形成内瘘、肿瘤穿孔合并腹膜炎、梗阻性结肠癌致明显腹胀、邻近多个器官受侵犯需行联合脏器切除。

2. 相对禁忌证　肿瘤直径＞7 cm、出血倾向、过度肥胖和腹腔广泛粘连（如有腹腔手术史）、巨大膈疝或腹外疝、结肠解剖异常等。但随着手术经验的积累以及腹腔镜设备、器械的不断更新，某些禁忌证也会逐步转为适应证。

六、腹腔镜结肠癌手术

腹腔镜结肠切除手术与开腹手术大致相同，包括右半结肠切除、横结肠切除、左半结肠切除、乙状结肠切除和全结肠切除。另外，还可以分为全腹腔镜结肠切除、腹腔镜辅助结肠切除和手助腹腔镜结肠切除。①全腹腔镜结肠切除手术：肠段的切除和吻合均在腹腔镜下完成，但手术时间较长、使用的器械较多、手术难度较大，目前临床应用不多。②腹腔镜辅助结肠切除手术：肠段的分离在腹腔镜下完成，然后通过腹壁小切口将肿瘤剔出，在腹腔外切除肿瘤肠段后进行肠管吻合，这是目前临床应用最多的方法。③手助腹腔镜结肠切除手术：在腹壁上做一个手掌大小的切口并安置密封装置，将手伸入腹腔内协助完成手术。手助腹腔镜技术能使术者直接用手将腹腔内的器官和组织进行牵拉和显露，降低了手术难度，提高手术的安全性。另外，此技术也可使初学者尽快地从传统的开放手术过渡到腹腔镜手术。

（一）手术基本原则

1. 手术切除范围　等同于开腹手术。结肠切缘距离肿瘤至少 10 cm，连同原发癌、肠系膜及区域淋巴结一并切除。

2. 无瘤操作原则　先在血管根部结扎静脉、动脉，同时清除淋巴结，然后分离切除标本。术中操作轻柔，应用锐性分离，少用钝性分离，尽量做到不直接接触肿瘤以防止癌细胞扩散和局部种植。

3. 在根治癌肿基础上，尽可能保留功能。

4. 肿瘤定位　由于腹腔镜手术缺少手的触觉，某些病灶不易发现，术前钡灌肠、CT 及术中肠镜定位等可帮助定位。

5. 中转开腹手术　在腹腔镜手术过程中，确实因出于患者安全考虑须行开腹手术者，或术中发现肿瘤在腹腔镜下不能切除或肿瘤切缘不充分者，应当及时中转开腹手术。

6. 标本取出时应注意保护切口，防止切口肿瘤细胞种植。

（二）手术前准备

1. 术前检查应了解肝等远隔转移情况和后腹膜、肠系膜淋巴结情况。

2. 术前行 MRI 及内镜超声等检查，进行术前肿瘤分期，并据此采用最佳的治疗方案。

3. 控制可影响手术的有关疾患，如高血压，冠心病，糖尿病，呼吸功能障碍，肝、肾疾病等。

4. 纠正贫血、低蛋白血症和水、电解质、酸碱代谢平衡，改善患者营养状态。

5. 行必要的肠道准备。

（三）腹腔镜右半结肠癌切除术

1. 适应证　适用于治疗阑尾、盲肠和升结肠及结肠、肝曲的恶性肿瘤。

2. 麻醉　采用气管内插管全身麻醉。

3. 体位　患者取截石位或分腿位，头低足高 30°，左侧倾斜 30°。

4. 医生站位　术者站位于患者的两腿中间，第一、第二助手站位于患者两侧，术者也可站在患者左侧。

5. 监视器及戳孔位置　在患者头侧左右各放置一台监视器，脐孔穿刺并建立气腹，也可采用开放式。维持腹内压在 12～15 mmHg。通常在脐孔处也可在耻骨上行 10 mm 戳孔放置镜头，在脐左 5 cm 偏下行 12 mm 戳孔为主操作孔，在右下腹、左右上腹锁骨中线各行 5 mm 戳孔。

6. 手术步骤

（1）腹腔探查：确定病变部位、有无淋巴结及腹腔转移等情况。必要时可用腹腔镜超声探查肝有无转移灶。

（2）操作常采用由内向外、从下向上、先处理血管和非接触肿瘤的方法。提起回盲部沿肠系膜上血管投影处打开结肠系膜，并解剖出回结肠血管以血管夹夹闭并剪断，同时清扫血管根部淋巴结。钝性游离并显露十二指肠降部，继续游离右结肠血管及结肠中血管，分别置以血管夹夹闭并剪断，同时清扫血管根部淋巴结。在胃网膜弓外分离切断胃结肠韧带，结肠、肝曲、横结肠肿瘤需切断胃网膜右血管分支，清除幽门下方淋巴结群。

（3）沿结肠外侧自髂窝至结肠、肝曲，切开后腹膜，将升结肠从腹后壁游离。注意勿损伤十二指肠腹膜后部、输尿管、肾、精索内（或卵巢）血管。

（4）右上腹做与标本相应大小的小切口，塑料套保护切口。将右半结肠，包括肿瘤、结肠系膜和足够肠段（回肠末段、首肠、升结肠和右半横结肠）提出体外。应切除回肠末端 10～15 cm，盲肠、升结肠、横结肠右半部分和部分大网膜及胃网膜血管；切除回结肠血管、右结肠血管和中结肠血管右支及其伴随淋巴结。一般做回肠横结肠吻合（端-端吻合、端-侧吻合或侧-侧吻合均可采用），先以乙醇或聚维酮碘涂抹两侧肠端，然后吻合。横结肠系膜与回肠系膜的游离缘可缝合关闭，也可不缝合。

（5）关闭小切口后，重新建立气腹，冲洗腹腔，放置引流，查无出血后关腹。

（四）腹腔镜横结肠癌切除术

1. 适应证　适用于横结肠中部癌。

2. 麻醉　采用气管内插管全身麻醉。

3. 体位　患者取仰卧位，双腿分开 30°～45°，头高足低位 15°～20°，并可根据手术需要而调节手术台倾斜方向和角度。

4. 医生站位　术者分离右半胃结肠韧带时站于患者左侧，分离左半胃结肠韧带时则站于右侧，持腹腔镜者站位于患者两腿间，另一助手站位于手术者对侧。

5. 戳孔　一般采用 4 孔法。脐下行 10 mm 戳孔放置镜头，右中腹行 10 mm 戳孔、左中腹行 10～12 mm 戳孔和剑突与脐间行 5 mm 戳孔。可根据肿瘤位置调整穿刺部位，并根据实际情况调换超声刀及操作钳甚至腹腔镜的位置、Trocar 位置。

6. 手术步骤

（1）探查：置入 30°腹腔镜探查腹腔，了解病变的位置、大小及其与周围器官的关系，了解淋巴结转移情况及其他脏器的情况，以确定肠管切除的范围。

（2）游离横结肠：沿胃大弯网膜血管弓下方切开右侧胃结肠韧带，松解肝曲，注意勿损伤十二指肠及胆管。切开左侧胃结肠韧带，松解脾曲，提起横结肠，辨认横结肠系膜的血管，分离横结肠系膜根部，在结肠中动脉根部上血管夹夹闭后予切断，并切断横结肠系膜。

（3）取出病变肠段：扩大第 4 孔至相应大小，用塑料袋保护切口后取出已游离病变肠段。

（4）切除吻合：在体外距肿瘤 10～15 cm 切除肠段，并行肠管端-端吻合，缝合关闭肠系膜裂孔。

（5）缝合戳口：吻合后肠段回纳腹腔，缝合小切口，重建气腹，检查腹腔内有无出血，冲洗腹腔，放置引流，取出套管，皮下缝合戳口。

（五）腹腔镜左半结肠癌切除术

1. 适应证　适用于结肠、脾曲、降结肠和乙状结肠的恶性肿瘤。

2. 麻醉　采用气管内插管全麻。

3. 体位　通常患者取分腿位或截石位，头高足低至 15°～20°，向右倾斜 15°～20°。

4. 医生站位　术者及扶镜助手站位于手术台的右侧，第一助手站位于患者两腿间。

5. 戳孔　脐孔放置镜头；右、左肋缘下 3～5 cm 锁骨中线上各行一 5 mm 戳孔；在脐左侧腹直肌外缘行 12 mm 戳孔，可经扩大后用于取出标本；右下腹行 5 mm 戳孔。

6. 手术步骤

（1）探查腹腔后，于腹主动脉前打开结肠右侧腹膜，分离左结肠动、静脉以及乙状结肠动、静脉的 1～2 分支，结扎后切断，并分离结肠系膜，注意保留肠段的血液供应。

（2）剪开降结肠及乙状结肠外侧后腹膜，分离左侧结肠及其系膜，注意勿损伤输尿管及精索内（或卵巢）动静脉。

（3）打开胃结肠韧带，分离结肠、脾曲。分离并切断结肠中动静脉左支。

（4）切断附着于胰腺体、尾部下缘的横结肠系膜根部，注意勿损伤中结肠血管。

（5）体外切除左半结肠，切除范围应包括横结肠左半部、脾曲、降结肠、乙状结肠以及相应的系膜和血管，做横结肠乙状结肠端-端吻合或侧-侧吻合。系膜孔是否关闭均可。

（6）关闭小切口后，重新建立气腹，冲洗腹腔，查无出血后，放置引流，关腹。

（六）腹腔镜乙状结肠癌切除术

1. 适应证　适用于乙状结肠中下段癌。

2. 麻醉　采用气管内插管全身麻醉。

3. 体位　通常患者取分腿位或截石位，头低足高至 15°～20°，向右倾斜 15°～20°。

4. 医生站位　术者位于患者右侧，第一助手位于患者左侧，持镜者位于术者同侧。

5. 手术步骤

（1）探查腹腔后，于腹主动脉前打开结肠右侧腹膜，分离左结肠动、静脉以及乙状结肠动、静脉的 1～2 分支，结扎后切断，并分离结肠系膜，注意保留肠段的血液供应。

（2）剪开乙状结肠外侧后腹膜，分离乙状结肠及其系膜，注意勿损伤输尿管及精索内（或卵巢）动、静脉。

（3）向远端分离肠管及系膜至直肠上段。

（4）以腔内切开闭合器切断直肠。

（5）体外切除乙状结肠，切除范围应包括乙状结肠、直肠上段以及相应的系膜和血管。近端埋入吻合器底针座。

（6）关闭小切口后，重新建立气腹，经肛门置入吻合器行端-端吻合。冲洗腹腔，查无出血后，放置引流，关腹。

●第六节　腹腔镜直肠手术

　　自 1990 年 10 月美国医生 PatrickLeahy 进行世界上首例腹腔镜直肠癌超低位前切除术后，腹腔镜逐渐被运用于结、直肠癌手术当中。1993 年英国医生 Guiuon 等报道了 59 例腹腔镜结、直肠癌手术的初步经验，并证明了其技术上的可行性。随后腹腔镜技术在结、直肠外科领域的应用范围不断得到拓展和深入。

　　近年来随着腹腔镜技术自身的不断完善，使腹腔镜直肠手术有了更好的发展，并取得较好的临床疗效，其手术安全性、可行性、肿瘤根治性及近、远期疗效已得到前瞻性随机对照临床研究（RCT）结果的证实。

一、腹腔镜直肠癌根治术的优势

　　Delaney 等报道腹腔镜 TME 治疗中下段直肠癌与传统开腹 TME 相比有以下优势：①出血少、创伤小、恢复快；②对盆筋膜脏、壁两层之间疏松结缔组织间隙的判断和入路的选择更为准确；③腹腔镜可抵达狭窄的小骨盆并放大局部视野，对盆腔自主神经丛的识别和保护作用更确切；④腹腔镜下超声刀可达狭窄的小骨盆各部，可以更完整地切除含脏层盆筋膜的直肠系膜。与其他腹腔镜手术一样，腹腔镜直肠癌根治术也有一定的中转开腹比例。其主要原因有：腹腔内广泛致密的粘连；肿瘤巨大或广泛转移，手术操作困难或肿瘤根治性切除存在困难；术中出现内脏损伤或大出血。腹腔镜直肠癌根治术中转开腹的比率除与病例选择相关外，也与学习曲线有关。随着术者手术经验的积累及临床技能的提高，中转开腹率可逐渐降低。

二、腹腔镜直肠癌手术的根治性

　　在腹腔镜直肠癌 TME 术中，能否严格遵循 TME 和恶性肿瘤的手术基本原则是直肠癌腹腔镜手术疗效的关键。在 TME 手术中，肿瘤距切除的边缘、淋巴结的清扫、肿瘤细胞在腹腔和肠管内的播散都是肿瘤根治术中必须注意的问题。Hong 报道一组标本切缘距肿瘤的平均距离，腹腔镜组为（7.2±5.1）cm，开腹手术为（7.9±10.2）cm，二者没有显著差异。Lord 等于 1996 年最早报道腹腔镜结直肠癌手术的平均淋巴结清扫数为 8.5 枚，切缘距肿瘤的距离平均为 4.5 cm，与开腹手术比较两者无明显差别。Breukink 等关于腹腔镜与开腹直肠癌 TME 术的临床对照研究则显示，腹腔镜组在下切端距离、肿瘤周边切缘、淋巴清扫数目以及达到 RO 根治的比例方面与开腹组比较无显著差异。Kockerling 等对 116 例结肠癌腹腔镜手术作回顾性分析，认为腹腔镜结肠癌手术在原则上符合肿瘤切除的要求。

Franklin 等报道了 191 例腹腔镜和 224 例开放式结、直肠癌手术的随机对照研究，二者在淋巴结清除数目、切除肠段长度和肿瘤上、下距切端的距离均无显著差异。目前一般认为腹腔镜手术能达到与开腹手术同样的肿瘤根治效果。

三、腹腔镜直肠癌手术的安全性

与其他腹腔镜手术一样，腹腔镜直肠癌根治术也有一定的中转开腹比例。其主要原因有：腹腔内广泛致密的粘连；肿瘤巨大或广泛转移，手术操作困难或肿瘤根治性切除存在困难；术中出现内脏损伤或大出血时。腹腔镜直肠癌根治术中转开腹的比率除与病例选择相关外，也与学习曲线有关，随着术者手术经验的积累及临床技能的提高，中转开腹率可逐渐降低。

腹腔镜直肠癌根治术有开腹直肠手术的并发症和腹腔镜手术的共有并发症，如输尿管损伤、肠瘘、肠梗阻、出血、穿刺口疝等，而其并发症的发生率与术者的学习曲线密切相关。

腹腔镜直肠癌根治术后出现的戳孔转移癌（port site recurrence，PSR）是对腹腔镜恶性肿瘤切除术安全性的挑战。气腹是腹腔镜技术特有的，有报道认为，气体泄漏、雾化播散等造成肿瘤细胞沾染伤口而增加 PSR 的发生率。但雾化播散的动物模型实行临床研究的结果表明，雾化播散对 PSR 的发生基本上没有影响或影响较少。一些学者认为，肿瘤细胞沾染的腹腔镜器械的进出和标本的取出引起的直接沾染是 PSR 发生的重要原因，Trocar 刺入处通常较紧，戳孔局部的免疫及炎症反应与普通伤口存在差异，而且，长时间的压迫所造成的局部缺血、缺氧、酸中毒、血栓形成及血浆渗出等为肿瘤细胞的种植、生长提供了条件。针对 PSR 的可能发生机制，严格遵守肿瘤外科治疗学的无瘤原则，术中避免肿瘤破裂，对于浆膜层受侵者，先用电凝棒烧灼破坏该处癌灶，防止癌细胞脱落游离；采用不接触隔离技术，如牵出荷瘤肠段时用关节镜套保护切口，有望预防 PSR 的发生。

四、手术的适应证和禁忌证

（一）适应证

以往认为腹腔镜只适合早期结、直肠癌（Dukes A 期），但最近较大的研究表明与开腹手术相比也适合 Dukes B、C 患者，两者的淋巴结清扫率、复发率、5 年生存率无明显差异。位于腹膜反折以下的低位、超低位直肠癌曾被认为是腹腔镜的盲区为禁区，随着 TME 概念的提出及其技术在临床的应用使腹腔镜治疗低位，超低位直肠癌成为可能。

（二）禁忌证

对于不能耐受全麻腹腔镜手术，腹膜广泛转移伴肠梗阻，明显肿瘤穿孔并发腹膜炎，肿瘤直径＞6 cm，肿块固定并侵及邻近器官，术前明确肿瘤侵犯其他器官形成内瘘的是腹腔镜直肠癌的绝对禁忌证。过度肥胖、腹腔广泛粘连以前被视为腹腔镜的禁忌证，但随着手术经验的积累以及设备的更新已逐渐转为适应证。

五、腹腔镜直肠癌手术

腹腔镜直肠癌根治术的手术方法主要有两种：一种为腹腔镜辅助的直肠癌根治术；另一种为手辅助的腹腔镜直肠癌根治术。腹腔镜辅助的直肠癌根治术是指在腹腔镜手术完成腹腔解剖后，在腹部做一 3～5 cm 长的切口取出标本，切断肠管远端后，把预切肠段拖出体外，切断肠管近端，缝合包埋圆形吻合器的底针座后再放回腹腔完成肠吻合。手辅助的腹腔镜直肠根治术是指在进行腹腔镜直肠癌根治术时，通过腹壁一长约 7 cm 的切口将术者的一只手伸入腹腔内协助手术，同时借用手辅助装置（hand port）防止漏气，维持气腹。

腹腔镜直肠癌根治术的常用术式与开腹手术相同，包括腹腔镜经腹直肠癌根治术及腹腔镜经腹会阴联合直肠癌根治术，在腹腔镜直肠癌根治术中同样需遵循全直肠系膜切除（total mesorectal excision，TME）的原则。

（一）手术基本原则

1. 关于癌肿肠切缘问题　腹腔镜手术具有手术视野开阔、损伤更轻、患者术后恢复更快的优点，但同样面临与传统开腹手术根治性的切缘问题。目前有关远切端的安全长度仍然存在不同意见。根据直肠癌的生长部位，上段直肠癌（距肛缘 8～15 cm）和下段直肠癌（距肛缘 5～7 cm）分别采用高位前切除术及低位前切除术，直肠指检距肛缘低至 4 cm 的直肠癌行超低位前切除。近 30 年的研究结果已证实，直肠癌通过直接浸润、淋巴管癌栓、小静脉癌栓等途径向远侧肠壁内浸润的发生率为 8%～24%，浸润范围绝大多数在 1 cm 以内，1～2 cm 者仅 2.17%～5%，超过 2 cm 者 0～2.15%。近年来较多报道的前瞻、随机性研究显示，直肠癌根治术中癌肿远端切除范围与患者局部复发率、远期生存率明显相关。也有临床资料显示切除直肠癌远侧肠管 2 cm 与切除 5 cm 者的术后局部复发率、生存率等差异均无显著意义。目前的病理研究也证实了直肠癌肠壁处的淋巴扩散以向上为主，腹膜反折平面以上的癌很少向两侧和远端扩散，高度恶性或向上引流的淋巴管被癌栓阻塞时，才向下扩散，但很少>2.5 cm；直肠癌生长方式主要是绕肠壁浸润，向肠壁远侧浸润生长者，其距离大多也在 2 cm 以内。中国抗癌协会 2005 年草案 6 提议：直肠切除线应距癌瘤下缘至少 2～3 cm，近侧切缘应在癌瘤上缘至少 10 cm；直肠系膜全切除或至少距肿瘤下 5 cm。因此，在中下段直肠癌手术方式选择上近年来也发生了较新的变化，行经腹会阴直肠癌根治术（Miles 手术）逐渐减少，而施行保肛手术则日渐增多，其 5 年生存率与 Miles 手术相似，但患者的生存质量却明显提高。

2. 直肠全系膜切除的临床意义　1986 年英国学者提出 TME 理论，其认为直肠系膜内即使无淋巴结转移，也隐藏有微小的腺癌细胞，如果清除不彻底，必将导致盆腔复发。TME 包括三大内容：直视下沿骶间隙、盆筋膜脏层与壁之间进行锐性分离，保持盆筋膜脏层的完整，肿瘤远端直肠系膜切除范围不少于 5 cm。TME 迄今仍被认为是直肠癌根治手术的金标准。Murty 认为训练有素的外科医师进行的规范的 TME 手术可以达到降低手术死亡率、降低术后复发率、提高保肛率以及保留骨盆自主神经和明显提高术后患者生活质量的目的。因为 TME 的重要性在于保肛手术时要求保留肛门完整结构（即肛门括约肌、肛提肌、齿状线上 2 cm 以上的直肠黏膜）及其血供和神经支配。实际上 TME 临床意义也具有一定限度，TME 主要适用于无远处转移的直肠中下部的 $T_1 \sim T_3$ 期直肠癌，并且癌肿未浸出筋膜脏层。因此，大多数适合低位前切除者基本上均适用于 TME。由于在 Tolds 筋膜后的骶前筋膜的疏松结缔组织内有骶丛、交感神经干、骶中血管、直肠上血管和骶淋巴结等，因此对于癌肿较大侵及壁层筋膜或周围器官、骶骨的患者，TME 已经失去了原有的意义。另外，按 TME 行低位直肠癌保肛手术时，腹腔镜能直视下进行锐性分离，超越尾骨尖，离断直肠骶骨筋膜，使直肠有 3~5 cm 的延伸，才能正确估计肿瘤下缘与肛提肌（即肛直肠环）的距离，并判断肛管括约肌是否能完整保留，最后才能决定行保肛手术，同时也提高了保肛手术的成功率。

3. 肠系膜下动脉根部淋巴结的清扫问题　为了清扫淋巴结，现代外科直肠癌根治手术要求从肠系膜下动脉根部结扎血管，只有在根部结扎血管，才能有效清除第 3 站的淋巴结。但有报道少数老年病例因血管硬化或脾曲处边缘弓血管发育不良可致残端血供不良。解剖学研究发现肠系膜下动脉存在较多变异。因此，有学者建议在离断肠系膜下动脉前宜先行阻断，观察血供情况后再结扎切断；或者利用乙状结肠动脉弓松解吻合口张力彻底清除肠。我们在腹腔镜直肠病保肛术中，用超声刀切开肠系膜下动脉的血管鞘，清除血管周脂肪组织至左结肠动脉发出后再断离肠系膜下动脉，根据保留结肠长度处理结肠系膜血管，但必须保留完整的左半结肠血管弓，以此达到既清扫第 3 站淋巴结，又维护了结肠远侧血供的目的。最近有研究认为，肠系膜下动脉起始部的高位结扎并不能提高直肠癌患者的生存率。

4. 侧方淋巴结清扫与神经功能保留的问题　从 1927 年日本学者在提出直肠通过上方、侧方及下方三方向的淋巴引流时，首先提出了直肠侧方淋巴引流途径之后，直肠癌根治术在淋巴结清扫范围问题上一直有争论，尤其是侧方淋巴结清扫是否必要。现代研究认为，部分中下段直肠癌可发生侧方淋巴转移（约占 13%）。尤其在近年腹腔镜应用于癌症的治疗逐渐开展，这一争论日趋激烈。临床研究显示直肠癌无淋巴结转移者的 5 年生存率为 60%~80%，而有淋巴结转移者其 5 年生存率仅为 30% 左右，淋巴结转移数目的多少也直接影响着患者的预后情况。因此术前正确诊断淋巴结是否存在转移，对直肠癌患者术后的辅助治疗和预后均至关重要。因此，认为侧方淋巴结清扫是直肠癌根治术的原则。2005 年腹腔镜结、直肠癌手术规范（草案）中还指出了腹腔镜在清扫侧方淋巴结中充分体现了优势。日本学者1982年首先开展了直肠癌术中保护患者术后性功能和排尿功能、保留盆腔自主神经的手术（PANP）。尤其在近年日本广泛开展的保留盆腔自主神经的手术，明显降低了术后排尿和性功能障碍的发生率。但目前对 PANP 手术指征仍存在着争议，认为 PANP 手术只适用于 Dukes A、B 期的患者。有学者则认为大多数侧方淋巴结转移是全身转移的一种形式，而非局部病变。特别是由于侧方淋巴结清扫，常使神经无血管化，虽注意保留盆腔自主神经，但排尿功能障碍可达 40%～50%，性功能障碍达 75%～95%。还有报道认为，扩大的淋巴结清扫术与标准手术相比，并不能改变局部复发率和生存率。

（二）手术前准备

1. 术前检查应了解肝等远隔转移情况，和后腹膜、肠系膜淋巴结情况。

2. 术前行 MRI 及内镜超声等检查，进行术前肿瘤分期，并据此采用最佳的治疗方案。

3. 控制可影响手术的有关疾患，如高血压、冠心病、糖尿病、呼吸功能障碍和肝、肾疾病等。

4. 纠正贫血、低蛋白血症和水、电解质酸碱代谢平衡，改善患者营养状态。

5. 行必要的肠道准备和阴道准备。

（三）腹腔镜直肠前切除术

1. 适应证　适用直肠中上段恶性肿瘤。

2. 麻醉　采用气管内插管全身麻醉。

3. 体位　患者取截石位或分腿位，头低足高至 15°～20°，向右倾 15°～20°。

4. 医生站位　术者位于患者右侧，第一助手位于患者左侧，持镜者位于术者同侧。

5. 监视器及戳孔位置　在患者足侧左右各放置一台监视器，脐上 2 cm 穿刺并建立气腹，也可采用开放式。维持腹内压在 12～15 mmHg。脐左、右 3～5 cm 各行 5 mm 戳孔；在麦氏点行 12 mm 戳孔；左下腹行 10 mm 戳孔，可经扩大后用于取出标本。

6. 手术步骤

（1）探查腹腔后，于腹主动脉前打开乙状结肠右侧腹膜，沿肠系膜下动脉分离左结肠动、静脉以及乙状结肠动、静脉的 1～2 分支，保留左结肠动、静脉，切断乙状结肠及直肠上血管，并分离结肠系膜，注意保留肠段的血液供应。

（2）剪开乙状结肠外侧后腹膜，分离乙状结肠及其系膜，注意勿损伤输尿管及精索内（或卵巢）动、静脉。

（3）向远端分离肠管及系膜至肿瘤远端 2～3 cm。

（4）以腔内切开闭合器切断直肠。

（5）体外切除直肠，切除范围应包括乙状结肠、直肠中上段以及相应的系膜和血管。近端埋入吻合器钉砧。

（6）关闭小切口后，重新建立气腹，经肛门置入吻合器行端-端吻合。冲洗腹腔，查无出血后，放置引流，关腹。

（四）腹腔镜腹会阴切除术

腹腔内手术操作同前切除术，经会阴部切口切除移去标本后彻底冲洗盆腔并止血；造口肠管提出应无张力、血供好，永久性造口应经腹膜外隧道提出。

六、腹腔镜结、直肠手术新技术

（一）机器人辅助腹腔镜结、直肠手术

目前临床使用的腹腔镜还存在着手术视野缺乏三维立体感、术者视野受持镜助手的限制以及持镜助手的手部震颤造成显示器画面模糊等不足。近十余年来，随着机器人辅助手术系统在外科手术领域中的出现，现已成为腹腔镜外科学者们关注的焦点。

其中美国 Intuitive Surgical 公司的达芬奇机器人（da Vinci surgery system）手术系统和美国 Computer Motion 公司的宙斯机器人（ZUESM icrow rist system）手术系统，是目前最主要的两种机器人辅助手术系统。它们可为手术者提供清晰而自然的三维视野，使手术者的手眼配合更为协调。机器人辅助腹腔镜结直肠手术已有成功报道。目前医用机器人设备以及相关的腹腔镜器械仍在不断地改进与完善，手术操作技术也有待进一步提高。

（二）经生理孔道取标本技术

Palanivelu 等报道了 7 例女性患者腹腔镜下结、直肠分离切除术，标本经阴道切口取出，阴道伤口 I 期愈合。因此腹壁的创伤更小，美容效果更好，他们称之为标本经自然孔道取出（natural orifice specimenextraction）的新时代。Franklin 等也报道了 1 例腹腔镜下肠切除、肠吻合联合经阴道取标本技术完成腹腔镜右半结肠切除。这种经生理孔道取标本的技术为腹腔镜结、直肠外科的发展又增加了一个新的方向，但其潜在优点还有待更多的临床研究证实。

（三）腹腔镜-内镜双镜联合结肠肿瘤切除手术

一些直径较大、蒂粗短的结肠息肉或早期结肠癌，单靠内镜往往难以完整切除，而且手术后可能出现肠穿孔或出血等并发症。利用腹腔镜与内镜联合技术，可进行腹腔镜下内镜经肠腔肿瘤切除以及内镜定位下的腹腔镜结肠癌根治手术。应用（双镜联合）技术，可使手术更加安全可靠、术中肿瘤的定位更精确。

（四）经自然孔腔内镜外科（NOTES）

利用可弯曲的双腔内镜通过身体的自然孔道再经内脏切口（如经口腔、胃，经肛门、结肠、经阴道等）进入腹腔进行一系列手术操作，它具有创伤更小、无皮肤瘢痕及美容效果更好等优点。目前已有经胃或经阴道行阑尾或胆囊切除的报道，但在结肠切除方面，NOTES 目前还停留在尸体及动物实验阶段。

七、展望

近年已经完成的临床研究以及仍在进行的后续研究，正逐渐使腹腔镜结、直肠癌手术的争论，有了明确可靠的结论，腹腔镜结、直肠癌手术在技术上是可行的，在肿瘤根治方面是安全的，其近期疗效的优势已得到绝大多数医患人员的肯定，远期疗效也不逊于开腹手术，至少可以达到与开腹手术同样的肿瘤根治效果。而且不增加患者的直接医疗成本，甚至能降低患者的间接医疗成本，在总的经济负担上与开腹手术无显著差异，通过加快床位周转，还能提高卫生资源利用率。随着腹腔镜器械和腔内切割吻合器的发展应用以及腹腔镜结、直肠癌手术操作的逐步规范与推广，腹腔镜结、直肠癌手术将会成为治疗结、直肠癌的首选术式乃至"金标准"。

参考文献
BIBLIOGRAPHY

[1]　吴肇汉，泰新裕，丁强．实用外科学［M］．4版．北京：人民卫生出版社，2017．

[2]　王志伟，查文章，陆玉华．外科学［M］．北京：科学出版社，2016．

[3]　谢建兴．外科学［M］．北京：中国中医药出版社，2016．

[4]　王萍．普通外科疾病诊治策略［M］．长春：吉林科学技术出版社．2020．

[5]　李敬东，王崇树．实用临床普通外科学教程［M］．北京：科学出版社．2017．

[6]　施建新，叶波．普胸外科医师手册［M］．上海：上海科学普及出版社，2017．

[7]　袁磊．普通外科基础与临床［M］．天津：天津科学技术出版社．2020．

[8]　门秀东．普通外科诊疗思维［M］．天津：天津科学技术出版社．2020．

[9]　马同强．现代外科诊疗精要［M］．北京：科学技术文献出版社．2020．

[10]　徐文忠．临床心胸外科疾病诊疗［M］．沈阳：沈阳出版社．2020．

[11]　陈孝平，易继林．普通外科疾病诊疗指南［M］．3版．北京：科学出版社，2017．

[12]　简学仲．临床肝胆外科疾病诊治［M］．沈阳：沈阳出版社．2020．

[13]　程伟才．现代外科手术新进展［M］．哈尔滨：黑龙江科学技术出版社．2020．

[14]　李志鸿．外科疾病综合诊疗学［M］．昆明：云南科学技术出版社．2020．

[15]　张娟子．临床普外科常见病诊疗［M］．北京：科学技术文献出版社．2020．

[16]　赵海旺．现代肝胆外科手术与微创应用［M］．天津：天津科学技术出版社．2020．

[17]　李辉．新编外科常见病的诊断与治疗［M］．沈阳：沈阳出版社．2020．

[18]　徐冬，肖建伟，李坤．实用临床外科疾病综合诊疗学［M］．青岛：中国海洋大学出版社．2021．

[19]　李艳梅．血管外科疾病治疗与进展［M］．哈尔滨：黑龙江科学技术出版社，2018．

[20]　张涛，杨东海，张义魁．胃肠外科实用技术［M］．天津：天津科技翻译出版公司，2017．

[21]　郭满．乳腺甲状腺外科诊疗进展［M］．长春：吉林科学技术出版社，2019．

图书在版编目（CIP）数据

新编普通外科疾病诊治与微创手术学 / 李炳强，王国锋，王旭禛
主编. — 长沙 ： 湖南科学技术出版社，2023.9
ISBN 978-7-5710-2449-9

Ⅰ．①新… Ⅱ．①李… ②王… ③王… Ⅲ．①外科－疾病－诊疗
②显微外科学 Ⅳ．①R6

中国国家版本馆 CIP 数据核字（2023）第 166975 号

XINBIAN PUTONG WAIKE JIBING ZHENZHI YU WEICHUANG SHOUSHUXUE

新编普通外科疾病诊治与微创手术学

主　　编：李炳强　王国锋　王旭禛
出 版 人：潘晓山
责任编辑：杨　颖
出版发行：湖南科学技术出版社
社　　址：长沙市芙蓉中路一段 416 号泊富国际金融中心
网　　址：http://www.hnstp.com
湖南科学技术出版社天猫旗舰店网址：
　　　　　http://hnkjcbs.tmall.com
邮购联系：0731-84375808
印　　刷：长沙市宏发印刷有限公司
　　　　　（印装质量问题请直接与本厂联系）
厂　　址：长沙市开福区捞刀河大星村 343 号
邮　　编：410153
版　　次：2023 年 9 月第 1 版
印　　次：2023 年 9 月第 1 次印刷
开　　本：787mm×1092mm　1/16
印　　张：18.5
字　　数：374 千字
书　　号：ISBN 978-7-5710-2449-9
定　　价：128.00 元